MARCO IACOBONI

Woher wir wissen,
was andere denken und fühlen

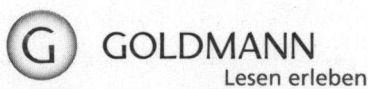
GOLDMANN
Lesen erleben

Buch

Lange Zeit galt die naturwissenschaftliche Erforschung mentaler Prozesse als unmöglich. Niemand konnte sich einen Reim darauf machen, warum wir wissen, was andere tun, denken und fühlen. Dann entdeckten italienische Neurowissenschaftler hochspezialisierte Nervenzellen im Gehirn, denen wir unser äußerst subtiles Verständnis vom Wesen und Handeln anderer Menschen verdanken: die sogenannten Spiegelneuronen. Endlich war das menschliche Vermögen zur Empathie wissenschaftlich erklärbar, und die neuen Erkenntnisse über diese Nervenzellen haben seit ihrer Entdeckung unsere Sicht auf das menschliche Denken, Handeln und Empfinden grundlegend verändert.
Marco Iacoboni ist einer der Pioniere der Spiegelneuronen-Forschung. Er erzählt in seinem Buch nicht nur die spannende Geschichte, wie diese kleinen Wunderwerke der Natur entdeckt wurden, sondern erklärt auch, welche grundlegende Rolle sie für intuitives Verstehen, Mitgefühl oder das Erlernen der Sprache spielen – und warum sie auch Phänomene wie Autismus und sogar den Ursprung menschlicher Moralvorstellungen zu verstehen helfen.

Autor

Marco Iacoboni, geboren 1960 in Rom, erhielt seine Ausbildung als Neurowissenschaftler an der Universität La Sapienza in Rom. Seit 1999 ist er Professor am Institut für Neuropsychiatrie der medizinischen Fakultät der University of California in Los Angeles (UCLA) und Direktor eines Forschungslabors am dortigen Ahmanson-Lovelace Brain Mapping Center. Er gehört zu den führenden Forschern auf dem Gebiet der Spiegelneuronen.

Marco Iacoboni

Woher wir wissen, was andere denken und fühlen

Das Geheimnis der Spiegelneuronen

Aus dem Englischen
von Susanne Kuhlmann-Krieg

GOLDMANN

Die Originalausgabe erschien 2008 unter dem Titel
»Mirroring People: The New Science of How We Connect with Others«
bei Farrar, Straus and Giroux, New York.

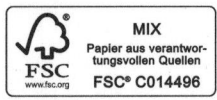

Verlagsgruppe Random House FSC-DEU-0100
Das FSC®-zertifizierte Papier *Holmen Book Cream* für dieses Buch
liefert Holmen Paper, Hallstavik, Schweden.

1. Auflage
Taschenbuchausgabe Juni 2011
Wilhelm Goldmann Verlag, München,
in der Verlagsgruppe Random House GmbH
Copyright © 2008 by Marco Iacoboni
Copyright © der deutschsprachigen Ausgabe 2009
by Deutsche Verlags-Anstalt, München,
in der Verlagsgruppe Random House GmbH
Redaktion: Antje Steinhäuser
Typografie und Satz: Brigitte Müller, DVA
Umschlaggestaltung: UNO Werbeagentur, München
Umschlagabbildung: © FinePic
Abbildung auf S. 72: © Sinauer Associates, Inc.
JS · Herstellung: Str.
Druck und Bindung: GGP Media GmbH, Pößneck
Printed in Germany
ISBN: 978-3-442-15675-7

www.goldmann-verlag.de

Meiner Frau Mirella, meiner Tochter Caterina
und meinen Eltern Rita und Antonio

Inhalt

Kapitel 1

Nachgeäfft

Nun sieh mal einer an!

Was tun wir Menschen eigentlich den lieben langen Tag? Wir sind unablässig damit beschäftigt, die Welt um uns herum zu entziffern, vor allem die Erscheinung und das Verhalten all derer, die uns über den Weg laufen. Mein Gesicht im Spiegel sieht so früh am Morgen noch nicht allzu gut aus, aber das Spiegelbild neben mir verrät, dass meine bezaubernde Frau einen blendenden Start in den Tag erwischt hat. Ein rascher Blick auf meine elfjährige Tochter am Frühstückstisch mahnt mich, Vorsicht walten zu lassen und meinen Espresso schweigend zu schlürfen. Wenn ein Kollege im Labor nach dem Schraubenschlüssel greift, weiß ich, dass er sich am Magnetstimulator zu schaffen machen und nicht etwa das Werkzeug wütend an die Wand schmeißen wird. Kommt ein anderer Kollege schmunzelnd oder mit einem süffisanten Lächeln hereinmarschiert – der Unterschied kann wirklich minimal sein, Ergebnis winzigster Abweichungen im Bewegungsmuster seiner Gesichtsmuskulatur –, kann ich ohne nachzudenken und beinahe augenblicklich sagen, um welche Art von Lächeln es sich handelt. Wir alle treffen Tag für Tag Dutzende – Hunderte – solcher Unterscheidungen. Im Grunde besteht darin unser ganzes Tun.

Dabei verschwenden wir an nichts von alledem einen Gedanken. Das alles scheint so unspektakulär. In Wirklichkeit jedoch ist es absolut spektakulär – und am spektakulärsten daran ist, dass es sich so unspektakulär anfühlt! Jahrhunderte hindurch haben Philosophen sich des Langen und Breiten den Kopf über die menschliche Fähigkeit zerbrochen, einander auch ohne Worte zu verstehen. Ihre Ratlosigkeit war verständlich: Es stand ihnen so gut wie keinerlei wissenschaftliche Methodik zur Verfügung, mit der sie hätten arbeiten können. Während der vergangenen etwa 150 Jahre hatten Psychologen, Kognitionswissenschaftler und Neurowissenschaftler dann immerhin einen gewissen Fundus an wissenschaftlicher Methodik – in den letzten fünfzig Jahren sogar ein gar nicht kleiner –, und noch immer hat man sich das Hirn zermartert. Niemand konnte sich einen Reim darauf machen, wie es kommt, dass wir wissen, was andere tun, denken oder fühlen.

Jetzt können wir es: Wir verdanken unser äußerst subtiles Verständnis vom Wesen und Handeln anderer Menschen dem Wirken gewisser Ansammlungen von besonderen Zellen in unserem Gehirn, die man als Spiegelneuronen bezeichnet. Spiegelneuronen sind die kleinen Wunderwerke, die uns durch den Tag bringen. Sie sorgen für unsere – mentale und emotionale – Bindung aneinander.

Warum können wir nicht anders als uns bei den sorgfältig konstruierten, herzzerreißenden Szenen gewisser Filme unseren Gefühlen hinzugeben? Weil Spiegelneuronen in unserem Gehirn für uns den Schmerz nachbilden, den wir auf der Leinwand beobachten. Wir empfinden Mitgefühl mit den erfundenen Charakteren – wir wissen, was sie empfinden –, weil wir dieselben Gefühle selbst durchleben. Und wenn wir zuschauen, wie sich Filmstars küssen? Nun, einige der Zellen, die dabei in unserem Gehirn zu feuern beginnen, sind dieselben, die auch dann feuern, wenn wir unsere Liebsten küssen. »Nachempfinden« reicht als Begriff nicht aus, um die Wirkung dieser Neuronen zu beschreiben. Wenn wir jemand anderen leiden oder Schmerz empfinden sehen, helfen uns unsere Spiegelneuronen dabei, den Gesichtsausdruck der oder des Betreffenden zu entschlüsseln und lassen uns das Leid oder den Schmerz des anderen tatsächlich spüren. Diese Augenblicke, das möchte ich im Folgenden zeigen, bilden das Fundament für Mitgefühl, Empathie, möglicherweise auch für Moralempfinden, ein Moralempfinden, das tief in unserer Biologie verwurzelt ist. Schauen Sie sich Sportsendungen im Fernsehen an? Wenn ja, dann werden Ihnen Schnappschüsse von Zuschauern auf den Tribünen ein vertrauter Anblick sein: Der Fan in Erwartung versteinert, der Fan in ekstatischem Jubel. Diese Aufnahmen sind »Fernsehen« im wahrsten Sinne, denn unsere Spiegelneuronen sorgen dafür, dass wir die Emotionen der anderen beim Betrachten wahrhaft *teilen*. Athleten bei ihren Leistungen zuzuschauen heißt, selbst zu leisten. Einige der Neuronen, die feuern, wenn wir dem Fußballspieler zuschauen, wie er den Ball annimmt, feuern auch, wenn wir selbst einen Ball annehmen. Es ist, als ob wir durch das Zuschauen ein Stück weit selbst spielten. Wir verstehen, was der Spieler tut, weil wir in unserem Gehirn eine Kopiervorlage für eben dieses Tun haben, eine Vorlage, die auf unseren eigenen Bewegungsmustern basiert. Da unterschiedliche Aktionen gewisse Bewegungskomponenten gemeinsam haben und ähnliche Muskeln aktivieren, müssen wir selbst keine geübten Spieler sein, um die Leistungen der Athleten in unserem Gehirn »spiegeln« zu können. Auch die Spiegelneuronen eines nicht selbst Tennis spielenden Fans feuern, wenn dieser einem Profi zuschaut, der zum Schmetterball ausholt, denn er hat in seinem Leben manches Mal aus anderen Gründen den Arm mit weit ausholender Bewegung von hinten am Ohr vorbeigezogen. Die entsprechenden Neuronen eines Fans, der selbst spielt, werden natürlich sehr viel stärker aktiviert. Und wenn ich als aktiver Spieler Roger Federer zuschaue, feuern meine Spiegelneuronen wie die Wilden, möchte ich wetten, schließlich bin ich ein leidenschaftlicher Federer-Fan.

Spiegelneuronen liefern zweifellos zum ersten Mal in der Geschichte eine plausible neurophysiologische Erklärung für komplexe Formen der sozialen Wahrnehmung und Interaktion. Indem sie uns die Handlungen anderer Menschen erfassen lassen, helfen Spiegelneuronen uns auch, die tieferen Beweggründe hinter diesen Handlungen, die Absichten anderer Personen zu ergründen. Die empirische Untersuchung von Absicht und Vorsatz hatte lange als so gut wie unmöglich gegolten, denn Intentionen wurden als »zu mental« erachtet, als dass man sie mit empirischen Methoden hätte untersuchen können. Woher wollen wir denn wissen, ob andere Menschen überhaupt über ähnliche Geisteszustände verfügen wie wir selbst? Philosophen haben über diesem Problem des »Fremdseelischen« oder des »Fremdbewusstseins«, jahrhundertelang gebrütet – ohne nennenswerte Fortschritte zu machen. Jetzt haben sie ein paar wirklich wissenschaftliche Methoden, mit denen sie arbeiten können. Die Spiegelneuronenforschung gibt ihnen und jedem, der wissen will, wie wir einander verstehen, eine ganze Menge zu denken.

Nehmen wir zum Beispiel das Teetassenexperiment, das ich mir vor ein paar Jahren ausgedacht habe und später noch in aller Ausführlichkeit erläutern werde. Den Versuchspersonen werden drei Videofilme gezeigt, die alle dieselbe einfache Handlung wiedergeben: eine Hand, die nach einer Teetasse greift. In einem der Filme steht diese Handlung in keinerlei Zusammenhang. Nur Hand und Tasse. Im nächsten sehen die Versuchspersonen einen unaufgeräumten Tisch voller Kuchenkrümel und zerknüllter Servietten – ohne Frage die Hinterlassenschaft einer Teestunde. Das dritte Video zeigt einen ordentlich gedeckten Teetisch, allem Anschein nach die Vorbereitung auf ein solches Teetrinken. In allen drei Filmen greift die Hand nach der Teetasse. Sonst passiert nichts, die von den Versuchspersonen beobachtete Handlung des Zugreifens ist immer genau dieselbe. Der einzige Unterschied ist der Kontext.

Ob die Spiegelneuronen im Gehirn unserer Versuchspersonen den Unterschied zwischen diesen Szenen erfassen? Allerdings, das tun sie. Wenn der Proband das Zugreifen ohne jeden Kontext beobachtet, sind die Spiegelneuronen am wenigsten aktiv. Sie werden aktiver, wenn die Versuchsperson eine der beiden anderen Szenen betrachtet, *am aktivsten* aber sind sie beim Betrachten des ordentlich gedeckten Tischs. Warum? Weil Trinken für uns ein sehr viel grundlegenderes Handlungsmotiv ist als Aufräumen. Das Teetassenexperiment ist auf dem Gebiet der Neurowissenschaft inzwischen wohlbekannt, und seine Ergebnisse stehen keineswegs isoliert da: Solide empirische Beweise legen die Vermutung nahe, dass unsere Gehirne in der Lage sind, selbst verborgenste Aspekte im Geist eines anderen widerzuspiegeln – und Vorsatz ist definitiv ein solcher Aspekt – , und dies in so hoher Auflösung, dass es bei der Ebene, von der wir hier reden, um *einzelne Hirnzellen* geht. Das ist unglaublich bemerkenswert. Ähnlich bemerkenswert ist die Mühelosigkeit dieser Simulation. Wir müssen keine komplexen Schlüsse ziehen oder vertrackte Algorithmen abspulen. Wir benutzen einfach unsere Spiegelneuronen.

Und, um das Thema einmal aus anderer Perspektive anzugehen: In Labors auf der ganzen Welt mehren sich gegenwärtig Hinweise darauf, dass *soziale Defizite*, beispielsweise solche, wie sie mit dem Auftreten von Autismus assoziiert sind, auf eine primäre Funktionsstörung von Spiegelneuronen zurückzuführen sein könnten. Ich wage die Hypothese, dass Spiegelneuronen auch bei der durch Mediengewalt inspirierten Nachahmung von Gewalt eine sehr wichtige Rolle spielen könnten, und wir verfügen über vorläufige Befunde, die den Verdacht nahelegen, dass Spiegelneuronen bei verschiedenen Formen von sozialer Identifikation, unter anderem bei den verschiedenen Ausprägungen von Markenbewusstsein oder der Hinwendung zu einer politischen Partei, wichtig sind. Haben Sie je etwas von Neuroethik, Neuromarketing und Neuropolitik gehört? In den kommenden Jahren und Jahrzehnten werden Sie das, und die Forschung auf diesen Gebieten wird sich – ausdrücklich oder unausgesprochen – auf das Wirken von Spiegelneuronen stützen.

Dieses Buch erzählt die Geschichte der glückreichen und bahnbrechenden Entdeckung dieser speziellen Art von Hirnzellen, von den bemerkenswerten Fortschritten auf diesem Gebiet im Laufe der vergangenen zwanzig Jahre und den extrem eleganten

Experimenten, die gegenwärtig in verschiedenen Labors rund um die Welt durchgeführt werden. Schlicht und einfach: Ich glaube, dass diese Arbeit uns zwingen wird, das innerste Wesen unserer sozialen Bande und unseres ureigensten Seins radikal zu überdenken. Vor ein paar Jahren äußerte ein Wissenschaftlerkollege die Vermutung, die Entdeckung der Spiegelneuronen verspreche für die Neurowissenschaft, was die Entdeckung der DNA für die Biologie geleistet hat.[1] Das ist eine außergewöhnlich kühne Aussage, denn letzten Endes läuft in der Biologie alles auf DNA hinaus. Ob man in ein paar Jahrzehnten wird sagen können, dass in der Neurowissenschaft letztlich alles auf Spiegelneuronen hinausläuft?

Überraschung aus den grauen Zellen

Seit fünfzehn Jahren lebe ich in Los Angeles und arbeite in meinem Labor an der dortigen University of California, kurz UCLA. Doch wie mein Name vermuten lässt, sollte diese Geschichte von Rechts wegen in Italien beginnen, und ich freue mich, berichten zu können, dass sie das wird. Genau genommen in der wunderschönen kleinen Stadt Parma, schon immer weltberühmt für ihr fantastisches Essen – allem voran Parmaschinken und Parmesankäse – und ihre Musik. Heutzutage können wir auf die Liste der Weltklasseexporte aus Parma auch noch die Neurowissenschaften setzen, denn an der dortigen Universität ist unter Leitung meines Weggefährten Giacomo Rizzolatti eine Gruppe von Neurophysiologen erstmals auf Spiegelneuronen aufmerksam geworden.

Rizzolatti und seine Kollegen arbeiten mit *Macaca nemestrina*, einer in den neurowissenschaftlichen Labors der Welt häufig verwendeten Schweinsaffenart. Im Unterschied zu ihren berühmteren Cousins, den Rhesusaffen, bei denen selbst die Weibchen ein hoch kämpferisches Alphatierverhalten an den

Tag legen, sind diese Meerkatzenverwandten ausgesprochen sanftmütige Tiere. Dass in einem Labor wie dem von Rizzolatti an Affen geforscht wird, begründet sich damit, dass man aus solchen Studien Rückschlüsse auf das menschliche Gehirn ziehen kann, das mit gutem Grund allgemein als die komplexeste aller Strukturen im uns bekannten Teil des Universums gilt. Das menschliche Gehirn enthält etwa hundert Milliarden Neuronen, jedes davon kann mit Tausenden, ja Zehntausenden anderer Neuronen in Kontakt stehen. Diese Kontakte oder Synapsen sind die Kommunikationsschnittstellen der Neuronen, ihre Anzahl ist schwindelerregend. Unverwechselbares Merkmal des Gehirns von Säugetieren ist der hoch entwickelte Neocortex (ein Teil der Großhirnrinde), die evolutionär jüngste unserer Gehirnstrukturen. Und hier kommt das Hauptargument für die Arbeit mit Affen: Das Makakengehirn ist nur ein Viertel so groß wie unseres, und unser Neocortex ist sehr viel größer als der von Makaken, doch Neuroanatomen sind sich im Großen und Ganzen darin einig, dass die Strukturen im Neocortex von Makaken und Menschen einander trotz dieser Unterschiede relativ weitgehend entsprechen.

Hauptstudienobjekt von Rizzolattis Arbeitsgruppe war eine Hirnregion mit der Bezeichnung Areal F5. Diese befindet sich innerhalb eines größeren Areals, das den Namen prämotorischer Cortex trägt und zu jenem Teil des Neocortex gehört, der sich mit der Planung, Auswahl und Durchführung von Handlungen befasst. Das Areal F5 enthält Millionen Neuronen, die jeweils auf die »Kodierung« eines bestimmten motorischen Verhaltens der Hand spezialisiert sind, das heißt, Schaltpläne für gewisse Bewegungsabläufe enthalten, und Bewegungsmuster wie Greifen, Halten, Ziehen und, wichtiger als alles andere, Gegenstände – Nahrung – zum Mund führen steuern. Für jeden Makaken sind diese Handlungen ebenso wie für jeden anderen Primaten so grundlegend und lebenswichtig wie nichts anderes. Wir selbst, *Homo sapiens*, greifen und handhaben unablässig

Gegenstände – von dem Augenblick an, da wir des Morgens unwillig an der Schlummertaste unseres Weckers herumfummeln, bis zu jenem, achtzehn Stunden später, da wir unsere Kissen vor dem Zubettgehen zurechtknuffen. Alles in allem führen wir tagtäglich Hunderte, wenn nicht gar Tausende von Greifhandlungen durch. Genau das war der Grund dafür, dass Rizzolatti sich entschlossen hatte, das Areal F5 so penibel wie irgend möglich zu untersuchen.

Nun möchte jeder Neurowissenschaftler das Gehirn allein schon um des Verstehens willen verstehen. Aber grundsätzlich haben wir auch ein Auge auf praktischere Ziele, zum Beispiel auf Entdeckungen, die letztlich neue Behandlungsmöglichkeiten für Krankheiten erschließen könnten: Wenn es zum Beispiel gelingt, die neurophysiologischen Mechanismen zur Bewegungskontrolle der Hand bei Makaken aufzuklären, könnte das letztlich auch Menschen mit einer Hirnschädigung zugutekommen und wenigstens ein gewisses Maß an Handkontrolle wiedererlangen lassen.

Durch langwieriges Herumexperimentieren mit ihren Affen hatte die Arbeitsgruppe um Rizzolatti eine eindrucksvolle Menge an Wissen über die Aktivität sogenannter motorischer Zellen im Verlauf verschiedener Greifübungen zusammentragen können. (Als »motorische Zellen« bezeichnet man Zellen, die an der Spitze einer Kaskade von Ereignissen stehen, über die Muskeln kontrolliert werden, die schließlich unseren Körper in Bewegung setzen.) Eines schönen Tages, etwa zwanzig Jahre ist es her, da machte sich der Neurophysiologe Vittorio Gallese während einer kurzen Pause bei seinem Experiment im Labor zu schaffen. Ein Affenweibchen saß still auf dem Stuhl und wartete auf die nächste Aufgabe. Plötzlich hörte Vittorio genau in dem Augenblick, als er die Hand nach einem Gegenstand ausstreckte – was genau es war, weiß er leider nicht mehr – aus dem Computer, der mit den Elektroden, die man dem Tier ins Gehirn implantiert hatte, verbunden war, ein Geräusch, das heftige Aktivität verhieß. Für das unerfahrene Ohr hätte es sich wohl wie Rauschen angehört, dem neurowissenschaftlichen Experten signalisierte es eine Entladung der angezapften Zelle in Areal F5. Vittorio war sofort klar, wie seltsam die Reaktion war. Das Affenweibchen saß noch immer ruhig da und machte keinerlei Anstalten, nach irgendetwas zu greifen, dennoch hatte das Neuron, das mit der Greifhandlung zu tun hatte, gefeuert.

So oder ähnlich hört sich die Geschichte über die allererste aufgezeichnete Begegnung mit einem Spiegelneuron an. In einer anderen spielt einer von Vittorios Kollegen die Hauptrolle: Leo Fogassi soll eine Erregungsreaktion in F5 ausgelöst haben, als er eine Erdnuss in die Hand nahm. In wieder einer geht es um Vittorio Gallese und eine Kugel Eis. Es gibt noch mehr, alle plausibel, keine davon bestätigt. Jahre später, als die Bedeutung von Spiegelneuronen nicht mehr von der Hand zu weisen war, durchstöberten die Kollegen in Parma noch einmal ihre alten Laboraufzeichnungen, weil sie hofften, eine einigermaßen schlüssige zeitliche Abfolge ihrer frühesten Beobachtungen zusammenstellen zu können, aber es war einfach nicht mehr möglich. Sie fanden in ihren Aufzeichnungen jede Menge Anmerkungen, über »komplexe, visuell aktivierte Reaktionen« der motorischen Zellen in Areal F5 bei Affen. Diese Notizen trugen nicht wesentlich zur Klärung bei, denn zum Zeitpunkt der Aufzeichnung hatten die Wissenschaftler ja noch nicht gewusst, was sie aus ihren Beobachtungen machen sollten. Weder sie noch sonst ein Neurowissenschaftler auf der Welt hätte sich damals vorstellen können, dass motorische Zellen einzig durch die Wahrnehmung der Handlung eines anderen veranlasst werden könnten zu feuern – ganz ohne dass es zu einer eigenen motorischen Reaktion kommt. Im Lichte des Wissens und der Theorien jener Zeit ließ sich darin absolut kein Sinn erkennen. Zellen im Affengehirn, die Signale an andere Zellen senden, welche anatomisch mit Affenmuskeln verknüpft sind, haben keinen Grund zu feuern, wenn der Affe völlig ruhig dasitzt, die Hände in den Schoß gelegt hält und die Aktionen eines anderen beäugt. Und trotzdem taten sie es.

Letzten Endes ist es unerheblich, dass sich das »Heureka!« anlässlich der Identifizierung von Spiegelneuronen über eine Spanne von mehreren Jahren erstreckt. Was zählt, ist, dass die Gruppe sich sehr bald mit den seltsamen Begebenheiten in ihrem Labor befasst hat. Es fiel den Wissenschaftlern zunächst selbst schwer, an diese Phänomene zu glauben, aber mit der Zeit wurde ihnen klar, dass die Beobachtung, so sie sich würde bestätigen lassen, das Zeug zu bahnbrechenden Einsichten haben könnte. Sie hatten recht. Zwanzig Jahre nach jener Erstaufzeichnung dieser ersten Beobachtung im Labor hat eine Fülle an gründlich kontrollierten Experimenten mit Affen und später auch mit Menschen (meistens allerdings eher anders gearteter Natur und ohne Nadeln, die durch Schädeldecken gebohrt werden müssen) dieses bemerkenswerte Phänomen bestätigt. Die schlichte Tatsache, dass eine Subpopulation von Zellen in unserem Gehirn – besagte Spiegelneuronen eben – feuern, wenn jemand einen Fußball kickt, sieht, wie ein Ball gekickt wird, hört, wie ein Ball gekickt wird, ja sogar, wenn er das Wort »kicken« nur sagt oder hört, hat Erstaunliches ans Licht gebracht und uns neue Einsichten beschert.

Die fantastischen vier

Wir wissen, dass etwa 20 Prozent der Zellen im Areal F5 des Makakengehirns Spiegelneuronen sind; 80 Prozent werden von anderen Zellarten gestellt. In Anbetracht dieser Relation war abzusehen, dass die Gruppe in Parma früher oder später über Spiegelneuronen hatte stolpern müssen. Als es dann so weit war, stand allerdings nicht nur ihr eigenes theoretisches Fundament auf dem Prüfstand, sondern auch das von Neurowissenschaftlern rund um den Globus. In den Achtzigerjahren galt als Paradigma unter den Neurowissenschaftlern allgemein die Vorstellung, dass die verschiedenen Funktionen, die das Gehirn – bei Makaken ebenso wie bei Menschen – zu leisten hat, auf getrennte Schubladen verteilt seien. Unter dieser Hypothese sind Wahrnehmung (das Sehen von Gegenständen, Hören von Klängen und so weiter) und Handlung (nach etwas Essbarem greifen, es packen und in den Mund stecken) komplett getrennte und voneinander unabhängig ablaufende Prozesse. Eine dritte Funktion, die Kognition, ist irgendwie »zwischen« Wahrnehmung und Handlung geschaltet und ermöglicht es uns, zu planen und unser motorisches Verhalten willkürlich zu gestalten, uns den Dingen zuzuwenden, die für uns wichtig sind, Dinge, die uns nicht betreffen, auszuklammern, uns an Namen und Ereignisse zu erinnern und so weiter. Diesen drei ausführlich untersuchten Funktionen wurden zumeist mehr oder minder getrennte Hirnbereiche zugewiesen. Diese lange gültige Lehrmeinung spiegelte deutlich eine durchaus gerechtfertigte Vorliebe für die möglichst knappe und schnörkellose Erklärung von Phänomenen wider. Ein komplexes Phänomen in einfachere Elemente zu zerlegen, ist ein durchaus sinnvoller Forschungsansatz, er bildet in Neurophysiologie und Neurowissenschaft noch heute die vorherrschende Herangehensweise und funktioniert auch auf vielen anderen spezialisierten Forschungsgebieten sehr gut: So haben Neurowissenschaftler zum Beispiel Neuronen identifiziert, die nur auf horizontale Linien im Gesichtsfeld ansprechen, während andere auf vertikale Linien reagieren.

Viele Hirnzellen sind allem Anschein nach wirklich hoch spezialisiert und verfügen über eine enge Bandbreite an Reaktionen und Kompetenzen. Ein Neurowissenschaftler aber, der davon ausgeht, dass Neuronen sich fein säuberlich – ohne Kollision zwischen Wahrnehmung, Handlung und Kognition – kategorisieren lassen, wird neuronale Aktivität von sehr viel höherer Komplexität, die von einem Gehirn kündet, das sich mit der Welt in einer sehr viel »ganzheitlicheren« Weise auseinandersetzt, als bisher angenommen, unter Umständen völlig übersehen (oder als puren Zufall abtun). So war es bei den Spiegelneuronen. Die Forscher in Parma, jeder Einzelne davon ein exzellenter Wissenschaftler, waren ungeachtet aller unbestreitbaren Fähigkeiten völlig unvorbereitet auf ein Motorneuron, das gleichzeitig im Dienste der Wahrnehmung steht. Ein altes Bonmot beschreibt die Situation sehr schön: »Fortschritt in der Wissenschaft hangelt sich von Beerdigung zu Beerdigung.« Das ist ein bisschen morbide und eine schamlose Übertreibung, aber wir alle wissen, dass es schwer ist, lieb gewordene Überzeugungen aufzugeben, außerhalb der gewohnten Schablonen zu denken und sich zu ändern – und das gilt nicht nur in der Wissenschaft. In der Tat hat es sie (und unterdessen auch andere Forscher rund um die Welt) nicht wenige Jahre gekostet, die im Labor beobachteten »komplexen visuellen Reaktionen« auszuwerten und richtig zu deuten. Zu Beginn waren die Wissenschaftler mental einfach nicht darauf eingestellt, über Generationen von Forschern überlieferte Ansichten infrage zu stellen, hatten diese doch eine Menge fruchtbarer wissenschaftlicher Analysen hervorgebracht. Hinzu kam, dass es bis zu jenem Augenblick keinerlei Befunde gegeben hatte, die diesen Vermutungen widersprochen hätten.[2]

Jetzt war es so weit – und sie widersprachen in mehr als einer Hinsicht. Während der ersten Jahre ihrer Spiegelneuronenforschung stieß die Arbeitsgruppe um Rizzolatti im Areal F5 auf eine weitere Subpopulation von Zellen, die sie ebenfalls nicht erklären konnten. Dies waren Zellen, die während einer Greifbewegung feuerten, aber auch beim Anblick der zum Greifen bereitliegenden Gegenstände. Man bezeichnete diese Zellen später als kanonische Neuronen. Die neuronalen Aktivitätsmuster beider Zelltypen widersprachen der alten Vorstellung, dass Handlung und Wahrnehmung zwei komplett unabhängige Prozesse und auf ihre jeweilige Schublade im Gehirn beschränkt sind. In Wirklichkeit kann weder ein Affe noch ein Mensch jemand anderen dabei beobachten, wie er einen Apfel in die Hand nimmt, ohne dass in ihrem Gehirn die motorischen Schaltpläne aktiviert werden, die nötig sind, um den Apfel selbst in die Hand zu nehmen. (Hier handelt es sich um die Aktivierung von Spiegelneuronen.) Genauso kann weder ein Affe noch ein Mensch einen Apfel auch nur anschauen ohne dabei die motorischen Schaltpläne zu aktivieren, die nötig sind, ihn in die Hand zu nehmen. (Dies entspricht der Aktivierung von kanonischen Neuronen.) Kurz: Die Handlung des Zugreifens und die motorischen Schaltpläne, die nötig sind, um ein Stück Obst vom Tisch zu nehmen und zu essen, sind unauflöslich verknüpft mit unserem Verständnis, unserem ureigenen inneren Bild von diesem Obst. Die Aktivitätsmuster von Spiegelneuronen und kanonischen Neuronen in Areal F5 zeigen deutlich, dass Wahrnehmung und Handlung im Gehirn nicht als getrennte Prozesse vorliegen. Sie sind schlicht zwei Seiten einer Medaille und unauflöslich miteinander verknüpft.

Einige der ersten Makakenexperimente, die man in den Achtzigerjahren in Parma durchgeführt hatte – lange vor den verblüffenden Vorkommnissen, die sich später als die Entdeckung der Spiegelneuronen erweisen sollten –, nehmen genau diese Schlussfolgerungen über die enge Verknüpfung zwischen Wahrnehmung und Handlung voraus. Zu jener Zeit stellte die Gruppe eine Reihe von Versuchen an, die sich nicht mit dem Areal F5, sondern mit dem benachbarten Areal F4 der motorischen Rinde – oder des Motorcortex – befassten. In Areal F5 feuern die Zellen, wie wir gesehen haben, vor allem, wenn der Affe die Hand bewegt. Es gibt in F5 allerdings auch Neuronen, die feuern, wenn der Affe den Mund bewegt, zubeißt zum Beispiel oder mimisch kommuniziert, unter anderem wenn er bestimmte Schmatzgeräusche mit den Lippen macht, ein Verhalten, das im Sozialverhalten von Primaten positiv besetzt ist.[3] Ja, manche Neuronen in F5 feuern bei Hand- *und* bei Mundbewegungen. Auch das Aktivitätsmuster dieser Neuronen widerspricht all jenen Modellen, die das Gehirn als ein Gebilde aus lauter einzelnen Schubkästen betrachten, in dem der eine Kasten für die Hand und der andere für den Mund zuständig ist. (So würde, stelle ich mir vor, vielleicht ein Ingenieur ein Gehirn anlegen). Neuronen, die sowohl Hand- als auch Mundbewegungen steuern, passen hingegen absolut gut zu einem ganzheitlichen Konzept vom Funktionieren des Gehirns, bei dem motorische Zellen im Dienste eines Handlungs*ziels* stehen. Es ist schließlich die Hand, die das Essen zum Mund bringt. Neuronen im Areal F4 feuern vor allem, wenn das Tier Arm, Hals und Gesicht bewegt. Dachte man zumindest, und solches sagten auch die Ergebnisse von Experimenten, die unternommen worden waren, bevor man herausgefunden hatte, dass diese Zellen auch allein in Reaktion auf den sensorischen Reiz und ganz ohne eine Regung des Äffchens feuern. Außerdem reagieren sie ausschließlich auf einen Stimulus durch real vorhandene Gegenstände. Lichter oder Formen, die man auf eine Leinwand projiziert, lösen bei diesen Zellen keine Entladung aus. Sie feuern zudem nur, wenn die fraglichen Gegenstände sich relativ nah am Körper des Affen befinden, und sie feuern verstärkt, wenn die Gegenstände sich mit großer Geschwindigkeit nähern. Ein weiteres bemerkenswertes Merkmal dieser Zellen: Sie reagieren auf einfaches Berühren von Gesicht, Hals oder Arm des Affen. Schlussfolgerung: Das »visuelle Wahrnehmungsfeld« (der Teil des umgebenden Raumes, aus dem heraus ein optischer Reiz eine Hirnzelle zur Entladung anregen kann) und das »taktile Wahrnehmungsfeld« (der Teil des Körpers, der bei einer Berührung eine bestimmte Zelle zur Entladung bringen kann) sind in diesen Neuronen im Areal F4 vereint. Die ungewöhnlichen Reaktionen dieser Zellen lassen vermuten, dass sie um den Körper herum so etwas wie eine Karte des Raumes erstehen lassen, der diesen umgibt, etwas, das wir als peripersonale Raumkarte bezeichnen. Und obendrein lösen sie bei den Äffchen Bewegungen, zum Beispiel Bewegungen des Armes, innerhalb dieses Raumes aus. Zwei höchst unterschiedliche Funktionen, die sich in einer einzigen Gruppe von Zellen manifestieren. Diese physiologische Konstellation legt die Vermutung nahe, dass die Raumkarte um den Körper gleichzeitig eine Karte der *potenziellen Handlungen* dieses Körpers ist.[4]

Übrigens war der Paradigmenwechsel, der durch die Entdeckung dieser F4- und F5-Neuronen – samt Spiegelneuronen versteht sich – eingeleitet worden ist, zu einem gewissen Grad längst vorweggenommen worden von Maurice Merleau-Ponty, einem französischen Philosophen, der zu Beginn des 20. Jahrhunderts gelebt und gearbeitet hat. Merleau-Ponty gehörte einer philosophischen Strömung an, die man als Phänomenologie bezeichnet. Zu ihren Vertretern zählten außerdem Edmund Husserl, Franz Brentano und der große Martin Heidegger. Diese Philosophen kritisierten den klassischen philosophischen Ansatz, der sich ihrer Ansicht nach durch die fanatische Suche nach der Essenz, dem wahren Sein, hinter den Erscheinungen der Welt – den Phänomenen – vereinnahmen und korrumpieren lasse und sich daher in Brütereien über Abstraktionen verzettele (die platonische Tradition). Sie forderten, sich stattdessen »den Sachen selbst« zuzuwenden (im Grunde nichts anderes als die Fortführung der aristotelischen Erkenntnislehre).

Nach Ansicht der Phänomenologen können wir, indem wir uns den Dingen und Erscheinungen der Welt vorbehaltlos nähern, deren Wesensstrukturen durch unser inneres Erfahren dieser Dinge und Phänomene erfassen, zu »den Sachen selbst« vordringen also. Was die Techniken betraf, die sie zur Untersuchung der Zellen in den Arealen F4 und F5 im frontalen Cortex ihrer Makaken verwendeten, waren Rizzolatti und seine Mitarbeiter im Labor von Parma ausgesprochen traditionell orientiert gewesen. Doch bei der Deutung ihrer Ergebnisse mussten sie sich über kurz oder lang aus dem althergebrachten Rahmen – getrennte zelluläre Schubladen für motorische, perzeptive und kognitive Aufgaben – lösen und neben mancher altbewährten Lehrmeinung auch manche Hypothese vom Tisch wischen. Aber sie vergeudeten keine wertvollen Jahre damit, komplexe und abstrakte Denkgebäude zu errichten, um die sich häufenden, allem Anschein nach bizarren Beobachtungen in den Rahmen bestehender Theorien zu zwingen, sondern brachten es vielmehr fertig, ihrer Wissenschaft mit einem frischen, unvoreingenommenen Ansatz zu begegnen, den ich an dieser Stelle einmal als neurophysiologische Phänomenologie bezeichnen möchte. Eine unverbrauchte Perspektive war die einzige Möglichkeit, zu erfassen, dass sich im Gehirn Wahrnehmung und Handlung – Perzeption und Aktion – zu einem übergreifenden Gesamtprozess vereinen.

»Chefphilosoph« in Parma war Vittorio Gallese, ein dunkeläugiger bärtiger Neurophysiologe. Er war es gewesen, der sich in Merleau-Pontys Arbeiten vertieft, die geeigneten Analogien zwischen Philosophie und Neurowissenschaften gefunden und die Erkenntnisse der Gruppe nicht mehr rein naturwissenschaftlich eingeordnet, sondern ihnen ein philosophisches Korsett angepasst hatte. Gallese war auch bereiter als andere, über die mögliche Tragweite der Funktionen von Spiegelneuronen zu spekulieren. Ja, sein Vortrag mit dem Titel »Towards a Science of Consciousness« (zu Deutsch etwa: »Wege zu einer Philosophie des Bewusstseins«) auf einer Konferenz in Tucson, Arizona, im Jahre 1998 wirkte wie ein Katalysator, der Spiegelneuronen in der wissenschaftlichen Welt zum Thema machte. Bei jener Konferenz traf Gallese zufällig auf Alvin Goldman, einen Philosophen, der sich unter anderem mit dem Problem befasst, wie wir ergründen, was im Geist eines anderen Menschen vor sich geht, was in der Philosophie auch als Problem des Fremdbewusstseins bezeichnet wird. Goldman ist ein Verfechter der Simulationstheorie, die besagt, dass wir, um zu verstehen, was ein anderer Mensch empfindet, wenn er, sagen wir einmal, verliebt ist, seine Situation »nachspielen«, das heißt, uns vorstellen müssen, wir wären selbst verliebt. Was diese neuen Erkenntnisse der Spiegelneuronenforschung für seine eigenen Überlegungen bedeuteten, war ihm auf Anhieb klar, und so verfassten er und Gallese miteinander einen Artikel, in dem erstmals die Vermutung geäußert wurde, dass Spiegelneuronen die neuronale Manifestation jenes Simulationsprozesses sein könnten, mit dessen Hilfe wir verstehen können, was im Geist eines anderen vor sich geht.[5]

Galleses Leidenschaft für Philosophie und Naturwissenschaften wird nur noch übertroffen von seiner Liebe zur Oper, was in Parma nicht ungewöhnlich ist. Er ist einer der 27 Mitglieder des exklusiven Club dei 27 (www.clubdei27.com), in dem jedes Clubmitglied für eine von Giuseppe Verdis siebenundzwanzig Opern steht. Ich verwende den Begriff »exklusiv« übrigens nicht leichtfertig: Es wird keine weiteren Opern von Verdi, er ruhe in Frieden, geben, also wird es nie einen Club dei 28 geben. Die einzige Möglichkeit, Mitglied zu werden, ist, dass ein anderes Mitglied den Stab weiterreicht (zutiefst unwahrscheinlich), oder aber das Zeitliche segnet. Gallese steht für eine der weniger bekannten Opern des Maestro: *Il Lombardo alla Prima Crociata* (»Die Lombarden im ersten Kreuzzug«), aber er hatte natürlich nicht die Wahl und füllte die erstbeste verfügbare Lücke. Eines der Highlights in Galleses dritter Laufbahn (neben Neurowissenschaft und Philosophie) wird jener Abend gewesen sein, an dem der Club dei 27 dem unvergleichlichen spanischen Tenor Placido Domingo einen Orden verlieh. Zusammen mit seinen 26 Mitbrüdern durfte Gallese ihm, einem der größten unter den Verdi-Interpreten der Welt, ein Ständchen darbringen.

Schweife ich im vorhergehenden Abschnitt zu sehr ab? Ich glaube nicht. Mit sehr seltenen Ausnahmen ist große Wissenschaft das Ergebnis der vereinten, unermüdlichen Strampelei von mindestens einigen, meist aber vielen Einzelpersonen. Teamwork ist alles. Und was macht ein gutes Team (welcher Art auch immer) aus? Das kann wohl niemand so genau sagen, aber wenn es einmal steht, ist das Ergebnis für niemanden zu übersehen. In dem von Giacomo Rizzolatti geleiteten Labor in

Parma gab es eine ganze Reihe von Neurowissenschaftlern, die auf mannigfaltige Weise einen Beitrag zu seinem Gelingen leisteten. Vittorio Galleses Interesse an Philosophie und Phänomenologie war nichts Nebensächliches, ja, vermutlich war es sogar von entscheidender Bedeutung. Sein Hang zur Philosophie und seine Leidenschaft für die Oper künden von einer Persönlichkeit mit breit gefächerten Interessen und auch von der Fähigkeit und Bereitschaft, jenseits der ausgetretenen Pfade zu denken. Meiner Erfahrung nach sind die besten Wissenschaftler *interessante Menschen*.

Neben Gallese und dem Institutsleiter Rizzolatti gehörten Luciano Fadiga und Leo Fogassi zu den Schlüsselpersonen im Team. Diese vier Neurowissenschaftler sind ihrer Persönlichkeit und ihren intellektuellen Neigungen nach komplett verschieden, vielleicht hat das ja dazu beigetragen, dass die Dinge sich so gut entwickelt haben. In jedem Fall hat – wie bei jedem wissenschaftlichen Unternehmen von Format – jeder von ihnen einen einzigartigen Beitrag zum kollektiven Ganzen geleistet. Fadiga, groß und schlank, hat ein Händchen für das Entwickeln von neuen Laborgeräten und verfügt außerdem über die sozialen Fähigkeiten, die man für gutes Management und das Einwerben von Mitteln haben muss. Moderne Wissenschaft erfordert drei Dinge: Erfindergeist, Managementfähigkeiten und jede Menge Geld. (Mit Apparaten, die leicht mehrere hunderttausend oder gar zwei bis drei Millionen Dollar kosten können, ist die Grundlagenforschung in den Neurowissenschaften besonders kostspielig). Oft ist es so, dass Wissenschaftler, die Tolles im technischen Bereich ihres Labors leisten, nicht so firm sind, wenn es um Kommunikation und Vermittlung geht. Fadiga ist eine der Ausnahmen. Er war derjenige im Team, der als Erster die relativ neue Technik der transkraniellen Magnetstimulation (TMS) zur Untersuchung des Spiegelneuronensystems beim Menschen anwandte (Genaueres dazu später). Kürzlich ist er an die Universität von Ferrara gewechselt, wo sein neues Labor, wie bei ihm nicht anders zu erwarten, schon jetzt ein emsig surrender, produktiver Apparat ist.

Ganz anders als Fadiga kann Leo Fogassi als der bei Weitem verschlossenste unter den vier Neurowissenschaftlern aus Parma gelten. In den Jahren unmittelbar nach der Entdeckung der Spiegelneuronen zu Beginn der Neunzigerjahre zeigte Fogassi mit Abstand am meisten Zurückhaltung, wenn es um das Vorstellen der Versuchsergebnisse in der wissenschaftlichen Welt ging. Nun ist Kommunikation natürlich eine fundamentale Facette aller Wissenschaft, aber sie ist nun einmal nicht Fogassis Stärke. Er ist ein fantastischer Experimentator, vermutlich derjenige, der weltweit die größte Anzahl an Einzelzellableitungen im Spiegelneuronensystem selbst durchgeführt oder beaufsichtigt hat. In den vergangenen paar Jahren hat er die Leitung einer Reihe von wichtigen Projekten innegehabt. An erster Stelle sei eine Reihe von Experimenten genannt, die klären sollten, ob Spiegelneuronen etwas damit zu tun haben, dass wir imstande sind, die Absichten unserer Mitmenschen zu erfassen. Auf diese hochinteressanten Arbeiten werde ich in Kürze zurückkommen.

Und dann ist da der Leiter der Gruppe, Giacomo Rizzolatti, den man nur einen Renaissancemenschen nennen kann. In der modernen Wissenschaft heißt die wichtigste Parole Spezialisierung, danach kommt die Spezialisierung des Spezialisten. Die meisten Wissenschaftler konzentrieren sich auf ein einzelnes Forschungsgebiet und bedienen sich nur einiger weniger ausgewählter Untersuchungsmethoden. Rizzolatti aber ist an etlichen Schauplätzen zugange, er betreibt Neurophysiologie am Sehsinn von Katzen, Verhaltensneurologie bei Patienten mit Hirnschäden, experimentelle Psychologie an gesunden Versuchspersonen, anatomische und neurophysiologische Studien an Primaten, bildgebende Verfahren am Gehirn des Menschen und – zu allem anderen – Computergestützte Neurowissenschaft (Computational Neuroscience). Rizzolattis Begabung, all diese unterschiedlichen Forschungsrichtungen miteinander zu einem kohärenten Bild davon, wie das menschliche Gehirn arbeitet, zusammenfließen zu lassen, hat schon fast etwas Übernatürliches und ist in den modernen Neurowissenschaften garantiert einzigartig. Damit nicht genug ist sein intuitives Verständnis vom Funktionieren des Gehirns ohne Beispiel. (Vielleicht ist sein Talent zu tiefen Einsichten der Grund dafür, dass mich seine verwuschelte weiße Haarpracht immer ein bisschen an Albert Einstein erinnert.) Die frühen Arbeiten in Parma, die zur Entdeckung der Spiegelneuronen geführt haben, entsprangen Rizzolattis Überlegungen zur Rolle der prämotorischen Großhirnrindenbereiche bei der Erzeugung von »Raumkarten« um den eigenen Körper herum. Er nannte seine Theorie die »prämotorische Theorie der Aufmerksamkeit«. Vor einigen Jahren leitete er aus den Reaktionszeitdaten gesunder Versuchspersonen, die eine optisch-räumliche Aufgabe (was die zugrundeliegenden Hirnfunktionen betrifft sicher nicht gerade der Informationsbaustein mit dem höchsten Grad an Selbsterklärungspotenzial) zu erfüllen hatten, ein Modell der optisch-räumlichen Aufmerksamkeit her. Dieses Modell beschrieb, wie und wann wir einem Gegenstand oder einer Bewegung auf unserer linken, nicht aber unserer rechten Seite Aufmerksamkeit schenken, und wurde Jahre später durch bildgebende Techniken am Gehirn voll und ganz bestätigt.[6]

Rizzolatti, Gallese, Fogassi und Fadiga können wirklich als die fantastischen vier der Neurowissenschaft gelten und haben gemeinsam eine Menge in Bewegung gesetzt. Die Entdeckung der Spiegelneuronen und die Darstellung ihrer Tragweite ist vor allem den gemeinsamen Bemühungen dieser vier Neurowissenschaftler zu verdanken. In den kommenden Jahren wird sich sogar bei Leuten, die mit Wissenschaft nichts zu tun haben, eine völlig neue Vorstellung davon herausbilden, wie wir Menschen die Welt wirklich sehen und als sozial lebende Wesen in ihr funktionieren.

Steckt der Teufel nicht im Detail? In den Neurowissenschaften zumindest scheint das meistens so zu sein, bei Spiegelneuronen ist es definitiv immer so. Es sind die winzigen Abwandlungen im Versuchsaufbau, die die Feinheiten der Reaktionen dieser Neuronen in Labors rund um die Welt aufgezeigt und damit wiederum die Türen für ein besseres Verständnis ihrer Eigenschaften aufgestoßen haben. An dem experimentalen Instrumentarium, das in Parma Anwendung gefunden hat, war allerdings absolut nichts Einzigartiges. Rizzolatti und seine Kollegen bedienten sich altbekannter, klassischer Methoden zur neurophysiologischen Untersuchung einzelner Zellen: Sie führten bei ihren Makakenprobanden Elektroden ins Areal F5 des Gehirns ein und zeichneten an einzelnen neuronalen Zelloberflächen die elektrischen Signale – »Aktionspotenziale« – auf, die ausgelöst wurden, wenn man die Tiere gegen Belohnung mit einem Stückchen Futter bestimmte Aufgaben erledigen ließ. Die elektrische Aktivität einer Gehirnzelle gibt uns Auskunft darüber, ob diese an der Erfüllung einer bestimmten Aufgabe beteiligt ist oder nicht. Wir sagen, die Zelle hat »gefeuert«, und sie tut das zum Beispiel, um ein Wahrnehmungsereignis (das Erkennen eines Gegenstands oder einer Handlung) oder einen Akt der Bewegung (das Ergreifen eines Apfels) oder einen kognitiven Prozess (die Erinnerung an das Ergreifen eines Apfels) zu signalisieren. (Unter dem alten Paradigma der »getrennten Schubladen« war man, wie wir gesehen haben, davon ausgegangen, dass eine Zelle nur für eine dieser drei Aktivitätsformen zuständig ist. Spiegelneuronen sprechen auf zwei davon an, und damit ist die Trennwand zwischen Wahrnehmung und Handlung gekippt.) Solche elektrischen Entladungen sind auch das Medium, über das Gehirnzellen miteinander kommunizieren. Selbst Zellen, die im Gehirn weit voneinander entfernt liegen, können – so sie physikalisch über ihre langen Fortsätze, die sogenannten Axone, deren Funktion man sich wie die eines Kabels vorstellen kann, miteinander verbunden sind – durch Aktionspotenziale Signale miteinander austauschen.

Diese klassischen Experimente verschaffen uns direkten Zugang zur Aktivität unseres Gehirns, und zwar auf der untersten, wenn man so will, der feinkörnigsten, Ebene – der Einzelzelle –, sie bieten daher eine exzellente räumliche und zeitliche »Auflösung«. Wir arbeiten nicht nur mit einer einzelnen Zelle, sondern tasten uns auch von Augenblick zu Augenblick. Solche Forschung liefert unglaublich wichtige Informationen, denn aus dem, was wir über die Hirnmechanismen unserer evolutionären Vorfahren lernen, können wir auf die neuronalen Mechanismen im menschlichen Gehirn schließen. Schließlich sind die Experimente an Makaken invasiv, daran besteht kein Zweifel: Elektroden zu setzen macht Hirnchirurgie nötig. Und auch wenn man extreme Sorgfalt walten lässt, um zu verhindern, dass sich die Tiere mit ihren Implantaten unwohlfühlen, verbietet sich die Durchführung solcher Experimente bei Menschen oder bei Menschenaffen (Schimpansen, Gorillas, Orang-Utans und Bonobos) aus ethischen Gründen. Einzige Ausnahme von dieser Regel sind Patienten mit bestimmten neurologischen Erkrankungen (Epilepsien zumeist), denen man aus medizinischen Gründen Elektroden implantiert hat. In solchen Fällen ist die Ableitung an Einzelzellen ethisch durchaus vertretbar, wenn sie einem gestattet wird (was so gut wie immer der Fall ist). Diese extrem begrenzte Untersuchungsmöglichkeit hat uns, wie wir später noch sehen werden, wichtige Erkenntnisse gebracht. Inzwischen erlauben uns die fantastischen neuen Techniken der bildgebenden Verfahren, allen voran die funktionelle Kernspintomografie (auch: funktionelle Magnetresonanztomografie, kurz fMRT), die Magnetenzephalografie, kurz MEG, und ein paar andere, die ich später im Einzelnen beschreiben will, aussagekräftige nicht invasive Experimente an menschlichen Probanden. Kombiniert mit den Ergebnissen aus der Einzelzellforschung an Affen haben sich daraus die Forschungsergebnisse und Einsichten ergeben, die ich in diesem Buch vorstellen will.

Bei dem, was ich eingangs über die Entdeckung der Spiegelneuronen berichtet habe, hatte ich auch erwähnt, dass die Forscher aus Parma sich bei ihren Affen ein recht gutes Bild von der Reaktion motorischer Zellen im Verlauf verschiedener »Greifübungen« hatten machen können. Lassen Sie uns diese Ergebnisse nunmehr im Einzelnen betrachten. Sie sind in der Tat faszinierend: Es geht schon damit los, dass diese motorischen Zellen *die gesamte Greifhandlung hindurch feuern*, und nicht nur jeweils die Aktivität spezieller Muskeln begleiten. Noch erstaunlicher ist, dass bei Handlungen der linken Hand in vielen Fällen dieselbe Zelle feuert wie bei Handlungen der rechten und auch, wie bereits im vorigen Abschnitt vorweggenommen, wenn der Affe seinen Mund bewegt. Das Team hatte eher eine sehr ausgesuchte Spezifität des Entladungsmusters erwartet – nur rechte Hand, nur linke Hand, nur Mund. Was sie jedoch beobachteten, war die spezifische Zuständigkeit einer Zelle für eine bestimmte Form der Greifhandlung insgesamt. Einige dieser Neuronen feuerten nur, wenn der Affe einen kleinen Gegenstand mit zwei Fingern aufnahm – zum Beispiel mit Daumen und Zeigefinger den Henkel einer Tasse fasste. Wir nennen diese Art zu greifen Pinzetten-, manchmal auch Präzisionsgriff. Andere Neuronen in F5 feuerten nur, wenn der Affe mit der ganzen Hand nach großen Gegenständen griff – zum Beispiel einen Becher hochnahm. In gewisser Hinsicht ist es für den Affen tatsächlich irrelevant, ob er die Tasse mit der rechten oder der linken Hand packt, relevant ist nur die Art und Weise, wie er ihn anfasst. Das kommt uns zunächst eigenartig vor. Nicht minder merkwürdig mag uns der Umstand berühren, dass diese »Greifneuronen« nicht feuern, wenn der Affe sich am Kopf kratzt oder eine andere Handlung durchführt, bei der dieselben Fingermuskeln zum Einsatz kommen. Diese Eigentümlichkeiten lassen vermuten, dass auf neuronaler Ebene ein einigermaßen komplexes Vokabular an einfachen objektorientierten Aktionen existiert und dieses – ganz wichtig – auf der Ebene einzelner Zellen kodiert ist und gelesen wird.[7]

Freilich reagieren manche – nur manche – dieser Zellen auch auf visuelle Stimulation, jene überraschende Fähigkeit, die sie zu kanonischen Neuronen oder Spiegelneuronen werden lässt. Wie im Vorhergehenden erwähnt, feuern kanonische Neuronen beim Anblick bestimmter greifbarer Gegenstände, Spiegelneuronen hingegen beim Anblick einer Greifhandlung. Wie wir nach alledem vielleicht vermuten, haben auch diese Reaktionen ihre Eigentümlichkeiten. Die kanonischen Neuronen werden durch die *Größe* eines Objekts angesprochen. Eine Zelle zum Beispiel, die feuert, wenn der Affe einen kleinen Gegenstand, ein Stückchen Apfel vielleicht, mit dem feinmotorischen Griff von Daumen und Zeigefinger aufnimmt, wird nur dann feuern, wenn der Affe einen vergleichbar kleinen Gegenstand erblickt. Sie wird stumm bleiben, wenn der Affe einen ganzen Apfel sieht, der nur mit der ganzen Hand zu greifen ist. Ebenso werden kanonische Neuronen im Areal F5, die feuern, wenn der Affe einen ganzen Apfel mit der ganzen Hand packt, auch feuern, wenn er einen ganzen Apfel sieht, nicht aber, wenn er eine Rosine erspäht, die zu ergreifen einen Pinzettengriff erforderlich machen würde. Die Beziehung zwischen Handlung und Wahrnehmung ist bei kanonischen Neuronen in der Tat sehr eng.

Wie steht es mit Spiegelneuronen? Manche Spiegelneuronen zeigen eine ähnlich enge Korrelation zwischen Handlung und Wahrnehmung. Diese Beziehung wird auch als strenge Kongruenz bezeichnet, denn die Neurone feuern sowohl bei beobachteten als auch bei selbst durchgeführten identischen Handlungen. Ein solches Spiegelneuron feuert zum Beispiel, wenn ein Affe etwas mit Daumen und Zeigefinger aufnimmt, aber auch, wenn der Affe jemand anderen dabei beobachtet, wie dieser etwas mit Daumen und Zeigefinger aufnimmt. Ein weiteres streng kongruent wirkendes Spiegelneuron würde feuern, wenn der Affe etwas mit der ganzen Hand packt, aber auch, wenn er jemand anderen dabei beobachtet, wie dieser etwas mit der ganzen Hand packt. Andere Spiegelneuronen zeigen eine weniger strikte Korrelation zwischen ausgeführten und beobachteten Aktionen. Bei diesen handelt es sich um Spiegelneuronen von sogenannter »breiterer« Kongruenz. Sie feuern beim Anblick einer Aktion, die nicht notwendigerweise mit der ausgeführten Handlung identisch ist, aber einem ähnlichen Ziel dient. Ein Spiegelneuron von nicht ganz so eng gefasster Kongruenz feuert zum Beispiel vielleicht, wenn der Affe etwas zu essen in die Hand nimmt und wenn er jemanden sieht, der sich etwas Essbares in den Mund steckt.

In keinem bislang beobachteten Fall ist die Entladung der Spiegelneuronen während der beobachteten Handlung durch die Beschaffenheit des ergriffenen Gegenstands beeinflusst worden. Apfel oder Orange? Erdnuss oder Rosine? Das ist gleich. Nur die Größe spielt eine Rolle, und das ist bei einer motorischen Handlung absolut einzusehen. Die größeren Gegenstände erfordern kräftiges Zupacken mit der ganzen Hand, kleinere nur den Einsatz von Daumen und Zeigefinger. Auch wird die Entladung eines Spiegelneurons beim Beobachten einer Handlung nicht durch den räumlichen Abstand zu dieser Handlung beeinflusst. Die Szene kann ganz in der Nähe geschehen oder in weiter Ferne. Und Spiegelneuronen feuern beim Anblick einer menschlichen Hand genauso wie beim Anblick einer Affenhand. Sie feuern sogar in ähnlicher Weise, wenn der Experimentator ein Stück Futter aufnimmt und dieses dem Affen mit den implantierten Elektroden reicht, und wenn er es einem zweiten Affen im Labor gibt. Kurz: Der Belohnungswert der Greifhandlung beeinflusst die Reaktion der Spiegelneuronen nicht.[8]

Eine sehr interessante Klasse von Spiegelneuronen spricht auf beobachtete Handlungen an, die vorbereitend für oder logisch korreliert sind mit ausgeführten Aktionen. Ein »logisch verknüpftes« Spiegelneuron ist eines, das beispielsweise zu feuern beginnt, wenn der Affe beobachtet, dass etwas zum Essen auf den Tisch gestellt wird, aber auch, wenn er es ergreift und sich in den Mund steckt.[9] Diese Klasse von Zellen könnte Teil einer neuronalen Verkettung von Spiegelneuronen sein, die nicht nur für die Kodierung der beobachteten Aktion wichtig sind, sondern auch für die damit assoziierte Absicht. Diese Intention manifestiert sich durch die Abfolge einfacher Aktionen: die Hand nach der Tasse ausstrecken, die Tasse ergreifen, zum Mund führen und daraus trinken.

Eine wirklich vielsagende Eigenart der Spiegelneuronen eines Makaken ist der Umstand, dass diese beim Anblick einer vorgespielten, gemimten Handlung nicht feuern. Greift jemand nach einem imaginären Gegenstand, so löst diese Handlung keine Entladung aus. Das mag uns merkwürdig vorkommen, ist es aber eigentlich nicht, weil Affen normalerweise keine »Als-ob-Spielchen« treiben. Wir Menschen hingegen tun das, und tatsächlich sprechen unsere Spiegelneuronenareale auf abstraktere Handlungen an als die von Affen. Sicher erklärt sich dieser Unterschied aus der evolutionären Spanne, die zwischen Affen und Menschen liegt. Ein Diskussionsgegenstand, der im Weiteren näher erläutert werden soll, ist die Theorie des Neurowissenschaftlers Michael Arbib, der zufolge Spiegelneuronen die Schlüsselvorläufer der neuronalen Systeme zum Spracherwerb sind. Er vermutet, dass die Fähigkeit zur Nachahmung eine entscheidende Rolle gespielt hat bei dem evolutionären Übergang von einem relativ einfachen Spiegelneuronensystem bei Affen zu einem weit komplexeren, diffizilen System, das den hohen Abstraktionsgrad in menschlicher Sprache zu leisten vermag.[10]

Wie wir gesehen haben, feuern Spiegelneuronen im Areal F5 sowohl beim Anblick von Hand- als auch beim Anblick von Mundbewegungen. Was Letztere betrifft, fallen diese Zellen in zwei Hauptkategorien: Jene, die für Bewegungen zur Nahrungsaufnahme (Ingestion) – eine Banane essen, Saft trinken –, und jene, die für kommunikative Bewegungen wie Lippenspitzen und Schmatzgeräusche mit den Lippen verantwortlich sind.[11]

Das Vorhandensein von Spiegelneuronen für kommunikative Mundbewegungen veranlasste Rizzolatti und seine Kollegen zu der Vermutung, dass diese Zellen womöglich eine wichtige Rolle für die Fähigkeit zur Kommunikation zwischen Individuen und für das Verstehen der Verhaltensweisen anderer Menschen haben könnten, und sie haben eine ganze Reihe von interessanten Experimenten zu den grundlegenden Aspekten der Rolle von Spiegelneuronen bei der Kodierung der Handlungen anderer Menschen angestellt.

Ich weiß, was du tust

Ich bereite das Abendessen zu, meine Tochter Caterina – sechste Klasse – erledigt ihre Hausaufgaben am Küchentisch. Ich kann sie beim Kochen sehen. Der Tisch ist übersät mit Büchern, Heften, Bleistiften, Radiergummis und ein paar Tintenpatronen. Ganz genau kann ich vom Herd aus nicht ausmachen, was Caterina gerade tut, ihre Schulsachen verstellen mir die Sicht. Trotzdem habe ich nie das Gefühl, ich müsste einen verschnörkelten, listenreichen Deduktionsprozess vollziehen, um dahinterzukommen, was genau sie gerade macht. Wie ist das möglich? Wie kann ich ihre Bewegungen so genau deuten, obwohl ich sie nicht einmal ganz genau sehen kann? Ist es möglich, dass Spiegelneuronen mir dabei helfen zu wissen und zu verstehen, was ich nicht sehen kann? Alessandra Umiltà, inzwischen Fakultätsmitglied an der Universität von Parma, war früher Doktorandin in Giacomo Rizzolattis Labor und hat seinerzeit ein Experiment geleitet, bei dem genau diese Hypothese unter die Lupe genommen wurde.

Die beiden ersten Bedingungen in ihrem Experiment waren bereits zuvor untersucht worden. In einem Fall beobachtete ein Affe, wie ein Mensch nach einem Gegenstand griff. Die Spiegelneuronen feuerten bei diesem Anblick wie erwartet. Im anderen Fall beobachtete der Affe einen Menschen, der pantomimisch nach einem imaginären Gegenstand griff. Wie erwartet blieb bei den Neuronen die Entladung aus. Vor dem Hintergrund dieser beiden Standardbefunde testete Alessandra zwei weitere Versuchsanordnungen, um herauszufinden, ob Spiegelneuronen auch bei einer Handlung feuern, die der Affe nicht sehen kann. Bei der einen Situation wurde ein dreidimensionaler Gegenstand, eine Apfelsine zum Beispiel, auf den Tisch gelegt. Dann wurde eine Trennwand davorgestellt (übrigens wurden auch andere Gegenstände getestet, bei solchen Experimenten wird jeder Ansatz in allen möglichen Variationen durchgespielt). Die Experimentatorin langte nun mit der rechten Hand hinter den Wandschirm, der die Frucht vor den Augen des Tieres verbarg. Der Affe sah die Bewegung, nicht aber das tatsächliche Zupacken. Die Frage war: Feuern die Spiegelneuronen auch dann, wenn die eigentliche Greifhandlung im Verborgenen stattfindet? Die Antwort lautete ja und nein. Ungefähr 50 Prozent der abgeleiteten Spiegelneuronen feuerten bei jenem Experiment, die andere Hälfte nicht.

Bei der zweiten Anordnung war der Tisch leer. Der Wandschirm wurde so gestellt, dass der Affe nicht mehr auf den leeren Tisch blicken konnte. Wieder griff die Experimentatorin mit der rechten Hand hinter den Wandschirm. Man beachte, dass die Versuchssituation in diesem Augenblick vom Standpunkt des Affen aus in visueller Hinsicht identisch war mit der vorangegangenen: Der Affe sah eine Hand hinter den Schirm greifen. Der einzige Unterschied zwischen den beiden Anordnungen war das *a priori*-Wissen des Affen – die Tatsache, dass er wusste, ob ein Gegenstand auf dem Tisch lag oder nicht. Die Frage ist: Versteht der Affe, dass es sich um eine gemimte Handlung handelt? Wenn ja, dürften seine Spiegelneuronen nicht feuern – und das taten sie tatsächlich nicht. Das *a-priori*-Wissen, dass es auf dem Tisch keinen Gegenstand gab, reichte den Spiegelneuronen, um die verborgene Greifhandlung als Pantomime und damit des Feuerns nicht wert abzutun.[12]

Diese Experimente zeigen eindeutig, dass Spiegelneuronen nicht einfach ein neuronales System bilden, das ausgeführte und beobachtete Handlungen miteinander abgleicht. Sogar bei Affen liefern sie eine weitaus feiner nuancierte Kodierung in Bezug auf die Handlungen anderer und verwenden Vorabinformationen um die Bedeutung von Handlungen, die teilweise im Verborgenen ablaufen und sich in visueller Hinsicht gleichen, voneinander zu unterscheiden. Reicht uns das als Beweis für die Schlussfolgerung, dass Spiegelneuronen die Absichten desjenigen erschließen, der nach dem Gegenstand greift? Wohl nicht, denn die Frage, die dem Experiment eigentlich zugrunde liegt, lautet: Wird die Hand zugreifen oder nicht? Und das erschließt sich aus dem Vorhandensein beziehungsweise Nichtvorhandensein des zu greifenden Gegenstands (im Beispiel oben der Orange). Dieses Experiment ist allerdings nicht dazu angetan, die Frage zu beantworten, ob Spiegelneuronen unterscheiden zwischen, sagen wir, dem Ergreifen der Orange mit dem Ziel, sie anschließend aufzuessen, und dem Ergreifen mit dem Ziel, sie danach in den Kühlschrank zu legen. Und genau deshalb entwarf Leo Fogassi einige Jahre nach dem Experiment von Alessandra Umiltà ein weiteres Experiment, das sich ausdrücklich mit der Rolle der Spiegelneuronen beim Erfassen von Absichten befasste.

Ich weiß, was du denkst

Meine Frau und ich sind uns über irgendwelche Familienangelegenheiten in die Haare geraten. Wir sitzen in der Küche, und sie greift nach ihrem Glas. Will sie daraus trinken, es in die Geschirrspülmaschine tun – oder vielleicht damit nach mir werfen? Es ist sehr nützlich, wenn man in der Lage ist, vorherzusehen, was andere Leute als Nächstes vorhaben.

Das grundlegendste aller Merkmale von Spiegelneuronen, die Eigenart nämlich, sowohl bei der eigentlichen Handlung – dem

Ergreifen einer Tasse – als auch beim Beobachten derselben Handlung zu feuern, lässt ahnen, dass diese Zellen recht hilfreich sein können, wenn es um das Deuten der Handlungen anderer Personen geht. Sie lässt überdies vermuten, dass der Vorgang des »Handlungserfassens«, der dadurch in Gang gesetzt wird, so etwas wie eine Simulation oder ein innerliches Nachspielen der beobachteten Aktionen ist. In Anbetracht dessen, dass unsere eigenen Handlungen meist unweigerlich mit ganz speziellen Absichten verknüpft sind, könnte es ja so sein, dass die durch das Betrachten der Handlung eines anderen in meinem Gehirn ausgelöste Aktivierung von Neuronen, die ich selbst bei der entsprechenden Handlung beanspruche, mich in die Lage versetzt, auch die Intentionen meines Gegenübers zu erfassen. Ganz so einfach kann es allerdings nicht sein, denn es gibt da ein Problem, und mit genau dem habe ich es zu tun, wenn ich sehe, wie meine Frau während unseres Krachs nach ihrem Glas greift: Ein und dieselbe Handlung kann mit völlig unterschiedlichen Intentionen assoziiert sein. Ja, es gibt nur selten, wenn überhaupt, die Eins-zu-eins-Korrelation, dass zu einem bestimmten Handeln notwendigerweise ein ganz bestimmter Vorsatz gehört. So, wie ich womöglich nicht immer dieselben Absichten habe, wenn ich nach einem Glas greife, geht es auch anderen. Können Spiegelneuronen eine Unterscheidung treffen, wenn dieselbe Handlung mit unterschiedlichen Intentionen verknüpft ist?

Eines der jüngsten Experimente von Leo Fogassi hat sich dieser Frage direkt angenommen und die neuronale Aktivität bei Affen während der *Durchführung* und der *Beobachtung* eines Greifvorgangs unter verschiedenen Voraussetzungen gemessen. Eine Erläuterung dieses Experiments macht einiges an Detailinformationen nötig, aber diese sind zum Verständnis solcher Neuronen allgemein wichtig: Bei einer der Versuchsanordnungen langt der Affe nach einem Leckerbissen, nimmt ihn und führt ihn zum Mund, um ihn zu essen. In einer der folgenden

Anordnungen langt der Affe nach einem nicht essbaren Gegenstand, der sich am selben Platz befindet wie zuvor der Leckerbissen. Der Affe legt diesen Gegenstand in einen Behälter. Es gab viele Durchläufe bei dieser Anordnung, übrigens befand sich der Behälter stets ganz nahe am Mund des Versuchstiers, sodass die Arm- und Handbewegungen des »Greifens, um zu essen«, und des »Greifens, um das Gegriffene wegzulegen«, sehr nahe beieinanderlagen. Die Kardinalfrage lautete, ob es einen Unterschied im Feuerungsmuster der Spiegelneuronen gibt, wenn die Greifhandlung selbst die gleiche ist, jedoch das eine Mal im Aufessen eines Leckerbissens, das andere Mal im Verstauen eines Gegenstands in einem Behälter mündet. Ist die Absicht für diese Neuronen von Belang? (Wichtig anzumerken ist noch, dass die Affen auch nach den Versuchen, bei denen sie den Gegenstand in einen Container legen mussten, belohnt wurden, sodass der Lohn für beide Greifhandlungen am Ende derselbe war.)

Zwischen einem Drittel und einem Viertel der abgeleiteten Neurone feuerten bei beiden Anordnungen gleich stark. Die Mehrzahl an Neuronen aber zeigte abweichende Muster, wobei etwa 75 Prozent stärkere Entladungen zeigten, wenn die Aktion darin bestand, dass ein Leckerbissen zum Mund geführt wurde, etwa 25 Prozent hingegen stärker feuerten, wenn die Aktion darin bestand, einen Gegenstand in ein Behältnis zu legen. Was können wir mit diesen Zahlen anfangen? Vielleicht ist die unterschiedliche Entladung – die Bevorzugung des Aufessens – ja nur darauf zurückzuführen, dass der Affe im einen Versuch *Futter* in die Hand nahm, während er im anderen ein weit weniger interessantes und womöglich wenig nützliches Objekt zum Weglegen ergriff. Um diese Möglichkeit zu untersuchen, wurde den Affen auch zum Weglegen Futter geboten. Die Ergebnisse waren dieselben wie im vorangegangenen Experiment. Die Mehrzahl der Zellen entlud sich vorzugsweise, wenn das Zugreifen einem Stück Futter galt, das anschließend gegessen werden sollte, eine kleinere Anzahl entlud sich bevorzugt, wenn der ergriffene Gegenstand irgendwohin geräumt werden sollte. Und die Zellen, die in der ersten Anordnung keinerlei Präferenzen gezeigt hatten, zeigten noch immer keine. Schlussfolgerung: Die Art des aufgenommenen Gegenstands war bedeutungslos. Für die Spiegelneuronen zählte nur die Frage: Essen oder wegräumen? Die meisten »bevorzugten« essen.

Vor dem Hintergrund dieser Ergebnisse gingen die Experimentatoren daran, Affen dieselben Versuchsabläufe nur noch mit ansehen zu lassen, wobei ein Experimentator dem Affen gegenübersaß und dieselbe Zugreifbewegung vollführte, die zuvor die Affen vollführt hatten – die einen zum Essen, die anderen zum Wegräumen. War ein Behältnis vorhanden – für den Affen gut sichtbar, versteht sich –, nahm der Experimentator das Futterstückchen auf und legte es hinein. Gab es kein solches Behältnis, ergriff der Experimentator das Futterstück, führte es zum Mund und aß es auf. Damit fungierte das Vorhandensein eines Behältnisses als optisches Signal, das es dem Affen ermöglichte, die nächste Bewegung des Versuchsleiters zu erahnen. Die empirische Frage lautete, ob die Spiegelneuronen einen Unterschied registrieren würden, wenn der Affe Zeuge einer Greifbewegung würde, die mit dem Aufessen des Futters endet, beziehungsweise wenn der Leckerbissen weggelegt wurde. Es erwies sich, dass die unterschiedliche Absicht des Experimentators tatsächlich Unterschiedliches bewirkte und dass das neuronale Entladungsmuster beim Beobachten der jeweiligen Bewegung sehr genau das Muster widerspiegelte, das sich auch zeigte, wenn der Affe die Handlungen selbst ausführte. Wenn eine Zelle stärkere Entladungen zeigte, während der Affe ein Stück Futter zum Mund führte, feuerte diese Zelle auch stärker, wenn der Affe einem Menschen dabei zusah, wie er ein Stück Futter in die Hand nahm, um es zu essen. Zeigte eine Zelle stärkere Entladungen, wenn der Affe das Futterstück nahm, um es in den Behälter zu legen, so entlud sich die Zelle auch dann stärker, wenn der Affe einem Menschen dabei zusah, wie er das Futter in den Behälter tat. Entlud sich eine Zelle bei beiden Aktionen (Futter nehmen und essen und Futter nehmen und weglegen) gleich stark, wenn der Affe sie selbst durchführte, so tat sie das auch, wenn er dem Menschen bei diesen Handlungen zusah.[13]

Die Ergebnisse von Leo Fogassis Experiment belegen, dass die von Spiegelneuronen geleistete Kodierung der Handlungen anderer Menschen sehr viel komplexer ist, als zunächst angenommen. Zwar hatten Vittorio Gallese und Alvin Goldman schon bald nach der Entdeckung der Spiegelneuronen spekuliert, dass es sich bei diesen Zellen unter anderem um einen neuronalen Schlüsselmechanismus für das Erfassen der geistigen Vorgänge bei anderen Individuen handeln könnte, doch standen sie zu ihrer Zeit mit dieser Ansicht mehr oder minder allein. Vor Fogassis Experiment neigte die Fachwelt mehrheitlich zu einem sehr viel schlichteren Bild von der Funktion der Spiegelneuronen, dem zufolge die Zellen lediglich eine Form von Handlungserkennung leisten sollten. Fogassis Experiment spricht eindeutig für die ursprüngliche Eingebung von Gallese und Goldman. Spiegelneuronen lassen uns die Absichten anderer erkennen.

Intentionen hatten, wie ich bereits erwähnt habe, immer als empirisch nicht greifbar, da »zu mental«, gegolten. Nun nicht mehr. Fogassis Studie und eines unserer eigenen Experimente mit bildgebenden Verfahren am Menschen, das ich im Folgenden näher erläutern will, lieferten starke Argumente für die Hypothese, dass wir die mentalen Zustände anderer Menschen erfassen, indem wir sie in unserem Gehirn nachspielen, und dass wir dies vermittels unserer Spiegelneuronen tun. Wie im Vorhergehenden bereits erwähnt, lässt die Tatsache, dass Spiegelneuronen dieselbe Handlung des Zugreifens unterschiedlich aufschlüsseln, wenn dieser unterschiedliche Motive zugrunde liegen – und das nicht nur, wenn wir die Handlung selbst durchführen, sondern auch, wenn wir sie bei anderen beobachten –, vermuten, dass unsere Gehirne imstande sind, tief verborgene Aspekte im Geist eines anderen zu reflektieren, und das auf der Ebene einzelner Zelle tun können.

Ich höre, was du tust

Ich sitze in meinem Arbeitszimmer, da dringt aus dem Wohnzimmer ein charakteristisches Geräusch an mein Ohr. Meine Tochter Caterina hat Ballettunterricht, und sie ist auf der Stufe ihres Könnens angelangt, auf der junge Tänzerinnen mit dem Spitzentanz beginnen. Sie findet das unglaublich spannend und hat sich extra ihre Spitzenschuhe zum Üben mit nach Hause gebracht. Wenn sie sich auf die Zehenspitzen stellt, machen die Lederkappen der Schuhe auf dem Parkett ein unverwechselbares Geräusch. Allein durch Hören weiß ich, was sie gerade macht. Ich weiß eine Menge Dinge einzig durchs Hören. Klatschen, Papier zerreißen, Tippen, Erdnüsse schälen – das alles sind Tätigkeiten, die Geräusche hervorbringen, die jeder von uns ohne Weiteres erkennt. Wir verschwenden keinerlei Gedanken an diese Fähigkeit. Die meisten Menschen denken »wir tun das einfach, es ist nichts dabei«. Neurowissenschaftler aber fragen nach dem *Wie*. Und Neurowissenschaftler, die sich mit Spiegelneuronen befassen, fragen sich natürlich, ob diese Neuronen auch etwas mit unserer Fähigkeit, Handlungen allein über das Hören zu identifizieren, zu tun haben könnten. Evelyne Kohler und Christian Keysers sind zwei Forscher, die diese Frage umtreibt. Im Labor von Giacomo Rizzolatti haben sie Experimente zu diesem Thema unternommen.

Kohler und Keysers suchten zunächst mit der üblichen Vorgehensweise nach Spiegelneuronen im Areal F5, das heißt, sie maßen die Aktivität dieser Zellen einmal, während die Affen eine zielgerichtete Handlung ausführten, und einmal, während sie einem Menschen dabei zusahen, wie er dieselbe Handlung durchführte. Knackpunkt war in diesem Fall ganz klar, dass diese Handlungen – etwa das Aufbrechen einer Erdnuss oder das Zerreißen eines Stücks Papier – allesamt mit einem Geräusch verbunden waren. (Zur Kontrolle wurde den Affen auch Weißes Rauschen und andere Geräusche vorgespielt, die mit keiner Handlung assoziiert waren. Solche Kontrollgeräusche wurden getestet, um die Möglichkeit auszuschließen, dass die Reaktion der Spiegelneuronen auf Geräusche, die mit einer Handlung assoziiert sind, lediglich auf eine unspezifische erregende Wirkung zurückzuführen sein könnte, die jedes beliebige andere Geräusch auch hat.) Als alle nötigen Vorkehrungen getroffen waren, zeichneten Kohler und Keysers die Reaktion von Spiegelneuronen unter drei verschiedenen Versuchsbedingungen auf: Sehen und Hören, nur Sehen und nur Hören. Für die Anordnung »nur Sehen« wurden die Versuchsgegenstände so manipuliert, dass das, was man mit ihnen tat, genauso aussah wie immer, es dabei aber kein Geräusch gab. Die Erdnüsse waren zum Beispiel bereits in zwei Hälften zerbrochen und wurden einfach so gehalten, als seien sie noch ganz. Das Papier, das zerrissen werden sollte, war feucht, sodass es geräuschlos nachgab. Bei der Anordnung »nur Hören« wurden digitalisierte Geräusche verwendet, es gab keinerlei optischen Stimulus.

Die Ergebnisse waren eindeutig und schlüssig: Die Spiegelneuronen reagierten unter allen drei Versuchsbedingungen mit signifikanten Entladungen. Manche schienen bei der Anordnung »Sehen und Hören« etwas lebhafter zu reagieren, doch sowohl bei der Konstellation »nur Sehen« als auch bei »nur Hören« gab es eine deutlich messbare Spiegelneuronenreaktion.[14] Diese Ergebnisse sind extrem wichtig, denn sie zeigen, dass die Handlungen anderer Menschen in einer höchst komplexen, multimodalen und ziemlich abstrakten Weise in unseren Spiegelneuronen kodiert sind. Diejenigen Zellen, die feuern, wenn der Affe selbst die geräuschvolle Handlung vollführt, feuern auch bei dem Geräusch allein, wenn ein anderer diese Handlung ausführt. Das heißt, wenn wir das Geräusch einer zerbrechenden Erdnuss vernehmen, aktivieren wir gleichzeitig den Schaltplan des Bewegungsablaufs, mit dem wir selbst die Nuss aufbrechen würden. Es hat den Anschein, als bestünde für uns die einzige Möglichkeit, dieses Geräusch zu erkennen, darin, die Handlung, die dieses Geräusch hervorbringt, zu simulieren oder innerlich zu imitieren.

Hinzu kommt, dass die Reaktion von Spiegelneuronen auf Input über den Hörsinn ein entscheidendes Indiz zugunsten der hypothetisch geforderten Verknüpfung zwischen diesen Hirnzellen und Sprache ist. Formuliert wurde die entsprechende Hypothese kurz nach der Entdeckung der Spiegelneuronen von Giacomo Rizzolatti und Michael Arbib in einem Artikel mit dem Titel »Language within our Grasp« (zu Deutsch etwa: »Sprache begreifen«).[15] Die Mutmaßung, dass Spiegelneuronen die evolutionären Vorläufer neuronaler Elemente sein könnten, die Menschen zur Sprache befähigen, stützte sich in erster Linie auf eine anatomische Beobachtung: Das Areal F5 des Makakengehirns, in dem man Spiegelneuronen erstmals nachgewiesen hatte, ist in Teilen homolog zu einem Hirnareal des Menschen, das den Namen Broca-Region trägt und ein wichtiges Sprachzentrum des Gehirns ist. Seinen Namen verdankt es dem französischen Neurologen Paul Broca, der als Erster feststellte, dass eine Läsion in diesem Areal im Regelfall mit einer Krankheit, der Broca-Aphasie, einhergeht, die vor allem die Sprachfähigkeit beeinträchtigt.

Der Verdacht, dass Spiegelneuronen als Mittler beim Spracherwerb fungieren könnten, ergibt sich aus der scharfsinnigen Überlegung, dass diese Zellen dadurch, dass sie eine Art von gemeinsamem Code sowohl für unser eigenes Handeln als auch für unsere Beobachtung der Handlungen anderer Personen unterhalten, so etwas wie eine »Gleichstellung« zwischen uns und unserem Gegenüber leisten. Einige Jahre vor der Entdeckung von Spiegelneuronen hatte Alvin Liberman die Überlegung geäußert, dass, da ja beides, das Senden ebenso wie das Empfangen einer Botschaft, sowohl einen Prozess der Aktion als auch einen der Perzeption erforderlich machen, beide Prozesse irgendwie verknüpft sein und auf irgendeiner Ebene dasselbe Format haben müssen.[16] Spiegelneuronen scheinen genau dieses Format zu liefern und diese gemeinsame Ebene herzustellen.

Allerdings stand der Hypothese, dass Spiegelneuronen Vorläufer neuronaler Systeme sind, die mit der Verarbeitung und Handhabung von Sprache zu tun haben, ein echtes Problem im Weg. Schließlich war Sprache ursprünglich gesprochen und nur über das Modul Gehörsinn gegangen, wohingegen die sensorischen Reaktionen von Spiegelneuronen zunächst nur in der optischen Domäne, im Zusammenhang mit dem Sehsinn, untersucht worden waren. Evelyne Kohlers und Christian Keysers' Nachweis, dass Spiegelneuronen auch auf ein mit einer Handlung assoziiertes *Geräusch* ansprechen, bedeutete somit ein deutliches Pro-Argument für die angenommene Verknüpfung von Spiegelneuronen und Sprache. Wir werden dem Thema Sprache in Kapitel 3 genauer nachgehen.

Gespiegelter Werkzeuggebrauch

Bis vor nicht allzu langer Zeit glaubte man, dass nur wir Menschen Werkzeuge verwenden. Heute wissen wir, dass das nicht stimmt. Auch Schimpansen zeigen gewisse Fertigkeiten im Umgang mit Werkzeugen – sicher nichts, was man mit den unseren vergleichen könnte, aber vorhanden und hinreichend ausgeprägt, sodass Wissenschaftler an ihnen die evolutionäre Entwicklung des Werkzeuggebrauchs untersuchen können. Schimpansen an den verschiedensten Orten in Afrika verwenden sämtlich dasselbe Werkzeug – einen Stock –, um dasselbe Ziel – Ameisen – zu erreichen, aber sie verwenden den Stock von einer Gegend zur anderen auf komplett unterschiedliche Weise. Da in der ökologischen Umgebung der verschiedenen Populationen keine augenfälligen Unterschiede auszumachen sind, lässt diese kulturelle Verschiedenartigkeit vermuten, dass der Weg, wie Werkzeuggebrauch erlernt und unter den Schimpansen tradiert wird, vor allem im Beobachten und Imitieren besteht.[17] Ist es möglich, dass Spiegelneuronen diejenigen Hirnzellen sind, die solches Lernen mittels Imitation ermöglichen?

Bei Makaken reagieren, wie wir gesehen haben, Spiegelneuronen nicht auf vorgetäuschte Handlungen. Das erscheint logisch, denn in ihnen scheinen nur Handlungen kodiert zu werden, die ihr Besitzer auch leisten kann – die zu seinem motorischen Repertoire gehören, würde ein Neurowissenschaftler sagen –, und Affen mimen keine Handlungen. Infolgedessen sollten Spiegelneuronen bei Affen nur eine begrenzte Rolle beim Lernen durch Beobachten im Allgemeinen und beim Lernen von Werkzeuggebrauch im Besonderen spielen. Denken Sie an jene japanischen Rotgesichtsmakaken, die ihre Kartoffeln waschen, ein Verhalten, dass sich offenbar von einem Individuum, das seiner Zeit weit voraus war, auf die ganze Affenpopulation übertragen hat. Dieses berühmt gewordene Beispiel hat in der wissenschaftlichen Literatur zur Verhaltensforschung eine lebhafte Debatte ausgelöst. Ursprünglich hatte man solches Verhalten als Beweis dafür gewertet, dass Affen neuartige Tätigkeiten durchaus nachahmen können, aber dann wurde der Einwand laut, dass dieser Fall vielleicht nicht die Definition von Lernen durch Nachahmen im eigentlichen Sinne erfüllt. Einem enger gefassten Maßstab zufolge bedeutet Lernen durch Nachahmung, dass ein neuer Bewegungsablauf in das eigene Bewegungsrepertoire aufgenommen wird, indem der Lernende jemand anderen bei eben diesem Bewegungsablauf beobachtet. Eine mögliche Erklärung für das Übernehmen der Waschhandlung wäre in diesem Falle jedoch auch, dass ein Affe einem anderen dabei zusieht, wie dieser eine Kartoffel im Wasser wäscht, und die

Aufmerksamkeit des Beobachtenden dadurch auf das *Wasser* gelenkt wird (man nennt so etwas Reizverstärkung). Wenn der Beobachteraffe sich nun das nächste Mal mit einer Kartoffel in der Hand einem Tümpel nähert, kann es sein, dass er mit seiner Kartoffel darin herumspielt, weil ihn das Wasser so fasziniert, und er sich dabei durch eine einfache Folge von Versuch und Irrtum das Kartoffelwaschen selbst aneignet. In diesem Falle hätten wir es nicht mit Lernen durch Nachahmung zu tun, denn dieses findet auf einer höheren Ebene statt. Eine Tatsache, die für diese eher vorsichtige Erklärung spricht, ist der Umstand, dass das Kartoffelwaschen sich nicht so rasch verbreitet hat, wie man hätte erwarten können. Zu diesem Fall und ähnlichen gibt es innerhalb der Gemeinde der Verhaltensforscher jede Menge unterschiedlicher Ansichten, aber man kann wohl sagen, dass die Mehrzahl der Forscher das Kartoffelwaschen nicht als hieb- und stichfesten Beweis für das Lernen durch Nachahmung bei Rotgesichtsmakaken werten würde.

Wenn das Waschverhalten sich vor allem durch Reizverstärkung und weniger durch nachahmendes Lernen verbreitet hat, dann ist es sehr unwahrscheinlich, dass Spiegelneuronen dabei eine entscheidende Rolle gespielt haben, da diese Zellen auf das Beobachten von Handlungen ansprechen. Die Beschäftigung mit unbelebten Objekten wie Wasser gehört nicht zu ihrem Ressort. Es stimmt, dass Spiegelneuronen an der Erkennung des Festhaltens der Kartoffel und dem Herumprobieren beteiligt gewesen sein müssen, aber ihre Rolle an der Verbreitung des Verhaltens beschränkte sich in diesem Fall auf diesen ersten Akt des Erkennens. Wenn die Verbreitung des Verhaltens hingegen auf irgendeine Form von Lernen durch Imitation zurückzuführen gewesen sein sollte, dann würde man eine unmittelbarere Beteiligung von Spiegelneuronen erwarten. Dies würde übrigens auch Belege dafür erforderlich machen, dass Spiegelneuronen auch auf die Beobachtung von Handlungen reagieren, die *noch nicht* im motorischen Repertoire der Affen verankert sind. Erbracht wurde dieser Beweis von Pier Francesco Ferrari, einem Verhaltensforscher, der sich, bevor er sich im Labor von Giacomo Rizzolatti zum Neurophysiologen ausbilden ließ, bereits viele Jahre mit tierischem Verhalten beschäftigt hatte, insbesondere mit Formen der »sozialen Ansteckung« bei Affen (dieser Ausdruck aus der Psychologie hat übrigens mit Krankheit nichts zu tun). Hier seine Befunde:

Rizzolattis frühere Beobachtungen hatten ergeben, dass Spiegelneuronen, die zu feuern beginnen, wenn ein Affe beobachtet, wie jemand eine Rosine mit Daumen und Zeigefinger aufnimmt, nicht feuern, wenn der Betreffende die Rosine mit einem Werkzeug (einer Pinzette zum Beispiel) anfasst. Das mag auf den ersten Blick seltsam erscheinen, aber denken Sie an die Hypothese, dass Spiegelneuronen beim Anblick von Aktionen, die nicht Teil des motorischen Repertoires eines Tieres sind, nicht feuern (daher auch die Passivität dieser Zellen bei pantomimischen Handlungen, denn Affen kennen keine Pantomime). Affen verwenden natürlicherweise keine Werkzeuge, also treffen die Spiegelneuronen eine kategorische Unterscheidung beim Greifen mit Daumen und Zeigefinger und dem Handhaben einer Pinzette.

Ferrari und seine Kollegen hatten vor allem Neurone aus dem lateralen Teil von Areal F5 abgeleitet, einem Sektor, der zuvor nur auf seine motorischen Eigenschaften untersucht worden war, und bei dem in der Mehrzahl der Zellen Mundbewegungen kodiert sind. Ihre Arbeiten lieferte eine Menge sehr detaillierte Befunde. Nahezu alle dieser lateral angesiedelten F5-Zellen wiesen motorische Eigenschaften auf, aber es herrschte eine strikte Arbeitsteilung. Ungefähr ein Viertel entlud sich nur im Verlauf von Handbewegungen, ein Viertel im Verlauf von Mundbewegungen und die Hälfte im Verlauf von Hand- und Mundbewegungen. Näherungsweise zwei Drittel der Zellen reagierten auf optische Stimuli, die Mehrzahl der Zellen waren Spiegelneuronen, die beim Beobachten der Handlung eines Experimentators reagierten. Eine neue Erkenntnis aber war, dass ein beachtlicher Teil (etwa 20 Prozent aller abgeleiteten Zellen) auf Handlungen reagierte, die *mit Werkzeugen* (einer Pinzette oder einem Stab mit Metallspitze) durchgeführt wurden. Diese auf Werkzeuggebrauch reagierenden Spiegelneuronen sprachen auch, wenngleich sehr viel schwächer, bei Handlungen an, die mit Mund und Händen durchgeführt wurden. Das Hauptgewicht schien bei diesen 20 Prozent auf dem Werkzeuggebrauch zu liegen.[18]

Die Entdeckung eines Spiegelneuronenkontingents, das auf die Beobachtung von Handlungen reagiert, bei denen Werkzeug zum Einsatz kommt, ist von beachtlicher theoretischer Bedeutung. Die von Ferrari getesteten Affen hatten selbst keine Werkzeuge verwendet, es handelt sich bei diesem Befund also um den ersten Nachweis dafür, dass es Spiegelneuronen gibt, die bevorzugt Handlungen verarbeiten, die *nicht* zum motorischen Repertoire des beobachtenden Tiers gehören. Wie sollen wir diese Befunde interpretieren? Die erste Erklärungsmöglichkeit, die einem dabei in den Sinn kommt, wäre, dass Spiegelneuronen eher an *Zielen* orientiert sind und weniger an den Handlungen, die zum Erreichen des Ziels im Einzelnen nötig sind – ein Aspekt, mit dem auch die im Vorhergehenden diskutierten Daten zur Rolle von Spiegelneuronen bei der Unterscheidung zwischen verschiedenen Intentionen in Einklang stehen. Das Ziel ist dasselbe, ob das Futterstück nun mit der Hand ergriffen und gegessen wird oder ob es mit einem Stock aufgespießt und gegessen wird.

Diese Deutung ist zwar plausibel, aber sie erklärt nicht, warum die Wissenschaft so lange gebraucht hat, um Neuronen zu finden, die auf die Verwendung von Werkzeugen reagieren – seit der Entdeckung der Spiegelneuronen waren etwa zehn Jahre verstrichen. Die Gruppe in Parma hatte wiederholt erfolglos versucht, eine solche Reaktion zu messen. Ich glaube daher, dass eine gewisse Wahrscheinlichkeit besteht, dass diese 20 Prozent an Spiegelneuronen im lateralen Bereich von F5 dadurch zustandekommen, dass die Affen immer wieder Menschen mit Werkzeugen hatten umgehen sehen. Diese Erklärung für Ferraris Beobachtungen ließe vermuten, dass Spiegelneuronen auch neue Eigenschaften annehmen können – eine entscheidend wichtige Eigenschaft für Dinge wie das Lernen durch Beobachten und Nachahmen. Die Bildung von Spiegelneuronen im Gehirn des Affen, die auf die Verwendung von Werkzeugen reagieren, ist vielleicht der erste neuronale Schritt auf dem Weg zum Erwerb der motorischen Fähigkeiten, ebendiese Werkzeuge selbst zu verwenden. Spiegelneuronen, die auf die Verwendung von Werkzeugen reagieren, sprechen in verführerischer Weise für eine Beziehung zwischen Spiegelneuronen und Imitationsverhalten, und die wäre von ausschlaggebender Bedeutung für die Abwicklung von Lernprozessen.

Ich weiß, dass du mich nachmachst

Die Geschichte von den Kartoffeln waschenden japanischen Rotgesichtsmakaken ist nur ein Beispiel von vielen für ein lebhaftes Interesse am Nachahmungsverhalten in der Tierwelt, das mindestens seit Charles Darwin besteht, der selbst detaillierte Beschreibungen verschiedener Formen von Verhaltensmimikry bei Honigbienen geliefert hat. Nun, da alte Paradigmen infrage gestellt werden, tobt die Debatte über diese Frage mit unverminderter Heftigkeit. Unter den Naturforschern des 19. Jahrhunderts bestand allgemeine Einigkeit darüber, dass Nachahmung ein weitverbreitetes Phänomen sei. George Romanes Buch über tierische Intelligenz, eine der berühmtesten Abhandlungen zur Verhaltensforschung aus dem 19. Jahrhundert, beschreibt Affen als unermüdliche Imitatoren, die ihren Nachahmungsdrang bis ins Groteske treiben. Zu jener Zeit galt Imitation nicht als Ausdruck einer Form von besonders hoher Intelligenz. Heute ist das anders. Tatsächlich beschreibt eine Aufsatzsammlung aus jüngster Zeit Imitation als »eine seltene Fähigkeit, die in fundamentaler Weise mit typisch menschlichen Formen von Intelligenz, insbesondere mit Sprache und Kultur, verknüpft ist, sowie mit der Fähigkeit, zu verstehen, was im Geist eines anderen vor sich geht.« Was für ein Wandel seit den Tagen Romanes![19] Und er zieht einen Gezeitenwechsel nach sich, sprich: eine große Vorsicht, die Forscher neuerdings walten lassen, wenn es darum geht, ein Verhalten als imitatorisch einzuordnen. Verhalten, das einst bei Affen als Imitation betrachtet wurde, wird heute im Regelfall durch andere, »einfachere« kognitive Mechanismen erklärt (zum Beispiel jenen zuvor erwähnten Mechanismus der Reizverstärkung, mit dem sich die Ausbreitung des Kartoffelwaschens unter japanischen Rotgesichtsmakaken auch erklären ließe). Gegenwärtig herrscht unter den Experten diese Tendenz, aber noch immer muss man sich mit Hinweisen auf imitatorisches Verhalten bei Affen herumschlagen, die sich nur schwer widerlegen lassen. Sogar neugeborene Rhesusaffen sind imstande, gewisse Gesichtsausdrücke und Handgesten, wie Schmatzen mit den Lippen, Zunge herausstrecken, Mund und Hand öffnen und schließen, Augen aufschlagen und schließen nachzuahmen.[20] Dennoch betrachten die meisten Gelehrten echtes Imitieren – das heißt, die Fähigkeit, allein durch Beobachten zu lernen – als auf den Menschen, vielleicht noch auf Menschenaffen beschränkt.

Diese Debatte rührt natürlich an den Kern jeder Art von Forschung an Makaken, also an die entscheidende Frage: Warum haben diese Tiere Spiegelneuronen? Die Antworten darauf lauten unterschiedlich. Manche Forscher sagen, dass die wahre Rolle von Spiegelneuronen bei Affen etwas mit der Handlungs*erkennung* zu tun hat und weniger mit der Nachahmung von Handlungen. Durch die Aktivierung von Spiegelneuronen in ihrem eigenen Gehirn vermögen die Affen die Handlungen anderer Individuen zu erkennen und, nach den Daten aus Leo Fogassis Experimenten zum Thema Intentionalität zu urteilen, auch das Ziel jener Handlungen zu erfassen. Dies ist offenbar ein höchst wichtiger Mechanismus, der auch dem Sozialverhalten von Affen den Weg ebnet. Andere Wissenschaftler hingegen – und ich bin definitiv einer davon – verweisen darauf, dass es ein gewisses, wenn auch kein überwältigend hohes Maß an Hinweisen auf echtes Imitationsverhalten bei Affen gibt.[21] Und selbst wenn man solche Beweise nicht gelten lassen möchte, so können Spiegelneuronen doch immer noch an verschiedenen Formen von »sozialer Ansteckung« beteiligt sein. Einmal angenommen zum Beispiel, der wahre Mechanismus, der die Verbreitung des Kartoffelwaschens bei Rotgesichtsmakaken bewirkt hat, sei besagte Reizverstärkung gewesen, so können Spiegelneuronen immer noch entscheidend an dem Prozess beteiligt sein, indem sie helfen, die manipulativen Handbewegungen des beobachteten Affen zu erkennen. Giacomo Rizzolatti übrigens, dessen Intuition auf diesem Gebiet nach allem, was ich weiß, unerreicht ist, stand in dieser Frage viele Jahre auf einem eher konservativen Standpunkt und legte lange Zeit Wert darauf, dass die Aufgabe dieser Neuronen einzig die Handlungserkennung ist. In den vergangenen Jahren hat er allerdings angefangen, deren Funktion weniger eng zu sehen und sich der Ansicht angeschlossen, dass Spiegelneuronen auch eine Rolle bei der Entschlüsselung der Intentionen unserer Mitwesen spielen. Wie ich im Vorhergehenden erwähnt habe, sind die vergleichenden Experimente seines Kollegen Leo Fogassi (etwas nehmen, um es zu essen, beziehungsweise etwas nehmen, um es in ein Behältnis zu räumen), von großem Einfluss auf die gesamte Welt der Neurowissenschaft gewesen. Ich glaube, er ist inzwischen sehr viel empfänglicher für die Ansicht, dass Affen tatsächlich zur Nachahmung imstande sind und dass Spiegelneuronen für einen solchen Nachahmungsprozess entscheidende Bedeutung haben.

Natürlich hat jedes Imitieren zwei Seiten, und eine Verhaltensstudie an Affen aus jüngster Zeit hat Befunde erbracht, aus denen sich schließen lässt, dass Spiegelneuronen auch dort eine wichtige Rolle spielen, wo es um die Fähigkeit geht, zu registrieren, dass man von jemand anderem *imitiert wird*. Die Experimentatoren haben in diesem Fall eine Vorlage übernommen, die der Entwicklungspsychologe Andrew Meltzoff, Fachmann für Kognition im Zusammenhang mit dem Imitations- und Sozialverhalten bei Babys und Kleinkindern, entwickelt hat. Während der Anfangsphase des Experiments, in der die sogenannten Ausgangswerte ermittelt wurden, hatten die Affen zwei Experimentatoren zu beobachten, die jeweils mit einem Holzwürfel hantierten, der auf beiden Seiten ein Loch hatte. Die Versuchsleiter spielten typische Handlungen durch, die ein mit einem solchen Würfel konfrontierter Affe zeigen würde – hineinbeißen zum Beispiel, in den Löchern herumstochern und so weiter. Dann wurde in Reichweite der Affen ein dritter Würfel platziert. Wenn die Affen nun anfingen, mit dem Würfel zu hantieren, imitierte einer der Versuchsleiter minutiös die Handlungen des Versuchstiers. Der zweite Experimentator hingegen machte mit dem Würfel ganz andere Sachen. Wenn der Affe zum Beispiel in einem Loch herumstocherte, stocherte der imitierende Wissenschaftler ebenfalls darin, der nicht imitierende schickte sich an, in den Würfel zu beißen. Das Verhalten des Affen wurde auf Videoband aufgezeichnet und analysiert, die Ergebnisse waren frappierend. Zu Beginn zeigte der Affe in Bezug auf die beiden Experimentatoren keinerlei visuelle Präferenz, nach einer Weile aber blickte der Affe den imitierenden Experimentator eindeutig länger an.[22] Der Affe war – mittels dessen, was Forscher als »implizites« Verständnis bezeichnen – in der Lage, zu erkennen, dass einer der beiden Versuchsleiter ihn imitierte. Ein Tier mit einem »expliziten« Verständnis um die Tatsache, dass es imitiert wird, würde typischerweise Verhaltensstrategien an den Tag legen, mit denen es den Imitator zu testen sucht, beispielsweise plötzliche Verhaltensänderungen probieren und dabei den Imitator direkt anblicken, um dessen Reaktion zu verfolgen. Die

Affen, die an der Ferrari-Studie beteiligt waren, zeigten dieses Verhalten nicht, sie hatten lediglich auf der Ebene des impliziten Verständnisses erfasst, dass sie imitiert wurden, doch selbst diese sehr viel stärker eingeschränkte Form des Erfassens ist von ungeheurer sozialer Tragweite.

Die klassischen Einzelzellexperimente an Spiegelneuronen, die diese verhaltensphysiologischen Ergebnisse bestätigen, stehen noch aus. Es wird sie geben, und es ist sehr wahrscheinlich, dass sie die Ergebnisse der Verhaltensstudien bestätigen werden. Und mit dieser nicht allzu kühnen Prophezeiung schließe ich dieses Kapitel über die Spiegelneuronenforschung auf Einzelzellniveau an Makaken – eine entscheidend wichtige Arbeit, nicht nur wegen der Rückschlüsse, die sich daraus für die Beschäftigung mit unserem eigenen Gehirn ergeben (welches wir aus ethischen Gründen in der Regel nicht auf diesem Niveau betrachten können), sondern auch weil sie uns den Weg weist, uns sagt, welche Ziele wir mit unseren neuen, nicht invasiven Techniken anpeilen sollen, mit denen wir auch die Spiegelneuronensysteme des Menschen untersuchen können. Ich will mich nun diesen Maschinen und der faszinierenden Forschung zuwenden, die man mit ihnen betreiben kann. Sie bestätigt in jeder Hinsicht, wie wichtig Spiegelneuronen für unser Dasein als komplexe soziale Geschöpfe sind.

Kapitel 2

Alle Vögel fliegen hoch

Wenn Menschen tun dürfen, was sie wollen,
machen sie meist einander nach.

Eric Hoffer[1]

Nachmacherzellen

Nachahmung beschränkt sich nicht auf Spiele wie »Alle Vögel fliegen hoch«. Unser Drang zu imitieren scheint bereits bei unserer Geburt in seiner ganzen Fülle vorhanden zu sein und niemals nachzulassen. Vorbei die Zeiten des 19. Jahrhunderts, da Imitation im Tierreich »bis hinunter zur Honigbiene« sozusagen als allgegenwärtig erachtet wurde. Ja, die Fähigkeit zur Nachahmung gilt inzwischen als ein derart exklusives Merkmal menschlichen Verhaltens, dass verschiedene Autoren Theorien formuliert haben, in denen diese Fähigkeit den Dreh- und Angelpunkt bildet. Die entschiedenste unter ihnen ist möglicherweise Susan Blackmore, die in ihrem Buch *Die Macht der Meme* den Standpunkt vertritt, dass das, was den Menschen von allen anderen Tieren fundamental unterscheidet, nicht die Sprache ist, der normalerweise zitierte Kandidat für eine solche Sonderstellung, sondern die Fähigkeit zur Nachahmung.

In den Siebzigerjahren brach der amerikanische Psychologe Andrew Meltzoff eine Art Revolution vom Zaun, als er zeigte, dass Neugeborene instinktiv gewisse elementare Handgebärden und Gesichtsausdrücke nachahmen. Das jüngste der von Meltzoff getesteten Babys war nur einundvierzig *Minuten* alt. Jede Sekunde seines Lebens war protokolliert worden, um zu belegen, dass es die Gesten, die Meltzoff für sein Experiment verwendete, nicht zuvor gesehen hatte. Trotzdem brachte das

Baby es fertig, die Gesten zu imitieren. Daher, so schlussfolgerte Metzloff, muss es im Gehirn des Neugeborenen einen angeborenen Mechanismus geben, der ein solches rudimentäres Imitationsverhalten möglich macht. Diese Befunde waren revolutionär, denn das vorherrschende Dogma besagte, dass Babys erst im zweiten Lebensjahr das Imitieren lernen. Diese Ansicht hat ihre Wurzeln in den Arbeiten von Jean Piaget, der vermutlich einflussreichsten Persönlichkeit aller Zeiten auf dem Gebiet der Entwicklungspsychologie. Im Grunde verfocht die Piaget-Schule die These, dass Babys *das Imitieren lernen*, während Metzloffs Befunde vermuten ließen, dass Babys *durchs Imitieren* lernen.[2]

Das ist natürlich ein himmelweiter Unterschied, und in der Hypothese, dass wir durchs Imitieren lernen, witterten diejenigen von uns, die mit Spiegelneuronen arbeiten, eine wunderbare Chance, die vorhandene Erklärungslücke zu füllen. In Anbetracht dessen, dass das Gehirn eines Neugeborenen noch nicht über ausgefeilte kognitive Fähigkeiten verfügt, lässt die Tatsache, dass es dennoch imitieren kann, vermuten, dass der Mechanismus für unsere Imitationsfertigkeit auf vergleichsweise einfachen neuronalen Mechanismen beruhen muss. Als Meltzoff in den Siebzigerjahren seine Beobachtungen machte, waren Spiegelneuronen noch nicht entdeckt – weder im Makakengehirn noch im menschlichen Gehirn –, und das sollte noch weitere fünfzehn Jahre so bleiben. Als wir mehr über diese Neuronen lernten, erwarteten einige von uns, dass sie an der frühen Imitationsfertigkeit bei Babys beteiligt sein könnten, aber wie sollten wir die nötigen Daten zusammentragen, mit denen wir diese Hypothese hätten bestätigen können? Unsere bildgebenden Apparaturen verlangen, dass die Versuchspersonen sehr still liegen: es ist nicht einfach, Babys dazu zu bringen.

Denken Sie einen Moment lang an jenes Experiment aus dem ersten Kapitel, bei dem der Affe mit den Würfeln mehr Interesse an dem Forscher zeigte, der ihn nachahmte, als an dem, der etwas anderes tat. Wir hatten dies als »implizites« Verständnis bezeichnet, und es sollte uns nicht allzu sehr verwundern, dass auch Menschenbabys dieses an den Tag legen. Babys sind begeistert, wenn ein Erwachsener sie imitiert. Wenn wir mit Freunden zusammenkommen, und ein Baby ist dabei, dann fange ich meist schnurstracks an nachzumachen, was das Baby gerade tut, und mit einem Schlag bin ich in den Augen des Kindes der Größte (Mama und Papa ausgenommen natürlich). Babys haben großen Spaß am spielerischen Imitieren. Offenbar gibt es auch zwischen Eltern und Babys jede Menge spielerischen Austausch dieser Art. Ja, möglicherweise ist gerade diese Art von Nachahmung (samt der dazugehörigen Chemie) einer der wichtigsten formenden Faktoren bei der Etablierung und der Stärkung der Verknüpfungen von Spiegelneuronen. Ich werde auf diese Hypothese in einem späteren Kapitel zurückkommen.

Auch zwischen zwei Kleinkindern findet eine Menge gegenseitiges Nachahmen statt. Die Entwicklungspsychologin Jacqueline Nadel provoziert diese Form von spontaner Imitation, indem sie Spielzimmer mit jeweils zwei Exemplaren aller darin enthaltenen Gegenstände bestückt. Man staunt nicht schlecht, wenn man sich ansieht, in welchem Maße sehr kleine Kinder, die noch nicht sprechen können, einander in ihrem Verhalten spontan kopieren. Setzt das eine Kind einen Hut auf, wird das andere den zweiten Hut aufsetzen. Vervollständigt das eine seine Kluft mit einer Sonnenbrille, macht das andere postwendend dasselbe. Schnappt sich das eine Kind einen Schirm, nimmt das andere flugs den anderen. Lässt das eine seinen Schirm kreiseln, macht es das andere genauso. Runter mit dem einen Schirm, runter mit dem anderen, Luftballon her, Luftballon her. Des Nachahmens ist kein Ende. Sogar die kleinen winkenden Handbewegungen, die das eine Kind mit seinem Ballon macht, werden vom anderen imitiert. Eine andere Entwicklungspsychologin, Carol Eckerman, hat eine starke Verknüpfung zwischen Imitation und verbaler Kommunikation bei Kindern nachgewiesen. Wenn Kleinkinder, die noch nicht sprechen können, miteinander interagieren, spielen sie meistens Imitationsspiele. Je mehr solcher Spiele ein kleines Kind spielt, desto besser entwickelt wird ein oder zwei Jahre später sein Sprachvermögen sein. Nachahmungsverhalten scheint eine Art Vorspiel und Förderer der verbalen Kommunikation unter kleinen Kindern zu sein.[3]

Wenn wir erwachsen werden, kommt uns die Faszination unserer Kindertage für das Imitieren anderer übrigens keineswegs abhanden. Im Gegenteil, Nachahmungsverhalten ist auch im Erwachsenenalter höchst ausgeprägt. Durch die Übermittlung sozialer Umgangsformen von einer Generation auf die nächste hat es das riesige Spektrum an unterschiedlichen Kulturen hervorgebracht. Auch hat es über einen Zeitraum von Zehntausenden von Jahren mehrere tausend Sprachen entstehen lassen, und bei uns aktiven Sprechern bringt es noch immer regionale Akzente hervor.

Für *Die Macht der Meme* hatte Susan Blackmore das Schlüsselwort ihres Titels von Richard Dawkins übernommen. (Soll ich sagen, sie hat ihn imitiert?) Was Dawkins betrifft, so war dieser sich sehr wohl über die Macht des Imitierens bei der Weitergabe von Umgangsformen, Praktiken, Ideen, ja ganzer Glaubenssysteme, bewusst und prägte hierfür vor etwa dreißig Jahren in seinem Buch *Das egoistische Gen* den Begriff »Meme«. Er hat sich Begriffe aus Biologie und Genetik ausgeborgt oder eben imitiert (schon wieder!), um eine Analogie zu schaffen zwischen der Übermittlung von Genen von einer Generation zur nächsten und der Übermittlung von Verhaltensweisen über ebendieselben Generationen. Sein Begriff (das heißt, sein Mem) ist so erfolgreich geworden, dass es sogar im Oxford English Dictionary auftaucht, und zwar mit folgender Definition: »Element einer Kultur, das über nicht genetische Mechanismen, allen voran durch Imitation, weitergegeben wird.«

So wie das Wort »Mem« das Wort »Gen« imitiert, um die Weitergabe von Information im Bereich Verhalten zu bezeichnen, beschreibt der Begriff »Memetik« nun einen ganzen evolutionstheoretischen Kosmos auf der Basis der Weitergabe durch Imitation.[4] Meme und Memetik haben eine Menge Autoren beflügelt und ein ganzes Heer von Ideen auf dem Gebiet der Evolutionsforschung, ja sogar auf dem Gebiet der Philosophie des Geistes losgetreten.[5] Daniel Dennett, um nur einen von ihnen zu nennen, vermutete in seinem Buch *Philosophie des menschlichen Bewusstseins*, dass Meme eine wichtige Rolle bei der Evolution des menschlichen Bewusstseins spielen. Dennett sieht Bewusstsein als Produkt der Wechselwirkung zwischen Memen und Gehirn. Er schreibt: »Der Hafen, dem alle Meme zustreben – sie sind davon abhängig, ihn zu erreichen –, ist der menschliche Geist. Aber auch der ist ein Artefakt, geschaffen, wenn Meme ein menschliches Gehirn restrukturieren, um daraus eine bessere Wohnstatt für Meme zu machen.« Laut Susan Blackmore sind Meme »der eigentliche Stoff unseres Geistes. Unsere Meme bestimmen, wer wir sind.« Diese Vorstellung mag gefährlich nahe an eine Einschränkung unseres freien Willens heranreichen. Wenn ja, so wird es nicht die Letzte in diesem Buch sein, die das tut. Wie ich im Folgenden noch diskutieren werde, lässt unsere Forschung an Spiegelneuronen vermuten, dass unsere Vorstellung von einem freien Willen womöglich einer Überarbeitung bedarf.

Ein von Blackmore und anderen in Anlehnung an den von Richard Dawkins propagierten Egoismus von Genen besonders betonter Aspekt der Meme ist deren Fähigkeit, sich selbst dadurch zu replizieren, dass sie möglichst viele Gehirne zu »infizieren« suchen. Ein gutes Beispiel für extrem aktive Meme sind die allgegenwärtigen Ammenmärchen und modernen Legenden. Es entbehrt jedoch nicht der Ironie, dass sich eine dieser modernen Legenden – inzwischen übrigens eine international bekannte – ausgerechnet um die Entdeckung von Spiegelneuronen rankt. Erinnern Sie sich an die Unsicherheit betreffs der ersten Zufallsbeobachtung an Spiegelneuronen in Giacomo

Rizzolattis Labor in Parma? Eine der zahllosen Geschichten, die darüber in der Welt der Wissenschaft herumspuken, will es, dass Vittorio Gallese an einer Eiskugel geleckt haben soll, als eines der abgeleiteten Neuronen im Gehirn des Makaken zu feuern anfing. Ich habe diese Geschichte mehrmals an verschiedenen Orten zu hören bekommen, und an irgendeinem Punkt fing ich selbst an, sie zu glauben. Ja, ich wurde zu einem der Vehikel für den Transport dieses Mems, denn ich habe die Eiswaffelgeschichte in Seminaren und sogar an Journalisten, die mich über Spiegelneuronen ausfragten, weitererzählt. Ich hatte vor, sie in diesem Buch unterzubringen, beschloss aber, dass ich besser erst Rizzolatti und Gallese fragen sollte, wie zuverlässig sie eigentlich ist. Tja, und wie sich herausstellte, ist an der Eiscremegeschichte kein wahres Wort. Niemand weiß, wie oder warum es dazu gekommen ist, aber sie entbehrt nicht eines gewissen Charmes und hat sich als gleichermaßen attraktiv – zu erzählen und zu hören – wie langlebig erwiesen.

Als Rizzolatti und seine Kollegen die Tragweite ihrer verblüffenden Entdeckungen auszuloten begannen, waren sie mit der Theorie der Meme durchaus vertraut, und ihnen wurde, während sich die verschiedenen Teile des Erklärungspuzzles zu einem Bild zu fügen begannen, rasch klar, dass die Eigenschaften dieser bis dahin von niemandem vermuteten Neuronen sich aufs Beste mit dieser Theorie vereinbaren ließen. Diese hoch spezialisierten Zellen schienen die idealen Mittler für die Imitationsfertigkeit des Gehirns und andere Aspekte unseres Sozialverhaltens zu sein. Es war an der Zeit, die Spiegelneuronenstudien an Affen auf den Menschen auszuweiten, um mehr darüber zu erfahren, und man bediente sich der fantastischen nicht invasiven, aber kostenaufwendigen bildgebenden Verfahren, die Forschern heute zur Untersuchung von Hirnfunktionen zur Verfügung stehen.

Diese neueren Arbeiten fußten auf einer Handvoll Experimente am Menschen, die bereits sehr interessante Ergebnisse erbracht hatten. Eines davon lag bereits ein paar Jahrzehnte zurück. Zwei Psychologen waren dabei Beobachtungen gelungen, die man gut und gerne als ersten experimentellen Hinweis auf das Vorhandensein von Spiegelneuronen werten kann. Es ging um die Messung der Muskelaktivität von Versuchspersonen, die im einen Fall zwei Ringern zusahen, im anderen Fall einem Stotterer beim Vorlesen zuhörten. Die beiden Experimentatoren hatten Elektroden verwendet, mit denen sie die Muskelaktivität der Stirn-, Handflächen-, Lippen- und Armmuskulatur ihrer Versuchspersonen maßen, während diese die Szene vor ihren Augen beobachteten. Im Lichte dessen, was wir heute wissen, sind die Ergebnisse absolut logisch. Die Muskelaktivität, die in den Lippen der Versuchspersonen registriert wurde, war am höchsten, wenn die Betreffenden dem Stotterer zusahen, sahen sie den Ringern zu, war sie in den Armen am höchsten![6] Genau wie in der Experimentalphysik Gegenstände zu vibrieren beginnen, wenn man sie mit Energie bestimmter Frequenz erregt, so schienen die Muskeln der Beobachter mit den angestrengt arbeitenden Muskeln der aktiven Versuchsteilnehmer in Resonanz zu geraten.

Dann gab es die bildgebenden »Prototypexperimente« mittels Positronen-Emissions-Tomografie (PET), einer Technik, bei der man mithilfe von radioaktiven Substanzen Änderungen der Mikrodurchblutung und andere physiologische Parameter im Gehirn messen kann. Bei diesen Studien wurden die Probanden einmal gebeten, selbst einen Gegenstand in die Hand zu nehmen, dann zuzuschauen, wenn jemand anderer einen Gegenstand in die Hand nimmt, sich, drittens, vorzustellen, sie nähmen einen Gegenstand in die Hand, und schließlich einen Gegenstand nur anzuschauen, ohne ihn in die Hand zu nehmen. Bei den beiden ersten Anordnungen – zugreifen und beobachten – handelte es sich, wie man sich erinnern wird, um das Analog zu jenen Experimenten mit Einzelzellableitungen bei Makaken, und die Ergebnisse bestätigten, dass zwei Areale im menschlichen Gehirn, die anatomisch den Spiegelneuronenarealen im Makakengehirn ähneln, ebenfalls sowohl während der Ausführung als auch während der Beobachtung, ja sogar bei der bloßen Vorstellung des Zugreifens aktiv waren. Das war als erstes Ergebnis bereits spannend genug.[7] Hinzu gesellte sich jedoch noch ein weiterer früher Versuch (aus der Mitte der Neunzigerjahre), Hinweise auf das Vorhandensein von Spiegelneuronen im menschlichen Gehirn zusammenzutragen, in diesem Fall lagen Komposition und Durchführung in den Händen von Luciano Fadiga, einem der Neurophysiologen in Parma. Diese Arbeiten mittels transkranieller Magnetstimulation waren für ihre Zeit derart genial, dass ich sie ausführlicher erläutern möchte. Sie haben gewisse Ähnlichkeit zu den Muskelresonanzexperimenten mit den beiden Ringern, die viele Jahre früher stattgefunden hatten.

Für das einfachste dieser Experimente wird dem Probanden eine besonders geformte, in Plastik verpackte Kupferspule über dem Kopf angebracht. An die rechte Hand der Versuchspersonen werden Elektroden geklebt, die sämtliche Muskelaktivität im fraglichen Bereich registrieren. Ist alles bereit, bekommt die Versuchsperson einen Experimentator zu sehen, der entweder irgendetwas greift oder aber etwas völlig anderes tut, bei dem die Greifbewegung keine Rolle spielt (beispielsweise mit einem Schieber ein Licht dimmt). In beiden Fällen wird gleichzeitig ein schwacher elektrischer Puls durch die Spule geschickt, der ein Magnetfeld entstehen lässt. Dieses induziert nun oberhalb der Hirnoberfläche wiederum ein elektrisches Feld, und das führt zu einer Depolarisation von Nervenzellen innerhalb des darunter gelegenen primären Motorcortex. Diese sogenannte Basiserregung wird dann durch die Beobachtung der jeweiligen Testszene in irgendeiner Form beeinflusst.

Fadigas Überlegung war Folgende: Wenn Menschen über Spiegelneuronen verfügen, dann befinden sich diese vermutlich im prämotorischen Cortex, jenem Gehirnsektor, der für die Planung von Handlungen und Bewegungen verantwortlich und das Analog zum Spiegelneuronen enthaltenden Areal F5 des Makakengehirns ist. Da der prämotorische Cortex mit dem primären Motorcortex verknüpft ist, sollte, wenn jemand eine andere Person beobachtet, die einen Gegenstand ergreift, die Erregung von Spiegelneuronen im prämotorischen Cortex auch den primären Motorcortex erregbarer machen. Dadurch wird es zu Signalen an die Handmuskeln kommen, die dann unwillkürlich zu zucken beginnen müssten. Bei dem Experiment mit dem Licht hingegen dürften sämtliche Spiegelneuronen nur wenig Erregung zeigen, und ein etwaiges Zucken in der Hand müsste weniger ausgeprägt sein. Tatsächlich konnten Fadiga und seine Kollegen genau diese Unterschiede messen: Das Beobachten von Greifhandlungen verursachte stärkeres Muskelzucken als das Beobachten von anderen Handbewegungen. Außerdem wurden die stärksten Zuckungen nur in *genau den Handmuskeln* beobachtet, die an der eigentlichen Tätigkeit auch beteiligt waren, nicht aber in den vielen unbeteiligten Muskeln derselben Hand. Die Versuchspersonen saßen völlig ruhig da, doch das motorische System des Gehirns gab in aller Stille vor (oder simulierte, wie es die meisten Wissenschaftler nennen würden), es würde die Tätigkeiten, die die Probanden lediglich beobachten, selbst vollziehen.[8]

Die Ergebnisse aus allen dreien dieser frühen Experimente hatten absolut im Einklang mit der Arbeit an Affen gestanden und die Existenz eines Spiegelneuronensystems im menschlichen Gehirn glaubhaft bezeugt. Nun, Mitte der Neunzigerjahre, hatte sich die Parma-Gruppe vorgenommen, auch noch die allerneuesten Techniken für diese Untersuchungen zu bemühen. Zu diesem Zweck organisierte Vittorio Gallese (der Mann, der seinerzeit die Forschung von Parma durch seine Kenntnis der Arbeiten von Merleau-Ponty und anderen Phänomenologen beflügelt hatte) ein von der Human Frontier Science Program Organization, kurz HFSPO, gefördertes internationales Forschungsprojekt und übernahm dessen Leitung. Die HFSPO fördert internationale Forschungskooperationen, in denen Labors aus verschiedenen Ländern, oft sogar, wie in diesem Falle, von verschiedenen Kontinenten, vereint sind. Die Idee hinter solchen Projekten ist, dasselbe Thema mit verschiedenen Methoden anzugehen und gleichzeitig die internationale Kooperation und mithin einen Kulturaustausch zwischen verschiedenen Labors zu fördern.

Zu Galleses Projekt hatten sich sieben Labors aus fünf Ländern von drei Kontinenten zusammengefunden. Drei der Labors befassten sich mit Untersuchungen an Affen. Die Italiener in Parma führten ihre Untersuchungen mit Tiefenelektroden zur Messung der elektrischen Aktivität einzelner Neuronen bei Makaken fort. Eine andere europäische Gruppe auf der wunderschönen Mittelmeerinsel Kreta untersuchte das Spiegelneuronensystem bei Affen mit bildgebenden Verfahren statt mit Elektroden. Die dritte Gruppe, die mit Affen arbeitete, war ein japanisches Team in Kyoto, das Zugang zu einer der größten Affenkolonien der Welt hatte. Sie sollte eine Art Bibliothek oder Datenbank der kommunikativen Gesichtsausdrücke bei dieser Art anfertigen, auf die sich künftige Experimente zur Reaktion des Gehirns auf die Mimik eines anderen Individuums würden gründen lassen.

Zwei weitere Gruppen sollten das Spiegelneuronensystem beim Menschen untersuchen. Eine, im finnischen Helsinki ansässig, bediente sich dazu der Magnetenzephalografie (MEG), die andere an der UCLA, zu der ich gehörte und noch immer gehöre, zog vor allem die funktionelle Kernspintomografie (kurz fMRT, von »funktioneller Magnetresonanztomografie«) für ihre Untersuchungen heran. Die beiden anderen Gruppen waren in Los Angeles ansässige Neurowissenschaftler aus dem Gebiet der Computergestützten Neurowissenschaft, die das Spiegelneuronensystem mit mathematischen Modellen zu beschreiben suchten, sowie Ingenieure aus dem italienischen Cagliari, die Experimente mit virtuellen Umgebungen durchführten.

Diese sieben vom HFSP geförderten Labors zusammen konnten eine Reihe von Experimenten durchführen, die unser Wissen um das Spiegelneuronensystem bei Affen und Menschen unerhört erweitert haben. Außerdem trug das Projekt dazu bei, die Schar der Wissenschaftler, die sich mit diesem neuen Gebiet befassen, zu vergrößern. Noch vor einem Jahrzehnt waren Spiegelneuronen nur wenigen Forschern ein Begriff und wurden von Leuten außerhalb des engsten Forscherkreises im Großen und Ganzen ignoriert. Es ist kaum zu glauben, dass sie in nur einem Jahrzehnt zu den »populärsten« unter den Hirnzellen avanciert sind.

Körper in Resonanz

Nur wenige Evolutionsschritte sind es von den Makaken aus der Überfamilie der Hundsaffen über die größeren Menschenaffen wie den Schimpansen bis zu den Hominiden, den Vorläufern des Menschen, die leider ausgestorben und daher nicht mehr zu untersuchen sind, bis hin zum Menschen. Wie hat sich das Spiegelneuronensystem über diese Schritte hinweg entwickelt? Welche Funktionen könnte das Spiegelneuronensystem beim Menschen übernommen haben, die es bei Makaken noch nicht innehatte? Dieser Frage wollten wir in unserer Gruppe an der UCLA nachgehen.

Zu allererst konzentrierten wir uns auf das Imitationsverhalten. Unsere Hypothese lautete, dass Spiegelneuronen bei der evolutionären Weiterentwicklung von den Affen, die, wie wir in Kapitel 1 gesehen haben, über ein implizites Verständnis von Imitation verfügen, hin zu den Menschen, die ungemein fähige Imitatoren sind, eine wichtige Rolle gespielt haben müssen. Um diese Hypothese zu testen, haben wir mit der Gruppe in Parma, die die Spiegelneuronen bei Affen entdeckt hatte, sowie mit Marcel Brass und Harold Bekkering vom Max-Planck-Institut für Psychologische Forschung in München zusammengearbeitet. Brass und Bekkering hatten bereits verschiedene Verhaltensstudien zum Lernen durch Nachahmung bei Kindern und Erwachsenen unternommen, inspiriert war ihre Arbeit durch ein Modell menschlichen Handelns, das man als *ideomotorisches Modell* bezeichnen könnte. Dieses Modell unterscheidet sich grundlegend vom sogenannten *sensomotorischen Modell*, dem zufolge der Anfangspunkt einer menschlichen Handlung in irgendeiner Form von sensorischer Stimulation besteht und die Handlung selbst erst als Reaktion auf den ursprünglichen Stimulus in Gang gesetzt wird. Das ideomotorische Modell menschlichen Handelns hingegen geht davon aus, dass der Anfangspunkt einer Handlung die mit ihr verbundenen *Absichten* sind und dass man Handlungen in erster Linie als Mittel betrachten muss, diese Absichten umzusetzen.[9]

Das ideomotorische Modell wurzelt in den Erkenntnissen zweier Philosophen des 19. Jahrhunderts, des Deutschen Rudolph Hermann Lotze und des Amerikaners William James, die sich bei ihren Überlegungen zum Willkürhandeln und dessen Folgen unabhängig voneinander mit dieser Vorstellung befasst hatten. Ihre Hauptannahme besagte, dass Willkürhandlungen einer Repräsentation dessen bedürfen, was mit ihnen erreicht werden soll, und zwar einer Repräsentation, die von keiner widerstreitenden Vorstellung infrage gestellt werden dürfe. Wenn diese beiden Bedingungen zusammenkommen, reicht die Repräsentation des beabsichtigten Ziels hin, die Handlung direkt zu aktivieren. Wie passiert das? Dem ideomotorischen Modell zufolge geschieht das, weil wir Menschen etwas über die Folgen unseres Handelns gelernt haben. Wenn Sie zum Beispiel in der Vergangenheit gelernt haben, dass Ihr Computer hochfährt, wenn Sie einen bestimmten Knopf daran drücken, wird bereits der Gedanke ans Anschalten in Ihrem Gehirn die Repräsentation der Fingerbewegung veranlassen, mit der sie den Knopf in der Regel drücken.[10] Diese von zwei Philosophen des 19. Jahrhunderts entwickelte Vorstellung scheint eine sehr gute Beschreibung dessen, was Spiegelneuronen tun. Ja, treibt man die Logik des ideomotorischen Modells weiter, so sollte das Beobachten der Handlungen eines anderen samt ihrer Folgen Repräsentationen Ihres eigenen Handelns aktivieren, die in aller Regel dieselben Folgen zeitigen sollten (wenn Sie zum Beispiel sehen, wie jemand seinen Computer anschaltet, sollte dies die Repräsentation Ihrer eigenen Fingerbewegung zum Anschalten eines Computers aktivieren).

An der UCLA haben wir bei unserem ersten Experiment mit bildgebenden Verfahren zur Rolle menschlicher Spiegelneuronensysteme für das Imitationsverhalten auf den früheren Arbeiten von Brass und Bekkering zum ideomotorischen Prinzip aufgebaut. Unser Werkzeug der Wahl für dieses Experiment war der Tomograph für die funktionelle Kernspintomografie, ein Riesenapparat, der mithilfe eines sehr starken Magneten ein Magnetfeld erzeugt. Die Art und Weise wie die elektrische Aktivität des Gehirns mittels fMRT gemessen wird, beruht auf einem relativ einfachen Prinzip. Angenommen, Sie wollen mit den Fingern ihrer rechten Hand wackeln. Zu diesem Zweck produzieren Nervenzellen in Ihrem Motorcortex Aktionspotenziale, die elektrische Signale ans Rückenmark und in die Muskeln Ihrer Finger senden. Dieses Feuern kostet die Nervenzellen Energie, und um Energie zu gewinnen, verbrauchen sie Sauerstoff (so ähnlich wie der Motor Ihres Wagens Benzin verbraucht, um laufen zu können). Um diesen Sauerstoff bereitzustellen, strömt Blut, das mit Sauerstoff beladenes Hämoglobin enthält (Oxyhämoglobin), in den Motorcortex. Die Hirnzellen nehmen den Sauerstoff aus dem Protein auf, das somit zu Desoxyhämoglobin – Hämoglobin ohne Sauerstoff – wird. Der wesentliche Punkt an diesem Prozess – vom Standpunkt der fMRT aus betrachtet – besteht darin, dass Oxyhämoglobin und Desoxyhämoglobin im Magnetfeld unterschiedliche Eigenschaften aufweisen und sich daher in dem vom Tomografen erzeugten Feld unterschiedlich verhalten. Hinzu kommt, dass die Blutmenge, die in die aktivierten Hirnareale – in diesem Falle den Motorcortex – strömt, größer als benötigt ist, sodass sich der Anteil von Oxyhämoglobin zu Desoxyhämoglobin bei der Aktivierung eines bestimmten Hirnareals ändert. Ein aktiviertes Areal verfügt über einen höheren Anteil an Oxyhämoglobin, weshalb in einem gesunden Gehirn der Grad an Oxygenierung ein sehr guter Indikator für die Hirnaktivität ist. Dank dieser handlichen Kombination von Naturphänomenen ist es möglich, mit dieser nicht invasiven Technik namens fMRT die Gehirnaktivität von Versuchspersonen beim Erledigen einer Reihe von Aufgaben, sozusagen das Gehirn »bei der Arbeit«, zu beobachten. Die fMRT ist absolut sicher und ermöglicht die gleichzeitige Beobachtung des ganzen Gehirns. Sie verfügt über eine gute – wenn auch nicht ideale – räumliche und zeitliche Auflösung, das heißt, sie erlaubt eine Auflösung bis hin zu wenigen Kubikmillimetern Hirngewebe, freilich nicht hinunter bis zum Einzelzellniveau, wie wir es von den implantierten Elektroden im Makakengehirn kennen, und sie vermag Ereignisse auf Sekundenebene festzumachen, wiederum, im Unterschied zur Einzelzellableitung, nicht im Millisekundenbereich. Die Kombination all dieser Faktoren macht die fMRT in der gegenwärtigen Neurowissenschaft ungemein erfolgreich.

Der einzige »Haken« bei der fMRT ist die dazu nötige absolute Unbeweglichkeit der Versuchspersonen im Inneren des Apparats. Eine Kopfbewegung würde, wie man sich denken kann, alles zunichte machen. Winzige Bewegungen sind kein Problem – die Software registriert und kompensiert sie –, aber im Prinzip geht es doch um eisernes Stillhalten. Auch ist die Röhre höchst beengt. Bei nur wenigen Zentimetern Abstand zwischen »Wand« und Gesicht gibt es keinen Platz für einen PC-Standardmonitor oder irgendeine andere Form von Projektionsfläche. Wenn das Experiment verlangt (was in der Regel der Fall ist), dass die Versuchspersonen irgendeine Szene oder ein Standbild zu sehen bekommen, setzt man den Probanden Hightechbrillen auf, die mit zwei winzigen hochauflösenden LCD-Monitoren ausgestattet sind. Im Regelfall hat die Versuchsperson eine Stunde zu tun, allerdings muss sie nicht die ganze Stunde bewegungslos verharren. Es gibt eine Menge Pausen, in denen man sich ein klein bisschen rekeln kann. In der Regel dauert ein solches Experiment mit Vorarbeiten und Auswertung mehrere Wochen, vielleicht auch zwei bis drei Monate. Und das Ausarbeiten des Experiments nimmt natürlich im Vorfeld Jahre des immer wieder neuen Nachdenkens, Beratens und Feilens in Anspruch.

Für unser Jungfernexperiment zur Rolle von Spiegelneuronen beim Imitationsverhalten des Menschen mussten die Versuchspersonen bestimmte Handbewegungen durchführen, imitieren und beobachten. Unsere Überlegung war, dass unsere Versuchspersonen die imitierten Aktionen während des Imitierens ja *per definitionem* gleichzeitig beobachteten *und* ausführten, und so erwarteten wir, dass Hirnbereiche mit Spiegelneuronen ein Aktivitätsniveau aufweisen sollten, das in etwa der Summe der beim Beobachten und beim Ausführen der Handlung gemessenen Aktivität zusammen entspräche. (Bevor wir mit dem Experiment beginnen konnten, mussten wir noch herausfinden, wie sich die bei Affen an Einzelzellen gewonnenen Daten mit dem erwarteten Aktivitätsmuster menschlicher Hirnregionen zur Deckung bringen lassen würden. Die Befunde aus Parma hatten eindeutig gezeigt, dass bei Affen die Spiegelneuronenentladungen im Verlauf einer selbst ausgeführten Greifhandlung tatsächlich doppelt so stark ausfielen, als wenn die Tiere nur jemand anderen beim Zugreifen beobachteten, und wir erwarteten daher, dass die Ausführung einer Handlung auch die menschlichen Spiegelneuronen in etwa doppelt so stark aktivieren würde wie das reine Beobachten.) In der Tat fanden wir beim Menschen zwei Hirnregionen, die ein solches Aktivitätsmuster zeigten, und beide entsprechen in ihrer anatomischen

Lage sehr schön den bei Makaken bekannten Hirnbereichen (Areal F5 im Stirnlappen und Areal PF im Scheitellappen), in denen man in Parma Spiegelneuronen nachgewiesen hatte.

Diese in Abbildung 1 wiedergegebene Korrespondenz zeigt die evolutionäre Kontinuität zwischen dem Spiegelneuronensystem bei Makaken und beim Menschen. Das Makakengehirn ist sehr viel kleiner als das des Menschen und weit weniger komplex. Dennoch gibt es viele Ähnlichkeiten zwischen beiden, zum Beispiel, was die Haupterhebungen (Windungen, Gyri) und -vertiefungen (Gräben, Sulci) betrifft. Diese Ähnlichkeiten machen Vergleiche zwischen beiden Arten zu einer relativ geradlinigen Angelegenheit. Beide Gehirne sind in linke und rechte Hemisphären unterteilt, die Abbildung zeigt die rechte Hemisphäre, die Stirnseite weist nach rechts. Die beiden gut definierten, anatomisch ähnlichen Hirnareale, in denen sich Spiegelneuronen finden, liegen bei Makaken und Menschen in der Stirnlappenregion sowie ein Stück weit dahinter im Scheitellappen. Wichtig ist noch, dass beim Menschen das Spiegelneuronen enthaltende Areal im linken Stirnlappen zur Broca-Region gehört – einem der Hauptsprachzentren im Gehirn – womit sich ein weiteres Indiz für die Hypothese ergibt, dass Spiegelneuronen bei der Evolution von Sprache möglicherweise in entscheidender Weise beteiligt gewesen sind.

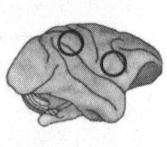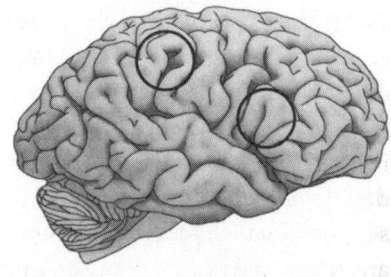

Abbildung 1: Hirnregionen mit Spiegelneuronen beim Makaken und beim Menschen

Tu, was ich sage, nicht, was ich tue

Nachahmung ist bei der Ausformung von menschlichem Verhalten extrem wichtig. Wir alle sollten das nicht vergessen – vor allem all jene unter uns, die noch relativ kleine Kinder haben. Mir ist aufgefallen, dass Leute zu ihren Kindern in der Regel das Richtige *sagen*: Hüte dich vor Wutausbrüchen, versetz dich immer in die Lage des anderen, und so weiter. Aber die Frage ist: Tun wir selbst, was wir sagen? So manches Mal ertappe ich mich dabei, wie ich meiner Tochter haargenau das Verhalten vorlebe, vor dem ich sie immer wieder eindringlich warne. In diesen Fällen wird sie sich, fürchte ich, in erster Linie an das halten, was ich tue, nicht an das, was ich ihr zu tun geraten habe, denn das Gehirn eines Kindes ist extrem versiert darin, Verhalten durch Nachahmung von anderen zu übernehmen. (Wenn das Kind älter wird, werden diese Formen der Imitation sehr viel komplexer als das zuvor beschriebene einfache Nachmachen, das man bei sehr kleinen Kindern beobachtet, und auch sehr viel komplexer als das Imitationsverhalten größerer Kinder, das ich im Folgenden beschreiben will. Diese »höheren« und komplexeren Formen der Imitation werden später noch Gegenstand ausführlicher Diskussionen sein.)

Sogar ein kleines Kind scheint, wie Harold Bekkering und seine Kollegen am Max-Planck-Institut in München in einem eleganten Versuch an Vorschulkindern haben zeigen können, geradezu darauf geeicht, die Absicht zu erfassen, die hinter dem Verhalten anderer Menschen steht. Bei diesem Experiment wurde den Kindern lediglich gesagt, sie sollten mit einem Erwachsenen ein Spiel spielen. Zu Beginn des Experiments gab der Erwachsene die einfache Anweisung: »Mach einfach dasselbe wie ich.« Unter anderem fasste der Betreffende sich mal ans linke, mal ans rechte Ohr, und zwar im einen Fall mit der Hand, die derselben Körperhälfte zugehörte (»ispilateral«), im anderen mit der gegenüberliegenden Hand (»contralateral«).

Manchmal fasste er mit beiden Händen gleichzeitig an das der Körperhälfte zugehörige Ohr, manchmal fasste er überkreuz. Beim Nachahmen machten die Kinder meist dann Fehler, wenn sie eine Handbewegung hätten machen sollen, bei der die Hand ans gegenüberliegende Ohr geführt werden musste. Sie berührten in diesen Fällen zwar oftmals das richtige Ohr, allerdings taten sie das mit der falschen Hand – das heißt, mit der Hand derselben Seite.

Könnte es sein, dass die Kinder Schwierigkeiten hatten, eine Handbewegung zu vollführen, bei der sie die Mittellinie des Körpers überschreiten müssen? Nein, denn wenn sie Bewegungen mit beiden Händen zu machen hatten, kam es so gut wie nie zu Fehlern, auch dann nicht, wenn sie die Bewegung nachahmten, bei der die gegenüberliegenden Ohren zu berühren waren. Die Kinder hatten ganz offensichtlich lediglich dann Probleme, wenn nur eine Hand und ein Ohr im Spiel waren. Woran mochte das liegen? Es war ein interessantes Phänomen. Die Fehler der Kinder ergaben nur dann Sinn, wenn sie priorisierten, sprich, eine Art Hierarchie der Dinge aufstellten, auf die es ankommt, wenn man einen anderen Menschen kopieren will. Und den Kindern muss es so erschienen sein, als sei das, was wirklich zählte, das *Ziel* der Handbewegung also, dass genau dieses und nicht etwa das andere Ohr berührt wurde. Auf dieses Ziel fixiert, fassten sie also an das Ohr, das angefasst werden sollte, nur eben mit der falschen Hand, vermutlich deshalb, weil diese ihrem Ziel näher lag als die andere. Fassten die Erwachsenen mit beiden Händen nach beiden Ohren, mussten die Kinder sich nicht mehr auf das zu berührende Ohr konzentrieren (denn es wurden ja beide angefasst) und konnten sich stattdessen auf die Handbewegungen konzentrieren.

Um die Hypothese zu testen, dass für die Kinder der Schlüssel im augenscheinlichen Ziel der Handlung lag, führten Bekkering und seine Kollegen ein zweites Experiment durch. In diesem Falle wurde grundsätzlich nur ein Ohr berührt. Manche Kinder bekamen nur zu sehen, wie das linke Ohr angefasst wurde, andere nur Berührungen des rechten Ohrs. Mit dieser Anordnung, so die Überlegung von Bekkering und seinen Mitarbeitern, hatten sie den Kindern das Problem abgenommen, sich für eines von zwei Ohren entscheiden zu müssen. Ohne diese Wahlmöglichkeit würden sie vielleicht das Nachahmen der Handbewegung zum primären Ziel des Spiels machen. Tatsächlich passiert genau das. Wenn nur ein Ohr »im Spiel« war, klappte die Nachahmung bei den Kindern wie am Schnürchen, egal welche Hand gerade gefragt war. Die Handlung in dieser Versuchsanordnung – die contralaterale Bewegung einer Hand über die Mittellinie des Körpers, mit der ein Ohr erreicht werden sollte – war genau dieselbe wie die, die anfänglich zu Konfusion geführt hatte, aber bei dieser einfacheren Version der Aufgabe war das Ziel der Aktion jeweils dasselbe, und das verbesserte die Nachahmungsleistung der Kinder.

Um ihre Hypothese ein letztes Mal auf den Prüfstand zu stellen, testeten Bekkering und seine Kollegen eine weitere Gruppe Kinder anhand eines weiteren Spiels. Auch dieses Mal wollten sie herausfinden, inwieweit das, was das Kind als Ziel der Handlung empfindet, die korrekte Ausführung der Handbewegung beeinflusst. Bei dieser Anordnung saß der Erwachsene an einer Seite des Tischs, das Kind auf der anderen. Für die ipsilaterale Bewegung streckte der Erwachsene entweder die linke oder die rechte Hand über den Tisch und ließ sie auf einer bestimmten Stelle auf derselben Seite des Körpers ruhen. Bei der contralateralen Aufgabe streckte der Erwachsene die Hand bis zu einer bestimmten Stelle auf der anderen Körperseite. Wieder wurde den Kindern lediglich aufgetragen: »Macht dasselbe wie ich«. Und das taten sie, imitierten erfolgreich beide Arten von Bewegung mit der linken und der rechten Hand. So weit so gut. Bei der nächsten Sitzung allerdings befanden sich auf dem Tisch, genau dort, wo der Erwachsene bei der vorangegangenen Sitzung seine Hand hingelegt hatte, zwei blaue Punkte. Wieder absolvierten die Erwachsenen ihre Handbewegungen. Dieses Mal legten sie die Hand auf die Punkte. Erneut aufgefordert, »dasselbe wie ich« zu tun, fingen die Kinder wieder an, Fehler zu machen, sobald contralaterale Bewegung gefragt waren. Und tatsächlich war dieser Fehler derselbe, den auch die Kinder gemacht hatten, die im allerersten Experiment die Handbewegungen zum Ohr hin hätten kopieren sollen. Aufgefordert, eine contralaterale Bewegung zu imitieren, langten die Kinder zwar an die richtige Stelle, aber sie taten es mit der falschen Hand.

Nun lag die Erklärung auf der Hand: Das Vorhandensein der Punkte hatte für sie den Zweck dieser seltsamen Übung verändert. Für das Gehirn der Kinder hieß das Ziel nunmehr »decke den Punkt ab« und der direkteste Weg, das zu tun, bestand darin, die Hand zu nehmen, die dem Punkt am nächsten war. Bei der Sitzung ohne den Punkt war die Handbewegung selbst das Ziel der beobachteten Handlung, deshalb gelang den Kindern die Imitation ohne Fehler.

Diese Imitationsspiele von Bekkering und seinen Mitarbeitern zeigen uns, dass bei Vorschulkindern der primäre Aspekt, der das Nachahmungsverhalten motiviert, die En- und Dekodierung des vermeintlichen Handlungsziels ist. Solches zielorientiertes Imitieren wird – auch bei Kindern – höchstwahrscheinlich von Spiegelneuronen gesteuert. Bekkering und seine Mitarbeiter dehnten diese Experimente dann auf erwachsene Versuchspersonen aus und ließen diese ein Experiment machen, das dem »Punkteexperiment«, bei dem die Vorschulkinder relativ viele Fehler gemacht hatten, sehr ähnlich war. Offenbar – und Gott sei Dank – machten die Erwachsenen diese Fehler nicht, aber, und hier kommt das eigentlich Interessante: Eine Analyse der *Reaktionszeit* ergab bei den erwachsenen Versuchspersonen ein Muster, das dem Fehlerschema der Kinder ganz ähnlich war – das heißt, die contralaterale Bewegung war mit einer leichten Verzögerung behaftet, was zeigt, dass auch beim Nachahmungsverhalten von Erwachsenen die Kodierung des Handlungsziels der primäre Faktor ist.[11]

Was haben diese Experimente mit Spiegelneuronen zu tun? Alles. Denn diese Hirnzellen sind in idealer Weise dafür prädestiniert, eine solche Form der Nachahmung, die sich auf das Kopieren von Zielen gründet, umzusetzen. Wie wir im ersten Kapitel gesehen haben, scheinen sogar die Spiegelneuronen von Makaken sehr viel stärker mit dem Ziel einer Handlung befasst als mit der Handlung selbst.

Angeregt durch diese Imitationsexperimente tat sich meine Arbeitsgruppe an der UCLA nun mit Bekkering und Andreas Wohlschläger, einem seiner Kollegen, zusammen, um ein Experiment an Erwachsenen zu unternehmen, bei dem wir mithilfe von bildgebenden Verfahren die Gehirnaktivität verfolgen wollten. Genau wie bei den zuvor erwähnten Kinderspielen bekamen unsere Versuchspersonen ipsilaterale und contralaterale Fingerbewegungen zu sehen, in manchen Fällen deckte der Finger einen roten Punkt ab. Den Versuchspersonen wurde lediglich gesagt, sie sollten sich die Sequenzen ansehen und die Bewegung des Zeigefingers kopieren. Die Punkte wurden nicht erwähnt. Unsere Hypothese lautete, dass sich im Gehirn unserer Versuchspersonen als Handlungsziel festsetzen würde: »Decke den Punkt ab«. Demnach sollten bei ihnen die Spiegelneuronen, die sich mehr mit Zielen denn mit reinen Handlungen befassen, aktiver sein, wenn die Probanden die Fingerbewegung imitierten, bei der der Punkt abzudecken war. Tatsächlich fanden wir genau das: Das Spiegelneuronenareal der Broca-Region im Stirnlappen wies eine sehr viel höhere Aktivität auf, wenn die Versuchspersonen Fingerbewegungen imitierten, bei denen die Punkte abgedeckt werden mussten, als bei Fingerbewegungen, bei denen die Punkte fehlten, und dies, obwohl beide Bewegungen völlig identisch waren.[12]

Als Nächstes wandten wir uns einer anderen Form von Imitation zu, die ebenfalls bei kleinen Kindern sehr häufig zu beobachten ist und von den Psychologen Seymour Wapner und Leonard Cirillo vor beinahe vierzig Jahren bereits beschrieben worden war. In dieser Studie gab einer der Experimentatoren einer Gruppe Kinder die wohlbekannte Anweisung: »Bitte macht dasselbe wie ich!« Dann hob er die rechte Hand. Die kleineren Kinder bei diesem Experiment – Erstklässler vielleicht – erhoben darauf prompt die linke Hand, imitierten den Erwachsenen, als ständen sie vor einem Spiegel. Bei älteren Kindern – Fünft- oder Sechstklässlern etwa – verliert sich dieser Instinkt zur spiegelbildlichen Imitation. Sie heben die anatomisch richtige Hand. Wenn Spiegelneuronen wirklich entscheidend am Imitationsverhalten beteiligt sind – und vor allem an dessen Entwicklung –, so hatten wir uns an der UCLA überlegt, dann müssten sie sogar noch beim Erwachsenen Spuren jener »Präferenz« zeigen, die man bei den kleineren Kindern beobachtet. Selbst im adulten Gehirn sollten sie treu und brav die Verhaltenstendenzen ihrer Kindertage widerspiegeln. Um das zu klären, richteten wir ein Experiment mit bildgebenden Verfahren ein, bei dem Erwachsene Fingerbewegungen zu imitieren hatten, und zwar nur solche mit der rechten Hand. Allerdings waren in manchen Fällen mit der rechten Hand Fingerbewegungen zu imitieren, die mit der *linken* Hand vorgemacht worden waren – das heißt, die Probanden waren gezwungen, spiegelbildlich zu imitieren. Wir spekulierten, dass die Spiegelneuronen in diesen Fällen sehr viel aktiver sein müssten. Und das waren sie auch. Tatsächlich wurden sie bei der spiegelbildlichen Imitation viermal so stark aktiviert wie bei der anatomisch korrekten, obwohl die Fingerbewegungen in beiden Fällen dieselben waren.[13]

Bei kleinen Kindern ist Nachahmung also erstens zielorientiert und erfolgt zweitens »wie vor einem Spiegel«. So viel war sicher. Nun erhob sich die Frage, wie sich diese beiden Aspekte der Imitation in einem gemeinsamen Konzept unterbringen lassen würden. Kurz: Welchen Sinn hat spiegelbildliches Imitieren? Wir fangen vielleicht einmal mit der Feststellung an, dass zwei Leute, die einander gegenüberstehen und imitieren, als ständen sie vor einem Spiegel, dabei im selben Raumausschnitt agieren. Wenn Sie und ich einander frontal in die Augen blicken und jeweils die Bewegungen des anderen spiegelbildlich kopieren, dann bewegt sich meine rechte Hand durch denselben Teil des Raumes wie Ihre linke. Wir »teilen« diesen Raum und kommen uns dabei im wahrsten Sinne des Wortes näher. Ich glaube, eines der Primärziele des Imitierens könnte durchaus in der »Verkörperlichung« von Intimität zwischen dem Selbst und anderen im Verlauf sozialer Wechselwirkungen bestehen. Die Tendenz von Nachahmungsverhalten und Spiegelneuronen, solche Intimität herzustellen, könnte eine primäre, ursprüngliche Form von Intersubjektivität widerspiegeln, aus der das eigene und das fremde Selbst herausmodelliert werden. (Mehr dazu später.)

Tatsächlich wird diese Vorstellung durch Studien zu unbewussten Formen der Imitation im Verlauf natürlicher Interaktionen untermauert, die lange vor der Entdeckung von Spiegelneuronen angestellt wurden. In einer Untersuchung über Gesten betrachtete die Psychologin Marianne LaFrance die Arm- und Rumpfhaltung von Schülern und Lehrern im Verlauf regulärer Unterrichtsstunden. Die beobachteten Positionen teilte sie ein in unmittelbar nachahmend (das heißt den anatomisch korrekten Arm verwendend, also rechter Arm des Lehrers, rechter Arm des Schülers) oder spiegelbildlich (linker Arm beim Lehrer, rechter beim Schüler). Setzte LaFrance die Gesamteintracht im Klassenzimmer in Bezug zur unbewussten Imitation von Gesten und Haltung des Lehrers, stellte sie fest, dass bei einem höheren Maß an Gleichklang das Imitieren eher spiegelbildlich als direkt erfolgte. Auch in einer anderen Studie wurde das darin beobachtete spiegelbildliche Imitieren bei einer sozialen Interaktion von Angesicht zu Angesicht als Ausdruck von erhöhter Solidarität, Anteilnahme und »Zusammenhalt« gewertet. In diesem Falle hatten Versuchspersonen Bildpaare zu beurteilen, die

Begegnungen von Angesicht zu Angesicht darstellten, auf denen Leute sich entweder in entgegengesetzte Richtungen (beide nach links zum Beispiel) oder in dieselbe Richtung (der eine nach links, der andere nach rechts) lehnten. Bilder von Leuten, die sich in dieselbe Richtung lehnten, transportierten nach Ansicht der Betrachter mehr Nähe als Bilder von Leuten, die sich in entgegengesetzte Richtung lehnten.[14]

Wieder erscheint, auch wenn es praktisch unmöglich ist, in einem solchen naturnahen Kontext Daten mit bildgebenden Verfahren zusammenzutragen, die Annahme einleuchtend, dass Spiegelneuronen beim Menschen an spontanem Imitationsverhalten beteiligt sind – das gilt insbesondere im Lichte unserer eigenen Ergebnisse mit bildgebenden Verfahren zu zielorientierter und spiegelbildlicher Imitation. Die intime Nähe zwischen dem eigenen und dem fremden Selbst, die durch Imitation und Spiegelneuronen erleichtert wird, ist möglicherweise der erste Schritt zur Empathie, einem wichtigen Baustein sozialer Wahrnehmung, wie wir in Kapitel 4 sehen werden. Auch die Untersuchung der frühkindlichen Entwicklung des Menschen zeigt, wie unauflöslich Imitationsverhalten mit der Entwicklung wichtiger sozialer Fertigkeiten verknüpft ist, zum Beispiel mit der Erkenntnis, dass andere Menschen ihre eigenen Gedanken, Wünsche und Überzeugungen haben. Wenn Imitation ein so entscheidend wichtiges Werkzeug für den Erwerb dieser sozialen Fertigkeiten ist, müssen Spiegelneuronen, die diese Imitation ermöglichen, das auch sein.[15] Im ersten Kapitel hatte ich Befunde aus Einzelzellableitungen bei Affen diskutiert, die zeigten, dass die mit der beobachteten Handlung assoziierte Absicht in Spiegelneuronen kodiert ist. Lassen Sie uns nun die Ergebnisse aus Experimenten am Menschen diskutieren, die diesen Schluss untermauern.

Harry Potter und Professor Snape

Am 10. Januar 2006 veröffentlichte die Wissenschaftsjournalistin Sandra Blakeslee in *The New York Times* einen Artikel über Spiegelneuronen. Die Überschrift lautete »Zellen, die Gedanken lesen«. Ich nehme an, Blakeslee oder ihre Herausgeber wollten auf eine der erstaunlichsten Erkenntnisse hinaus, die uns die Entdeckung von Spiegelneuronen beschert hat: Ihre relativ einfachen physiologischen Eigenschaften ermöglichen uns zu erfassen, was im Geist anderer Menschen vor sich geht, eine Fähigkeit, der beizukommen stets als unmöglich gegolten hat. Der populärste gegenwärtig dafür verfügbare Begriff lautet »Gedanken lesen«. Ich bin allerdings der Ansicht, dass dieser Ausdruck bereits mit gewissen unzutreffenden Annahmen über den Prozess befrachtet ist, den wir zu verstehen versuchen. Die Floskel »Gedanken lesen« vermittelt unausgesprochen den Eindruck, dass unser Verständnis vom mentalen Zustand anderer Schlussfolgerungen oder symbolisches Denken erforderlich macht. Und tatsächlich war dies unter Wissenschaftlern, die sich mit der kognitiven Fähigkeit, zu verstehen, was in einem anderen vor sich geht, beschäftigen, lange eine weitverbreitete Annahme.

Der vorherrschenden Sichtweise zufolge verwenden wir, wenn wir die geistigen Zustände anderer Personen erfassen, (von Kind auf) denselben Ansatz, mit dem sich ein Naturwissenschaftler einem Naturphänomen nähert. Wir beobachten das Verhalten des anderen und stellen dann genauso, wie ein Physiker eine Theorie aufstellt, eine Theorie über dessen geistige Verfassung auf. Dann suchen wir nach Indizien zur Bestätigung dieser Theorie. Sprechen die Indizien nicht für diese, überarbeiten wir die Theorie oder stellen gar eine neue auf. Sehen wir zum Beispiel jemanden weinen, nachdem er gestürzt ist, mutmaßen wir, dass Weinen Schmerz ausdrückt. Wenig später sehen wir womöglich jemanden weinen, als ihm ein prestigeträchtiger Preis überreicht wird, was uns zwingt, die erste Theorie über das Weinen und die physischen und emotionalen Zustände, die damit assoziiert sind, zu überdenken. Im Wissenschaftlerjargon heißt dieses Modell zum Erfassen des mentalen Zustands anderer Menschen (ein bisschen verwirrend vielleicht) »Theorie-Theorie«, denn diese Form des Erkenntniserwerbs über die Motive anderer Menschen ähnelt in gewissem Maße einer wissenschaftlichen Theorie: Die Zustände selbst lassen sich nicht direkt beobachten, aber das Verhalten der anderen kann auf der Basis einer Reihe von Kausalregeln, die Wahrnehmungen, Wünsche und Überzeugungen, Entscheidungen und Handlungen zusammenführen, vorhergesagt werden.

Ich habe immer gefunden, dass dieses Modell dessen, wie wir die Vorgänge im Geiste eines anderen erfassen, zu kompliziert ist, und sicher nicht zufällig gefährlich nahe an der Art und Weise, wie die Menschen, die es vertreten (Akademiker natürlich), zu denken geneigt sind. Ich gründe meine Zweifel über die Theorie-Theorie auf die schlichte Beobachtung, dass wir die geistige Verfassung anderer Menschen nahezu ohne Unterlass registrieren, in aller Regel ohne einen Gedanken an das Problem zu verschwenden. Wenn ich in meinen Seminaren die Vorstellung einführen möchte, dass die Natur möglicherweise eine viel einfachere, viel weniger mühsame Weise erfunden hat, das zu erfassen, was in unseren Mitmenschen vor sich geht, zitiere ich gerne eine Unterhaltung zwischen Harry Potter und Professor Severus Snape aus *Harry Potter und der Orden des Phönix*, dem fünften Band der Reihe. (Wie wohl die meisten Eltern habe ich auf Drängen meiner Tochter angefangen, die Bücher zu lesen, bin aber sehr bald selbst süchtig geworden). In dieser Szene versucht Lord Voldemort, ein übler Magier, in Harrys Geist einzudringen, um an wichtige Informationen heranzukommen, die er für seine finsteren Pläne verwenden kann. Professor Snape soll Harry die Kunst der Okklumentik lehren, der Fähigkeit, heißt das, andere daran zu hindern, in den eigenen Geist einzudringen.

»Der Dunkle Lord ist hervorragend in Legilimentik, der Fähigkeit, Gefühle und Erinnerungen aus dem Kopf einer anderen Person herauszuziehen«, erklärt er.

Harry ist einigermaßen verdutzt und fragt: »Er kann Gedanken lesen?«

»Ihnen mangelt es an Feingefühl, Potter ... Nur Muggel reden von ›Gedankenlesen‹. Der Kopf ist kein Buch.«

Obwohl mir Snape definitiv nicht sympathisch ist, muss ich gestehen, dass seine Antwort auf Harry meine Position in der Debatte um das Erfassen der Vorgänge im Geist anderer Menschen sehr gut zusammenfasst. Der Geist eines Menschen ist kein Buch. Ich glaube nicht, dass wir die Gedanken anderer »lesen«, und wir sollten aufhören, Begriffe zu verwenden, die bereits eine gewisse Voreingenommenheit in Bezug auf die Art und Weise, wie wir über einen solchen Prozess denken, transportieren. Wir entziffern unablässig die Welt um uns herum, ja, aber wir lesen nicht die Gedanken anderer in dem Sinne, wie wir diese Floskel normalerweise gebrauchen.

Ich glaube nicht, dass wir unser Gehirn mit komplexen Schlussfolgerungen betreffs dessen überladen müssen, warum Leute das tun, was sie tun, oder was sie als Nächstes tun werden, vor allem nicht, wenn es um das mehr oder weniger kontinuierliche Erfassen der einfachen tagtäglichen Handlungen unserer Zeitgenossen geht. Stets und ständig sind wir von Leuten umgeben. Wir wären gar nicht imstande, das alles zu bewältigen, wenn wir dies jeweils wie ein Albert Einstein auf wissenschaftliche Weise leisten und jeden um uns herum analysieren müssten. Ich bin mit meinem Widerstand gegen die Theorie-Theorie übrigens keineswegs der einsame Wolf. Noch als diese auf dem Gebiet der Entwicklungspsychologie das vorherrschende Modell war – das war lange vor der Entdeckung von Spiegelneuronen –, hatte bereits eine Minderheit von Wissenschaftlern eine Alternativtheorie aufgestellt, die sie als Simulationstheorie bezeichnete. Diesem Ansatz zufolge erfassen wir den Geisteszustand eines anderen Menschen, indem wir buchstäblich in dessen Haut schlüpfen. Von dieser Überlegung gibt es zwei Varianten, von denen eine radikaler ist als die andere. In der gemäßigteren Version besteht der Schritt, sich in den anderen hineinzuversetzen, noch in einem kognitiven, willkürgesteuerten und aktiven Prozess, während die radikalere Variante davon ausgeht, dass wir in mehr oder minder unbewusster Weise automatisch simulieren, was andere Leute tun. Was diese Frage angeht, bin ich ein Radikaler, denn diese automatische unbewusste Form der Simulation passt sehr gut zu dem, was wir über Spiegelneuronen wissen.[16]

Nach der Entdeckung der Spiegelneuronen verlor die Theorie-Theorie als Erklärung unserer Fähigkeit, zu verstehen, was in anderen vor sich geht, dramatisch an Zuspruch, während die Simulationstheorie ungemein an Popularität gewann. Empirische Daten aber, die zeigten, dass die Entschlüsselung der Absichten, die hinter dem Handeln anderer stehen, mit Spiegelneuronen verknüpft ist, standen bis vor Kurzem aus. Die erste Untersuchung dieser Art war eine Kooperation zwischen den Neurophysiologen in Parma, vor allem mit Giacomo Rizzolatti und Vittorio Gallese, und meinem Labor. Die Idee dazu war uns schon lange davor gekommen, und zwar bei einer unserer ersten Konferenzen im Herbst 1999 auf Kreta. Der Artikel, in dem unsere Befunde dargelegt werden, erschien 2005. Es hat eine Weile gedauert, bis wir das Experiment entworfen hatten. Intentionen erweisen sich als aalglatt, will man ihnen mit empirischer Forschung beikommen. Sie werden das Experiment wiedererkennen, ich hatte es auf den ersten Seiten kurz erwähnt: Wir sind wieder bei Teetassen.

Der Zugriff auf den Geist des anderen

Unser Vorgehen ähnelte vom Ansatz her dem in Kapitel 1 beschriebenen Experiment von Leo Fogassi, in dem unterschieden worden war zwischen den beiden Situationen, dass ein Äffchen einmal ein Futterstück aufnehmen sollte, um es zu essen, im anderen Fall, um es in ein Behältnis zu legen. Unsere ursprüngliche Überlegung war gewesen, dass ein und dieselbe Handlung durchaus mit unterschiedlichen Absichten einhergehen kann. Nach einer Tasse kann man aus den unterschiedlichsten Gründen greifen. Die beiden häufigsten sind vermutlich, dass man aus ihr trinken oder dass man sie in die Geschirrspülmaschine stellen will. Oft vermittelt der Kontext Hinweise darauf, welche Absicht die wahrscheinlichere ist. Wenn wir uns zum Beispiel soeben zum Frühstücken niedergelassen haben und ich sehe, wie meine Frau nach ihrer Teetasse greift, dann ist es wahrscheinlich, dass sie daraus trinken wird. Wenn wir jedoch mit der Mahlzeit fertig sind, und sie im Aufstehen nach der Tasse greift, dann ist es wahrscheinlich, dass sie sie in die Spülmaschine stellen wird. Klar, sie könnte noch einen letzten Schluck nehmen. Aber das ist aus dem Kontext heraus, in dem die Handlung steht, weniger wahrscheinlich, als dass sie die Tasse in die Spülmaschine stellt.

Wenn Spiegelneuronen lediglich auf die Tätigkeit des Zugreifens ansprächen, spielte es eigentlich keine Rolle, in welchem Kontext diese steht. Ja, es spielt nicht einmal eine Rolle, ob es überhaupt einen Kontext gibt. Greifen ist Greifen, mit oder ohne Kontext. Wenn Spiegelneuronen aber auf die Absicht reagieren, die hinter der beobachteten Handlung steht – so, wie wir es bei Affen beobachtet haben –, dann sollte der Kontext die Aktivität von Spiegelneuronen beeinflussen. Vor dem Hintergrund dieser Logik entwarfen wir ein Experiment mit bildgebenden Verfahren, bei dem die Probanden eine Reihe von Videofilmen zu sehen bekamen. Bei einem davon, den wir »Aktion« genannt haben, war nur eine Hand zu sehen, die ohne jeden erklärenden Kontext nach einer Tasse griff. Es wurden verschiedene Arten des Zupackens gezeigt, aber keine davon stand in irgendeinem Kontext – und was geschah, nachdem die Hand die Tasse gepackt hatte, wurde nicht gezeigt. Bei einer anderen Serie, die wir »Kontext« genannt hatten, war ein Szenario mit vielen Gegenständen zu sehen: eine Teekanne, Kekse, ein Krug und so weiter. In einer der Kontextszenen war alles sauber aufgedeckt, so als wolle sich im nächsten Augenblick jemand zum Tee niederlassen. Im anderen Fall war der Tisch ziemlich unaufgeräumt, Kekskrümel und eine zerknüllte Serviette ließen das Ganze wirken, als sei der Teetisch soeben von jemandem verlassen worden. In diesen Kontextszenen geschieht absolut nichts: keine Handlung, nur der bildliche Rahmen. In der dritten Sorte von Filmen, die wir als »Intention« bezeichnet hatten, haben wir die Elemente der beiden ersten Reihen kombiniert. Die Versuchspersonen beobachteten, genau wie in der Serie »Aktion«, dass eine Hand nach einer Tasse griff, dieses Mal aber war das Zugreifen entweder in das Szenario des frisch gedeckten oder des unaufgeräumten Teetischs eingebettet und legte daher einen Handlungskontext nahe.

Die Vorhersagen bei diesem Experiment waren relativ einfach: Wenn in den Spiegelneuronen lediglich die beobachtete Greifhandlung kodiert ist, sollte sich ihre Aktivität beim Betrachten der Aktionsserie nicht von der beim Anschauen der Intentionsserie unterscheiden. Wenn in den Spiegelneuronen hingegen auch die mit einer Handlung verknüpfte Absicht kodiert ist, dann sollte in Arealen mit Spiegelneuronen bei den Intentionsclips eine höhere Aktivität festzustellen sein als bei den Aktionsfilmchen, und sie sollte sich möglicherweise bei den beiden unterschiedlichen Szenarien obendrein auch noch unterscheiden.

Die Ergebnisse bestätigten die Hypothese, dass in den Spiegelneuronen auch die mit einer Handlung assoziierte Absicht kodiert ist: Wenn die Versuchspersonen die Greifhandlung in eines der beiden Kontextszenarien eingebettet sahen, war die

Aktivität im frontalen Spiegelneuronenareal gegenüber dem Betrachten der reinen Greifhandlung erhöht. Außerdem war sie höher, wenn die Probanden die Greifhandlung im Kontext mit dem in Aussicht stehenden Teetrinken sahen, als wenn sie sie vor dem Hintergrund des beendeten Teetrinkens betrachteten. Auch dieses Resultat entbehrt nicht der Logik, denn Trinken liegt uns als Handlungsmotiv sehr viel näher als Aufräumen.[17]

Diese Ergebnisse sprechen, was unsere Fähigkeit zum Verstehen der Motive und Intentionen anderer Menschen betrifft, klar für das Simulationsmodell. Dieselben Gehirnzellen, die aktiviert werden, während sich unsere eigenen Absichten formen, feuern auch, wenn wir zwischen verschiedenen Intentionen unterscheiden sollen, die mit dem Handeln anderer Menschen assoziiert sind. Die von Spiegelneuronen geleistete Form von Simulation ist vermutlich die automatischere, mühelosere Variante des Modells. Spiegelneuronen sind in jenem Teil des Gehirns lokalisiert, der für das motorische Verhalten wichtig ist, ganz in der Nähe der primär-motorischen Rinde (auch primärer Motorcortex), dessen elektrische Signale direkt unsere Muskeln ansteuern. Diese Zellen scheint nichts mit dem willentlichen, aktiven kognitiven Aufwand zu tun zu haben, den es bedeuten würde, in die Haut eines anderen zu schlüpfen.

Aber wie sagen Spiegelneuronen die Handlung, die der beobachteten folgen wird, denn nun eigentlich voraus? Wie lassen sie uns die Intentionen erfassen, die mit der beobachteten Handlung verknüpft sind? Meine Hypothese dazu lautet: Wir aktivieren eine Kette von Spiegelneuronen dergestalt, dass diese Zellen eine ganze Sequenz von einfachen Handlungen simulieren – das Handausstrecken nach der Tasse, den Zugriff, das Andenmundführen –, die sich zu einem Durchspielen der von der anderen Person intendierten Aktion addieren und damit deren Intention ganz einfach erfahrbar machen. Eine für diese Hypothese entscheidend wichtige Untergruppe an Spiegelneuronen sind jene Zellen, die ich im ersten Kapitel als »logisch verknüpfte« Spiegelneuronen vorgestellt hatte. Sie feuern nicht bei identischen Aktionen, sondern bei solchen, die logisch miteinander in Bezug stehen, bei den Experimenten mit Affen zum Beispiel für »mit der Hand zugreifen« und »zum Mund führen«. Sie sind ganz sicher neuronale Schlüsselelemente zum Verständnis der mit der beobachteten Aktion assoziierten Absichten. Ich sehe, wie Sie mit Daumen und Zeigefinger eine Tasse anfassen, und meine auf diesen Griff geeichten Spiegelneuronen fangen an zu feuern. Bis hierher simuliere ich lediglich die Greifhandlung. Wenn nun aber der Kontext »trinken« signalisiert, dann folgt das Feuern anderer Spiegelneurone: Diese sind mit Schritt eins »logisch verknüpft« und kodieren den nächsten Handlungsschritt: die Tasse zum Mund führen und trinken. Durch die Aktivierung dieser Kette von Spiegelneuronen ist mein Gehirn imstande, die Intentionen meines Gegenübers nachzubilden. Um es mit Galleses Worten zu sagen: »Es ist, als würde der andere zum zweiten Ich.« Oder, mit den Worten von Merleau-Ponty: »[Der Andere] nimmt in seinem Körper seine Intentionen wahr, meinen Leib mit dem seinen und so meine Intentionen in seinem Körper.«[18] Spiegelneuronen helfen uns, in unserem Gehirn die Intentionen anderer Menschen nachzustellen, und das ermöglicht uns profundes Verstehen in Bezug auf deren mentalen Zustand.

Können diese Gehirnzellen uns auch dabei helfen, mit anderen Menschen zu kommunizieren, indem sie das Erkennen und Verstehen jener Gesten erleichtern, die unser Tun und Reden begleiten? Ist es möglich, dass Spiegelneuronen bei der Entwicklung unserer Fähigkeit zur Kommunikation eine gar noch größere Rolle gespielt haben, und zwar als die evolutionären Vorläufer jener neuronalen Systeme, die es uns ermöglichen, vermittels gesprochener Sprache zu kommunizieren? Die Antwort hierauf lautet ja, und wir werden im nächsten Kapitel untersuchen, wie das im Einzelnen ausgesehen hat.

Kapitel 3

Sprache begreifen

Wenn dem Menschen die Sprache gegeben wurde,
auf dass er seine Gedanken verberge, so besteht der Zweck
der Gesten darin, diese zu enthüllen.
John Napier[1]

Siehst du, was ich sage?

Ich beobachte meine Tochter, wie sie mit einer ihrer Freundin-
nen telefoniert. Ihre Arme und Hände sind schwer aktiv – vollführen jene spontanen Bewegungen, mit denen jeder von uns
sein Reden begleitet. Wir haben sogar ein eigenes Wort dafür:
Gesten. Aber warum gestikuliert meine Tochter, wenn sie am
Telefon spricht? Schließlich kann ihre Freundin sie nicht sehen.
Meine Tochter ist damit keineswegs alleine: Obwohl wir wissen,
dass unsere Gesten nicht gesehen werden, tendieren wir alle
dazu, beim Telefonieren herumzufuchteln. Ja, wir gestikulieren
sogar, wenn wir mit einem Blinden reden, selbst von Geburt an
Blinde gestikulieren, obwohl sie in ihrem Leben noch keinen
Menschen dabei beobachtet haben.

Ist das nicht grotesk? Nein, eigentlich nicht. In seinem Buch
Hand and Mind (zu Deutsch etwa »Hand und Sinn«) vertritt
David McNeill den Standpunkt, dass Gesten und Sprache eins
sind, Gebärden einen nicht minder integralen Bestandteil der
Sprache bilden als Worte, Redewendungen und Sätze.[2] Man
beachte, dass McNeill hier die spontanen Arm- und Handbewegungen – Gesten eben –, die jedem Sprecher individuell
eigen sind, meint und nicht die festgelegten Handzeichen wie
die Gebärde für »okay«, die wir als lexikalisierte Gesten oder
Embleme beschreiben würden. Wenn wir nicht auf das passende

Wort kommen, um uns auszudrücken, können Handgesten das fehlende Wort ersetzen oder finden helfen. Bei anderen Gelegenheiten liefern uns Gesten Informationen, die das Wort selbst uns nicht liefert. Kinder verwenden zum Beispiel oft ein duales Format um die mathematischen Begriffe zu erklären, die sie gerade lernen. Ein Verfahren zur Problemlösung bedient sich der Worte, ein anderes der Gestik. Ja, diese Sprache-Gestik-Diskrepanz kann sogar ein vorübergehendes natürliches Stadium des Lernprozesses anzeigen. Angenommen, das Kind soll folgendes Problem lösen: $5 + 4 + 3 = \times + 3$. Die falsche Antwort in Worten (»Ich habe 5 und 4 und 3, zusammengezählt, dazu noch die 3 und das macht 15«) ließe noch in keiner Weise erkennen, ob sich der Sprecher über das Prinzip einer Gleichung im Klaren ist. Wenn seine Hand jedoch erst unter die linke Seite der Gleichung führe, dann innehielte und sich dann zur rechten Seite bewegte, dann verriete diese Bewegung, dass der Verstand zu erfassen beginnt, dass eine Gleichung zwei Seiten hat, die getrennt sind, aber trotzdem zueinander in Beziehung stehen. Ein weiteres Beispiel ist das, was wir als Aufgaben zur Erhaltung von Quantitäten (kurz Invarianzprinzip) bezeichnen. Entwickelt wurden diese von Jean Piaget, der versucht hat, zu erforschen, wie sich bei Kindern bestimmte Begriffe herausbilden. Bei einer Aufgabe mit Flüssigkeiten, gießt der Experimentator Wasser aus einem Glas in eine Schale. Das Glas ist hoch und schlank, die Schale breit und flach. Das Kind wird gefragt, ob in der Schale dieselbe Menge Wasser ist wie im Glas, und gebeten, seine Antwort zu erläutern. Wenn das Kind dann fälschlicherweise antwortet, dass in der Schale weniger Wasser als im Glas sein müsse, weil diese nicht so hoch ist, wird seine Hand oftmals ein enges C formen, um das schlanke Glas zu beschreiben, und für die breitere Schale ein offeneres C. Während die Worte sich nur mit der Höhendifferenz zwischen Glas und Schale befassen, deuten die Hände zum Ausgleich die größere Weite der Schale im Vergleich zum Glas an. Mit den Händen ist das Kind seinen Worten also ein Stück voraus.

Das Nichtübereinstimmen zwischen Sprache und Gestik scheint auf reiche mentale Aktivität hinzudeuten, die das Aneignen neuer Begriffe bei jungen Lernenden begünstigt.[3] Zahlreiche Untersuchungen haben gezeigt, dass diese in der Tat stattfindet. Im typischen Falle, wenn auch nicht immer, sind bei diesen kindlichen Unstimmigkeiten Gesten der Sprache »voraus«. Wie bei dem Beispiel mit der Gleichung haben Gesten den Hang, meist bereits die höherentwickelten Konzepte zu transportieren. Sie begünstigen das Lernen. (Zeigegesten helfen Kindern bei Zählaufgaben, vor allem wenn sie selbst zeigen.) Tatsächlich zeigen Kinder, denen solche Unstimmigkeiten unterlaufen, eine bessere Fertigkeit im Generalisieren soeben erworbenen Wissens und erlernter Konzepte als Kinder, die dieses Stadium überspringen, das heißt, von einer unzutreffenden verbalen Darstellung, die mit noch unzutreffenden Gesten untermalt wird, direkt zu in Wort und Geste richtigen Erklärungen übergehen.

Kinder sind überdies extrem aufmerksam gegenüber der Gestik ihrer Lehrer. Bei Mathematikaufgaben wenden Schüler ein Lösungsverfahren mit größerer Wahrscheinlichkeit dann korrekt an, wenn der Lehrer seine Rede mit Gesten untermalt, als wenn er darauf verzichtet. Gesten, die die Sprache begleiten, spielen damit eine Doppelrolle – sie helfen dem Sprecher, seine Gedanken zu vermitteln, und sie helfen den Zuhörern (Zuschauern), das Gesagte zu verstehen. Daraus folgt, dass unstimmige Gesten seitens des Lehrers dem Lernen ins Gehege kommen. Ja, die Wahrscheinlichkeit, dass ein Kind ein Verfahren korrekt anwendet, ist geringer, wenn die Rede des Lehrers von unstimmigen Gesten untermalt wird, als wenn er auf jegliche Gestik verzichtet.

Denken Sie an einen Lehrer, der erklärt, was es mit einer Gleichung auf sich hat, und dabei die Zahlen auf beiden Seiten der Gleichung mit einer Reihe von Handgesten untermalt, wie Kinder sie typischerweise verwenden, wenn sie eine einfache

Additionsaufgabe zu lösen haben. Dieser Fehler wird die Schüler dazu verleiten, denselben Fehler zu machen, wie das Kind im oben erwähnten Beispiel – die Zahlen auf beiden Seiten der Gleichung zusammenzuzählen. Die Gesten des Lehrers sollten stattdessen die beiden Seiten der Gleichung optisch verdeutlichen – vielleicht indem er für die linke Seite der Gleichung mit der linken Hand eine Klammer andeutet, für die rechte Seite mit der rechten Hand. Beim Unterrichten kleinerer Kinder kann das tatsächlich einen Unterschied bedeuten, wobei sie es letztlich trotzdem irgendwann begreifen werden.

Wenn wir erwachsen sind, ist unsere Gestik für jeden von uns typisch und unverwechselbar geworden, dennoch gibt es dabei verschiedene Kategorien, zwei davon bezeichnen wir als »ikonische Gesten« und als »rhythmische Gesten«. Ikonische Gesten reflektieren den Inhalt der Rede, die sie begleiten. Wenn jemand mit Worten beschreibt, wie er Wein eingießt, und dabei seine Hand scheinbar etwas ergreift, sein Arm sich hebt und dann im Ellenbogengelenk eine Drehung um etwa 90 Grad erfolgen lässt – das ist eine ikonische Geste. Rhythmische Gesten hingegen reflektieren das Gesagte weder inhaltlich noch visuell einleuchtend. Bei ihnen handelt es sich um gleichmäßig gegliederte Handbewegungen, die zum Auf und Ab des Sprachflusses fast so etwas wie den Takt zu klopfen scheinen. Daraus ergäbe sich eigentlich die Vermutung, dass wir, wenn wir telefonieren oder uns in einer anderen Situation befinden, in der unser Zuhörer uns nicht sehen kann, weniger ikonische Gesten vollführen müssten, wohingegen die rhythmischen Gesten davon relativ unberührt bleiben sollten.

Martha Alibali und ihre Mitarbeiter haben diese Frage mit einem einfachen experimentellen Trick untersucht. Sie haben die spontanen Gesten von Rednern betrachtet, die einem Zuhörer den Inhalt eines Cartoons beschreiben sollten. Bei der einen Versuchsanordnung waren Sprecher und Zuhörer durch einen Wandschirm getrennt, bei der anderen saßen sie einander gegenüber. Ihre Ergebnisse bestätigten obige Hypothese: Das Vorhandensein des Schirms beeinflusste lediglich die ikonischen Gesten: Wenn die Sprecher wussten, dass sie nicht gesehen wurden, gingen sie weitaus sparsamer damit um. Die Häufigkeit der rhythmischen Gesten hingegen blieb durch Vorhandensein oder Fehlen des Schirms völlig unbeeinflusst.[4]

Anders ausgedrückt: Rhythmische Gesten scheinen eher dem Sprecher zu nützen, ikonische Gesten hingegen dem Zuhörer/ Zuschauer. Wenn dieser Gedankengang zutreffend ist, können wir im Hinblick auf die Gehirnaktivität, und hier insbesondere auf die Aktivität von Neuronen, eine einfache Vorhersage treffen: Aus der Hypothese, dass Spiegelneuronen Kommunikation und Verstehen erleichtern, ergibt sich die Prognose, dass diese beim Betrachten von ikonischen, Kommunikation und Verständnis fördernden Gesten stärker aktiviert werden sollten als beim Betrachten rhythmischer Gesten, die für den Betrachter weniger nützlich sind. Und genau das haben wir in einem Experiment mit funktioneller Kernspintomografie tatsächlich zeigen können. Die Versuchsleitung hatte Istvan Molnar-Szakacs, zu jener Zeit Doktorand in meinem Labor. Bei diesem Experiment wurden Versuchspersonen aufgefordert, eine Reihe von Zeichentricksequenzen anzuschauen und dann vor laufender Videokamera nachzuerzählen. Dieses Band haben wir dann Personen im Magnettomografen vorgeführt und dabei festgestellt, dass, wenn die Erzähler ihre Rede mit ikonischen Gesten unterstrichen, Gehirnareale mit Spiegelneuronen aktiviert wurden (vergleiche Abbildung 1, in diesem Falle waren allerdings nur die Zellen der linken Hemisphäre aktiv), während eine andere Region, die, soweit man weiß, keine Spiegelneuronen enthält, aktiviert wurde, wenn die Erzählerin rhythmische Gesten vollführte.[5]

Die selektive Aktivierung von Spiegelneuronen beim Beobachten ikonischer Gesten sagt uns, dass diese mit Gesten zu tun haben, die wichtig für die Interaktion von Angesicht zu Angesicht sind. Dieser Punkt ist überaus wichtig für die höchst umstrittene Frage, welche Rolle diese Zellen für die Entstehung von Sprache spielen beziehungsweise gespielt haben. Warum, wollen wir uns jetzt anschauen.

Von der Hand zum Mund

Im Jahre 1866 verbot die Société de Linguistique de Paris ein für alle Mal sämtliche Spekulationen über den Ursprung der Sprache. Etwa um dieselbe Zeit ermahnte die British Academy ihre Mitglieder, von der Erörterung dieser Frage abzusehen, die allem Anschein nach so umstritten und spekulativ geworden war, dass solches lediglich in der endlosen Diskussion unbeweisbarer Theorien enden konnte. Offenbar haben die Verbote nicht gegriffen. Der Spekulationen zum Ursprung der Sprache war kein Ende, und das wird auch vermutlich so bleiben, auch und vor allem nach der Entdeckung der Spiegelneuronen.

Die These, dass die Ursprünge von Sprache in Gesten und Handbewegungen zu suchen sind, blickt auf eine lange Tradition. Vor allem im 18. Jahrhundert – während der Aufklärung – wurde das Denken von dieser Ansicht beherrscht. Spiegelneuronen untermauern diese Hypothese ganz klar, und zwar aus zwei Gründen. Erstens aufgrund der anatomischen Analogie zwischen dem Areal F5 des Makakengehirns, in dem die Spiegelneuronen entdeckt worden sind, und der Broca-Region, einem der Hauptsprachzentren des menschlichen Gehirns.[6] Und zweitens, weil Spiegelneuronen den Beobachter die Handgesten anderer Leute verstehen lassen, und so eine faszinierende Form der Kommunikation auf gestischer Ebene liefern.

Schon vor der Entdeckung von Spiegelneuronen hatten Wissenschaftler, die den Sprachursprung im Gestischen vermuteten, auf die enge Verknüpfung von Hand und Mund in den frühen Lebensphasen hingewiesen. Warum das eine Rolle spielen sollte? Die Antwort gibt ein geflügeltes Wort, das in den Naturwissenschaften Berühmtheit erlangt hat: Die Ontogenese ist eine verkürzte Phylogenese. Stark vereinfacht illustriert dieser Ausspruch die Vorstellung, dass die embryonale und frühe postnatale Entwicklung einer heute lebenden Art uns einen flüchtigen Blick in die Geschehnisse während der Evolution dieser Art vermitteln kann, die sich vor ein paar Millionen Jahren abgespielt hat. Vor allem im Verlauf der menschlichen Entwicklung zeigt sich ein starkes Band zwischen Hand und Mund. So öffnet ein Neugeborenes zum Beispiel den Mund, wenn man Druck auf seine Handfläche ausübt. Dieser sogenannte Babkin-Reflex lässt vermuten, dass diese beiden Körperteile einem gemeinsamen funktionalen System angehören. Außerdem wissen alle Eltern, dass Neugeborene häufig die Hand zum Mund führen und ausgiebig an den Fingern nuckeln. Was den Eltern vielleicht nicht auffällt, ist, dass die Babys den Mund öffnen *bevor* die Hand ihn erreicht, ein Akt des Antizipierens, der deutlich zeigt, dass die Hand zum Munde führen ein zielgerichtetes Verhalten ist. Babys zwischen neun und fünfzehn Wochen zeigen enge systemische Verknüpfungen zwischen Hand- und Mundbewegungen. So öffnen sie beim Ausstrecken des Zeigefingers in der Regel gleichzeitig den Mund und produzieren sogar Laute. In der späteren Entwicklung nehmen andere Kombinationen aus Hand- und Mundbewegungen zu. Zwischen der sechsundzwanzigsten und der achtundzwanzigsten Woche gibt es eine merkliche Zunahme von rhythmischen Hand- und Armbewegungen wie Rudern, Winken und Wedeln. Zur selben Zeit beginnen Babys zu brabbeln, bilden Silbenwiederholungen wie »bababa« oder »gagaga« Und natürlich wird, wenn das Baby mit den Händen Greifen lernt, unweigerlich alles, was es in Händen hält, schnurstracks zum Mund geführt.

Ist die Kopplung von Hand und Mund in den frühen Lebensphasen »gleichberechtigt«, oder gibt es Beweise dafür, dass eines von beiden in der Entwicklung vorangeht und das andere nachkommt, was folglich auch für die Evolution gelten sollte, wenn doch die Ontogenese die Phylogenese abbildet? Nun, wir haben bereits gesehen, dass bei Kindern, bei denen Sprache und Gesten voneinander abweichen, die Gesten höher entwickelte, reifere Konzepte transportieren als die Sprache. Das Brabbeln, das sehr viel früher in der Entwicklung beginnt, geht zu 75 Prozent mit rhythmischen Handbewegungen einher, umgekehrt beobachtet man bei 40 Prozent der rhythmischen Handbewegungen gleichzeitiges Brabbeln. Diese Zahlen lassen vermuten, dass die Hand früher selbständig wird als der Mund. Wichtiger noch: Babys verwenden kommunikative Gesten sehr viel früher als die ersten Worte. Diese frühreifen Gebärden sind Zeigegesten und ein paar ikonische Gesten, wie wir sie im Vorhergehenden besprochen haben – zum Beispiel mit den Händen angedeutetes Flügelschlagen, um einen Vogel zu symbolisieren. In Anbetracht der zuvor diskutierten Verknüpfung zwischen Spiegelneuronen und ikonischen Gesten spricht die Verwendung solcher Gebärden zu einem so frühen Zeitpunkt in der Entwicklung eindeutig für die Annahme, dass Spiegelneuronen für die Sprachentwicklung und Sprachevolution von entscheidender Bedeutung sind.

Kinder verwenden Kombinationen aus Sprache und Gesten – zum Beispiel das Wort »haben« zusammen mit dem Deuten auf einen Apfel – früher als Wort-Wort-Kombinationen wie »Apfel haben«. Erst die Gesten, dann die Sprache. Ja, das erstmalige Auftreten von Kombinationen aus Sprache und Gebärden erlaubt im Regelfall eine Prognose betreffs dessen, wann das Kind in der Lage sein wird, Wort-Wort-Kombinationen zu verwenden. Longitudinalstudien an »späten Sprechern« lassen übrigens auch vermuten, dass die Sprache der Gestik hinterherhinkt. Einige dieser Kinder holen den Rückstand irgendwann auf (Spätentwickler), andere nicht (Kinder mit echten Entwicklungsdefiziten). Entscheidend für Vorhersagen über die künftige Entwicklung des Kindes in dieser Hinsicht ist die Anzahl an kommunikativen Gesten, die das Kind verwendet. Spätentwickler zeigen sehr viel mehr davon als geistig wirklich zurückgebliebene Kinder.[7]

Alles in allem zeigen diese Daten, dass Gesten der Sprache vorausgehen und dass Spiegelneuronen für Sprachentwicklung und Sprachevolution entscheidend wichtig sein sollten. Nun ist aber eines der charakteristischen Merkmale der menschlichen Sprache deren Syntax, die für die Wörter, aus denen ein Satz gebaut ist, eine Art hierarchischer Struktur vorgibt. Bisher haben wir nur die Rolle der Spiegelneuronen bei der Nachahmung relativ einfacher Handlungen und bei der Ver- und Entschlüsselung von »Absichten« diskutiert. Wie aber sieht es mit der Kodierung der hierarchischen Struktur von Handlungen aus? Befunde, die zeigen, dass Spiegelneuronen dazu in der Lage sind, würden dafür sprechen, dass sie auch in die komplexeren Aspekte der menschlichen Sprache verwickelt sind.

Die Entwicklungspsychologin Patricia Greenfield hat sich mit den motorischen Fähigkeiten und dem Sprachvermögen bei Kindern unterschiedlichen Alters befasst und sowohl bei den sprachlichen als auch bei den motorischen (auf Spielzeug und Hilfsmittel gerichteten) Fertigkeiten eine parallel fortschreitende Progression beobachtet, was den zunehmenden Einsatz hierarchischer Strukturen betrifft. Vor dem Hintergrund ihrer Beobachtungen an Schimpansen äußerte sie – lange bevor Spiegelneuronen entdeckt wurden! – die Vermutung, dass die Broca-Region für die Evolution und Entwicklung von manuellen Handlungen und sprachlicher Kommunikation gleichermaßen bedeutsam gewesen sein muss. Patricia ist Professorin am Psychologischen Institut der UCLA, es war daher buchstäblich unvermeidlich, dass wir uns letztlich zu einem Experiment mit bildgebenden Verfahren zusammengetan haben, in dem wir die Frage klären wollten, welche Rolle die Spiegelneuronenareale des Menschen für die Kodierung von Handlungen von zunehmender hierarchischer Komplexität spielen.

Bei unserem Experiment beobachteten die Versuchspersonen einen Experimentator, der mit Tassen und Ringen hantierte. In manchen Fällen empfand die Handlungsabfolge die hierarchischen Strukturen nach, die das spontane Spiel von Kindern kennzeichnen und mit der Zeit zunehmend komplexer werden – so wurden zum Beispiel verschieden große Tassen der Größe nach ineinandergestapelt. In anderen Fällen ließen die Handlungen jede offensichtliche Struktur vermissen. Wenn Spiegelneuronen nur auf das Hantieren mit Gegenständen ansprächen, dann sollte es zwischen Handlungen mit und ohne hierarchische Struktur keinen Aktivitätsunterschied geben. Wenn in den Spiegelneuronen hingegen die hierarchische Struktur der beobachteten Handlung kodiert wäre, dann sollten sie stärker reagieren, wenn jemand eine dementsprechend strukturierte Handlung beobachtet. In unserer – wiederum von Istvan Molnar-Szakacs durchgeführten – Studie beobachteten wir tatsächlich die stärkere Aktivität, wenn die Versuchspersonen eine hierarchisch strukturierte Handlung betrachteten.[8] Das war nicht nur deshalb von Bedeutung, weil es Patricia Greenfields Theorie stützte, sondern vor allem anderen weil es zeigte, dass Spiegelneuronen auf die hierarchische Organisation der Handlungen anderer Menschen ansprechen. Wenn aber Spiegelneuronen die Hierarchie von manuellen Tätigkeiten kodieren können, dann gilt das vielleicht auch für die Hierarchie in anderen Domänen – zum Beispiel auf dem Gebiet der Sprache. Wie wir später in diesem Kapitel noch sehen werden, haben Menschen, die in eine Unterhaltung verstrickt sind, den Hang, die syntaktischen Strukturen des anderen nachzuahmen. Im Lichte unserer Gehirnstudien mit bildgebenden Verfahren zur Imitation und zur Hierarchie von Handlungen liegt es auf der Hand anzunehmen, dass Spiegelneuronen die Hirnzellen sind, die uns bei dieser Imitation helfen.

Hirnkarten und Sendepausen

Erinnern Sie sich bitte noch einmal an die bildgebenden Experimente aus Kapitel 2, die gezeigt haben, dass die Broca-Region sowohl während des Imitierens als auch während des Beobachtens einer Handlung aktiviert ist. Solche Daten sind als wichtige Beweise für die Verknüpfung zwischen Spiegelneuronen und Sprache gewertet worden, doch die Aktivierung der Broca-Region bei einer Aufgabe, die nicht explizit mit Sprache zu tun hat, ist auch ein zweischneidiges Schwert. Ist solche Aktivität schlicht das Resultat von »innerer Rede«? Manche Wissenschaftler fürchten, dass dem so ist. Ja, tatsächlich haben wir es hier mit einem klassischen Problem aller bildgebenden Verfahren zu tun: Diese Darstellungen entbehren nicht der Faszination, aber sie vermitteln uns lediglich »korrelative« Informationen. Die Probanden erledigen bestimmte Aufgaben, und wir messen, wie sich ihre Hirnaktivität dabei verändert. Über den Kausalbezug der beobachteten Aktivitätsänderungen erhalten wir jedoch keinerlei Informationen. Lassen Sie mich ein Beispiel nennen: Angenommen, Sie befinden sich in unserem Tomografen, und ich bitte Sie, die Finger Ihrer rechten Hand vom Daumen bis zum kleinen Finger der Reihe nach zu bewegen. Sie machen mit, aktivieren Ihren Motorcortex, und mein Scanner registriert diese Aktivierung. Nun machen Sie sich, während Sie diese einfache Aufgabe durchführen, aber vielleicht einen Spaß daraus, im Stillen die Finger zu benennen, mit denen Sie wackeln. Wenn Sie das tun, aktivieren sie obendrein ihre Sprachzentren, und mein Scanner registriert auch diese Aktivierung. Wenn ich über keinerlei Vorwissen über Hirnareale und deren besondere Aufgaben verfügte, müsste ich zu dem Schluss kommen, dass zwei Areale Ihres Gehirns wichtig sind, wenn Sie mit den Fingern der rechten Hand wackeln sollen, während in Wirklichkeit nur eines davon für die Aufgabe essenziell ist.

Es schien nicht wahrscheinlich, dass bei unserem Experiment »innere Rede« exakt das Aktivitätsmuster in der Broca-Region hatte entstehen lassen, das wir für Spiegelneuronen vorhergesagt hatten – ein gewisses Maß an Aktivierung für die Beobachtung der Handlung, stärkere Aktivierung bei der motorischen Ausführung und die stärkste Aktivierung bei der Nachahmung –, aber wir beschlossen, diesen Punkt mittels transkranieller Magnetstimulation (TMS) abzusichern. Wie wir in Kapitel 1 gesehen haben, wird bei dieser Technik mittels einer Kupferspirale über dem Kopf des Probanden vorübergehend ein Magnetfeld erzeugt. Dieses Magnetfeld induziert in der Hirnregion unterhalb der Spule einen elektrischen Stromfluss, den wir als TMS-Puls bezeichnen. Bei einer raschen Abfolge von TMS-Pulsen wird die Aktivität dieser Hirnregion vorübergehend unterbrochen – hat Sendepause, wenn man so will. Das mag gefährlich klingen, ist es aber nicht. Wir haben damit ein fantastisches Werkzeug zur Untersuchung von Kausalverknüpfungen zwischen einer Gehirnregion und einer bestimmten Funktion. Ja, bei gesunden Kontrollpersonen lässt sich mithilfe transkranieller Magnetstimulation im Bereich der Broca-Region vorübergehend das Sprachvermögen ausschalten. Wir sind bei unserem Experiment von der Prognose ausgegangen, dass die transkranielle Magnetstimulation im Bereich der Broca-Region die Fähigkeit zur Nachahmung beeinträchtigen und damit eine kausale Verknüpfung zwischen diesem Hirnareal und der Fähigkeit zur Imitation belegen sollte.

Um das Experiment ordnungsgemäß durchführen und sicher sein zu können, dass wir auch wirklich die Broca-Region stimulieren, haben wir uns einer Technik bedient, die als bildgestützte TMS bezeichnet wird und es uns ermöglicht, genau zu verfolgen, welche Hirnregion wir stimulieren, ohne dazu die Schädeldecke der Versuchsperson öffnen zu müssen. Das Ganze funktioniert folgendermaßen: Zuerst wird das Gehirn der Versuchsperson mittels Kernspintomografie dargestellt. Die so erhaltenen Bilder werden dann an ein TMS-Labor übermittelt und in ein System geladen, das man als rahmenlose Stereotaxie bezeichnet und bei dem mittels einer Infrarotdiode Dinge erkannt werden, die mit einer speziellen Farbe markiert wurden. In diesem Versuch wurden diese »Dingen« bestimmte anatomische Merkmale im Schädel der Versuchsperson zugeordnet, in der Regel linkem und rechtem Ohr, Nasenspitze und Nasenwurzel. Die Infrarotkamera nimmt die Lage dieser anatomischen Eckpunkte im dreidimensionalen Raum auf, und eine spezielle Software bringt diese Aufnahmen mit den Bildern aus dem Kernspintomografen zur Deckung. An diesem Punkt stimmt die reale Anatomie des Probanden mit der virtuellen Anatomie der Kernspinaufnahmen überein – total ausgefuchstes Zeug, keine Frage, und so ziemlich das Maximum an Hightech, das man von den Neurowissenschaften dieser Tage erwarten kann.

Ist das stereotaktische System installiert, können wir die Magnetspule über dem Kopf des Probanden bewegen und die Hirnregionen darunter einfach auf dem Computerbildschirm verfolgen. Wenn wir die Broca-Region mittels TMS ausblendeten, vermochten unsere Probanden Fingerbewegungen nur unvollkommen zu imitieren. Schalteten wir andere Hirnregionen aus, klappte die Nachahmung problemlos. Wir waren von diesen Ergebnissen ausgesprochen fasziniert, mussten uns aber noch ein Kontrollexperiment einfallen lassen, um sicherzugehen, dass die Defizite bei der Fähigkeit zum Imitieren, die wir durch das Ausblenden der Broca-Region verursachen, wirklich spezifisch das Imitationsverhalten betreffen und nicht irgendwelche unspezifischen motorischen Defizite darstellen. Aus diesem Grund baten wir unsere Versuchspersonen, eine motorische Aufgabe zu erledigen, bei der die zu leistenden Fingerbewegungen dieselben waren wie in der Imitationsaufgabe, nur handelte es sich in diesem Falle um keine Imitation. Und tatsächlich stellten wir, wenn wir die Broca-Region ausblendeten, die motorischen Defizite nur bei der Imitationsaufgabe fest. Dieses TMS-Experiment demonstriert, dass durch die vorübergehende Ausschaltung der Broca-Region spezifisch ein Imitationsdefizit induziert wird, und das spricht sehr dafür, dass die Region nicht nur für die Sprache, sondern auch für das Imitieren von essenzieller Bedeutung ist.[9]

Die Tatsache, dass das Hauptsprachzentrum des menschlichen Gehirns auch für das Imitationsverhalten entscheidend wichtig ist *und Spiegelneuronen enthält*, wirft ein neues Licht auf die Frage von Sprache und Kognition im Allgemeinen. In den Vierzigerjahren etwa hatte sich in der Kognitionswissenschaft die Vorstellung durchgesetzt, dass die Mechanismen des menschlichen Geistes, die Sprache und die höheren kognitiven Funktionen hervorbringen, den Operationen eines Computers ähneln, der, basierend auf speziellen Regeln und Berechnungen, mit abstrakten Symbolen jongliert. Dieser Sichtweise zufolge spielen sich mentale Vorgänge im Großen und Ganzen losgelöst von den übrigen Abläufen des Körpers ab, wobei der Körper nichts weiter sein sollte als ein Outputgerät für die Befehle, die durch das Manipulieren abstrakter Symbole im Geiste zustandegekommen sind. Diese Vorstellung – der menschliche Geist als etwas, das einem Computer gleicht – regierte etwa ein halbes Jahrhundert hindurch. Heute gewinnt eine andere Sichtweise zunehmend an Popularität. Diesen alternativen Betrachtungen zufolge werden unsere mentalen Prozesse vielmehr durch unseren Körper und durch die Art von Wahrnehmungserfahrungen und motorischen Interaktionen geformt, die sich durch dessen Umgang und Auseinandersetzung mit der Außenwelt ergeben. Man bezeichnet diese Sichtweise im Allgemeinen als *Embodied Cognition* (zu Deutsch etwa »körperbasierte Kognition«), und die Version der Theorie, die sich speziell mit Sprache befasst, als *Embodied Semantics* (zu Deutsch etwa »körperbasierte«, auch »verkörperte Semantik«). Die Entdeckung von Spiegelneuronen hat dieser Hypothese eines körperlichen Bezugs zwischen Kognition und Sprache deutlich Aufwind verschafft.

Körperwärme

Hauptaspekt an der Theorie einer körperbasierten Semantik ist die Vorstellung, dass linguistische Konzepte »von unten nach oben« entstehen, und zwar vermittels der motorsensorischen Repräsentationen, die zu ihrer Illustration notwendig sind. Lassen Sie mich ein Beispiel dafür geben: Wenn wir reden, verwenden wir häufig Ausdrücke, die sich auf Handlungen oder Körperteile beziehen: der *Kuss* des Todes, jemandem etwas *abtreten*, ein Konzept *begreifen*, kannst du mir mal kurz zur *Hand* gehen, das kostet ihn *Kopf und Kragen* und viele hundert ähnlicher Dinge. Der Hypothese einer körperbasierten Semantik zufolge aktivieren wir, wenn wir diese Ausdrücke sagen, hören oder lesen, tatsächlich die motorischen Bereiche unseres Gehirns, die die Handlungen mit jenen Körperteilen steuern. Wenn Sie »der Kuss des Todes« sagen oder hören, aktiviert Ihr Gehirn die motorischen Zellen, die Sie auch aktivieren, wenn Sie tatsächlich jemanden küssen. Es gibt überzeugende empirische Beweise, die im Einklang stehen mit den Vorhersagen, die sich aus der Hypothese einer körperbasierten Semantik ergeben, allerdings haben die meist nicht viel mit Küssen zu tun: Wenn zum Beispiel eine Versuchsperson einen Satz liest, bei dem es um eine Handlung geht, die eine Bewegung »weg« vom Körper beinhaltet – beispielsweise »schließen Sie die Schublade« – werden Armbewegungen, die *zum* Körper hinführen, verlangsamt.

Derartige Interaktionen zwischen Körperbewegungen und linguistischem Inhalt sind von Art Glenberg und seinen Mitarbeitern an der University of Wisconsin in Madison detailliert untersucht worden.[10] Ihre Untersuchungen lassen vermuten, dass Begrifflichkeiten in der Tat eng mit den biomechanischen Gegebenheiten von Körpern verknüpft sind. Tatsächlich scheint das sogar dann zu gelten, wenn hochgebildete Individuen über extrem abstrakte Konzepte diskutieren, wie Eleanor Ochs und ihre Kollegen von der UCLA in einer Untersuchung haben zeigen können, die sie während einer wissenschaftlichen Diskussion unter Physikern aus dem Gebiet der Hochenergiephysik angestellt haben. Ochs und ihre Kollegen vermochten klar zu belegen, dass selbst Wissenschaftler, die eine neue Hypothese zu verstehen suchen, abstrakte Phänomene mittels körperlich verankerter Ausdrücke zu erden versuchen. Als der Laborleiter zum Beispiel den Versuch unternahm, die durch Temperaturänderungen herbeigeführten Übergänge zwischen verschiedenen Magnetzuständen in einem Stoff zu beschreiben, wählte er die Worte »Wenn ich mit der Temperatur heruntergehe, komme ich in den Hauptzustand« und begleitete diese mit nach unten weisenden Handbewegungen.[11] Der Physiker identifizierte sich demnach mit der diskutierten Substanz und benutzte die Hände, um Temperaturänderungen zu beschreiben.

Sind Spiegelneuronen daran beteiligt, unser Verständnis von linguistischen Inhalten in unserem Körper und unseren Handlungen zu verankern? Vittorio Gallese und der Kognitionswissenschaftler George Lakoff waren die Ersten, die diese Hypothese formuliert haben, nachzulesen in ihrem Artikel »The Brain's Concepts« (zu Deutsch etwa »Das Vokabular des Gehirns«).[12] Lisa Aziz-Zadeh, einst eine meiner Doktorandinnen an der UCLA und heute Fakultätsmitglied an der University of Southern California, ebenfalls in Los Angeles, hat in unserem Labor speziell diese Hypothese im Einzelnen untersucht. Lisa hat Versuchspersonen gebeten, Sätze zu lesen, die Hand- und Mundbewegungen beschrieben – zum Beispiel: »Nimm die Banane« oder »Beiß in den Pfirsich« – und dabei deren Hirnaktivität gemessen. Später zeigte sie Videoclips von Handlungen, an denen Hand (eine Orange aufnehmen) und Mund (in einen Apfel beißen) beteiligt waren. Während die Versuchspersonen die Sätze lasen oder die Handlungen beobachteten, waren bei ihnen spezielle Hirnregionen aktiviert, von denen man weiß, dass sie Bewegungen der Hände beziehungsweise des Mundes kontrollieren. Es liegt auf der Hand, dass diese Regionen Spiegelneuronen für Hand- und Mundbewegungen enthielten, die bereits dadurch selektiv aktiviert wurden, dass die Probanden Sätze lasen, in denen von Hand- und Mundbewegungen die Rede war, und das sieht ganz danach aus, als würden Spiegelneuronen uns zu verstehen helfen, was wir lesen, indem sie die Handlung, die wir soeben mit den Augen aufnehmen, in unserem Inneren simulieren.[13] Lisas Experiment läst vermuten, dass unsere Spiegelneuronen, wenn wir einen Roman lesen, die darin beschriebenen Handlungen simulieren, als führten wir diese Handlung selbst aus. Im Januarheft 2007 wählte die Zeitschrift *Discover* ihre Studie zu einer der sechs besten Untersuchungen zum Thema Gehirn und Geist aus dem Jahr 2006. In dieser Ausgabe nannte Lisa unser Sprachvermögen »unauflöslich an unser Fleisch und Blut gekoppelt«.

Wenn dem so ist, bestünde die Rolle der Spiegelneuronen für unsere Sprache darin, unsere körperlichen Tätigkeiten von der Ebene einer privaten auf die einer sozialen Erfahrung zu heben, die wir mittels unserer Sprache mit anderen Menschen teilen können. Im Zentrum aller Theorien zur Sprachevolution stand ebenso wie bei den Theorien zum Spracherwerb stets irgendeine Form der permanent fortgeführten Weitergabe von Sprache oder ihren evolutionären Vorläufern. Die vorherrschende Lehrmeinung zum Spracherwerb lautet, dass Kinder diese von Eltern und Lehrern übernehmen und schließlich wiederum an ihre eigenen Kinder weitergeben. Diese Weitergabe von Wissen ist ein *unidirektionaler* Prozess. Ganz ähnlich ist das vorherrschende Paradigma der Sprachevolution der Genetik entliehen, in der es ebenfalls so ist, dass die genetische Ausstattung einer Generation keinen Einfluss hat auf die genetische Ausstattung der vorherigen Generation. Einmal mehr ein unidirektionaler Informationsfluss. Die Beteiligung von Spiegelneuronen an diesen Prozessen aber lädt uns nunmehr ein, die Sprache und ihre Entstehung mit anderen Augen zu betrachten. Wir sollten unser

Augenmerk auf die *koordinierte Aktivität* miteinander interagierender Individuen richten – einen *bidirektionalen* Informationsfluss betrachten –, um Wesen und Entstehung der menschlichen Sprache besser zu verstehen.

Chatrooms

Stellen Sie sich vor, Sie wären in eine Unterhaltung, irgendein Zwiegespräch, verwickelt. Nun stellen Sie sich vor, sie hielten einen Monolog, dann, Sie hörten einen Vortrag an. Nun vergleichen Sie die Situationen. Welche empfinden Sie als »einfacher«? Welche würde Ihnen am ehesten liegen? Für die meisten Menschen ist das Halten von Vorträgen eine echte Herausforderung. Die meisten finden es auch anstrengend, der Rede eines anderen zuzuhören. Wir müssen sämtliche Reserven an Aufmerksamkeit aufbieten, um das zu tun. Im Gespräch mit anderen hingegen fühlen sich die meisten recht wohl. Sogar Menschen, die Unterhaltungen und sozialen Umgang als schwierig empfinden, nehmen einen Monolog als anstrengender wahr denn ein Gespräch. Warum ist das wohl so? Vom Standpunkt der kognitiven Anforderungen von Monolog und Unterhaltung erscheint es unlogisch, dass das komplizierte Geben und Nehmen eines Gesprächs leichterfallen sollte als das Halten eines Monologs. Im Grunde sollte es gerade anders herum sein.

Allein die Überlegung, was man sagen will. Eine Rede können Sie von Anfang bis Ende planen, eine Unterhaltung hingegen nicht. Wer weiß, was der andere sagen wird? Unsere Fähigkeiten, die Absichten anderer zu erkennen, sind trotz aller Spiegelneuronen nicht so allmächtig. Allein dieser Unterschied sollte das Halten einer Rede sehr viel einfacher machen als eine Unterhaltung. Eng damit zusammen hängt die Frage des Timings. Jemand, der einen Monolog hält, hat die alleinige Kontrolle über das Tempo der Rede. Sie können schneller werden oder langsamer, lange Pausen machen, alles tun, was Ihnen nötig erscheint, um Ihren Vortrag noch eindrucksvoller zu gestalten. Menschen aber, die in ein Gespräch vertieft sind, genießen keine solchen Freiheiten. In der Tat läuft der Dialogwechsel ungeheuer rasch ab. Die Pause zwischen dem Ende der Äußerung des einen Gesprächsteilnehmers und dem Beginn der Äußerung eines anderen beträgt ungefähr eine Zehntel Sekunde. Längere Pausen können sich für die am Gespräch Beteiligten unerträglich lang anfühlen. Auch dieser Aspekt der Timingkontrolle sollten uns Monologe leichter finden lassen als Gespräche.

Das ist noch nicht alles. Noch mindestens zwei andere wichtige Faktoren müssten uns dazu bringen, Monologe dem Gespräch vorzuziehen. Der Erste hat zu tun mit der Art von Aussagen, die Menschen treffen. Monologe tendieren dazu, aus vollständigen und wohlformulierten Sätzen zu bestehen, während Äußerungen in Gesprächen beinahe unausweichlich fragmentarisch sind und erfordern, dass der Zuhörer einen Teil der fehlenden Information errät. Dann ist da noch das rasche Hin- und Herschalten zwischen Sprechen und Hören, das in einer Unterhaltung nötig ist, eine extrem hohe Anforderung, die jede Menge kognitiven Einsatz erfordert.

Aus all diesen Gründen sollte eine Konversation als sehr viel anstrengender empfunden werden als das Halten eines Monologs. In Wirklichkeit ist jedoch das Gegenteil der Fall.[14] Eine Unterhaltung fällt leichter als ein Monolog, und ich glaube, die Erklärung dafür wurzelt im Wirken von Spiegelneuronen und unserem Imitationsverhalten. Im Verlauf einer Unterhaltung imitieren wir die Ausdrücke unseres Gegenübers, ja sogar die syntaktischen Strukturen des jeweils anderen. Auch verhandeln wir automatisch und interaktiv den Bedeutungsgehalt gewisser Worte, sodass diese innerhalb des Kontextes einer bestimmten Unterhaltung eine sehr präzise Bedeutung erhalten, die sich in ihrer Nuancierung deutlich von der unterscheidet, die wir beim Nachschlagen im Wörterbuch finden würden. Das ist übrigens der Grund dafür, weshalb das Belauschen einer Unterhaltung nicht garantiert, dass wir sie automatisch auch verstehen werden.[15] Versuchen Sie die Mitschrift eines Computer-Chats zu lesen, an dem Sie selbst nicht beteiligt waren: Es wird Ihnen vorkommen, als hätten Sie keine Ahnung, von was da im Einzelnen die Rede ist – und vermutlich haben Sie das auch nicht. Vielleicht glauben Sie, dass bei solchen virtuellen Konversationen das Imitieren keine Rolle spielt, weil die Leute einander nicht sehen können. Wir können jedoch auch Worte, syntaktische Strukturen und Ähnliches imitieren und tun das auch. Verwendet zum Beispiel der eine in einem Dialog das Wort »Sofa« anstelle von »Couch«, wird der andere an diesem Dialog Beteiligte das ebenfalls tun.

Es gibt in einem Zwiegespräch von Angesicht zu Angesicht noch andere Formen der Imitation und der interaktiven Angleichung. Bedeutungen und Sprecherwechsel werden automatisch verhandelt; simultane Gesten, die Blickrichtung und Körperdrehungen sind wichtige Anhaltspunkte, die uns zu deuten helfen, was gesagt wird. Diesen nonverbalen Formen der Kommunikation sind leicht Muster zuzuordnen. Auch wenn wir das Gefühl haben, dass wir unsere Gesprächspartner ständig anschauen, so zeigen detaillierte Analysen von auf Videobändern aufgenommenen spontanen Unterhaltungen doch, dass der Zuhörer dem Sprecher anfänglich, wenn dieser zu reden anhebt, nur sehr selten in die Augen schaut. Kurz darauf aber tut er es.[16] An ebendiesem Punkt des gegenseitigen Blicktauschs wird der Sprecher einen neuen Satz beginnen, ohne dass er den soeben angefangenen zu Ende gesprochen hat. Es wirkt, als würde der Zuhörer mit diesem direkten Blick in die Augen des anderen signalisieren: »Du bist dran, mach weiter, ich werde dir vorerst nicht ins Wort fallen (für die nächsten paar Sekunden, heißt das ...)«

Einfach ausgedrückt tendieren sowohl die Worte als auch die Handlungen im Verlauf einer Unterhaltung dazu, sich zu einer koordinierten Aktivität mit gemeinsamem Ziel zu addieren, und diese Choreografie des Dialogs empfinden wir als natürlich und einfach zugänglich. Doch nichts davon wird von der traditionellen Linguistik normalerweise untersucht. Und um auf unser Thema zu kommen: Ein solcher Pas de deux ist außerdem *genau* die Art von sozialer Interaktion, die Spiegelneuronen durch Imitation fördern.

Jede Unterhaltung ist eine koordinierte Aktivität mit gemeinsamem Ziel und bildet zu einem gewissen Grad die Evolution einer neuen Sprache nach. Ja die Tatsache, dass manche Worte in einer Unterhaltung durch Schweigen oder gegenseitigen Konsens eine ganz spezifische Bedeutung annehmen, illustriert, wie die vereinten Kräfte von Imitation und Innovation Kommunikation entstehen lassen. Eines der aufregendsten Beispiele zur Untermauerung dieser Idee ist die in den Schulen Nicaraguas Ende der Siebziger- und in den Achtzigerjahren spontan entstandene Gebärdensprache gehörloser Kinder, die sich binnen kürzester Zeit zu einem komplexen Kommunikationssystem entwickelt hat. Vor dieser Zeit hatten Gehörlose in Nicaragua großenteils isoliert gelebt, sich mit ihren Freunden und ihrer Familie durch einfache Gesten und »hausgemachte« spontane Gebärden verständigt. Die Revolution durch die Sandinisten brachte unter anderem die Einrichtung von Schulzentren für gehörlose Kinder. In der Region Managua wurden Hunderte Kinder angemeldet, eine kritische Masse, wie sich zeigen sollte. Beim Zusammensein auf dem Schulhof, in den Schulbussen und auf der Straße entwickelten diese Kinder nach und nach eine gemeinsame Gebärdensprache, indem sie Gesten aus ihrem persönlichen Gebärdenschatz zu einem gemeinsamen Vokabular vereinigten. Ursprünglich war diese Sprache relativ einfach strukturiert, mit einfacher Grammatik und nur wenigen Synonymen – das, was man eine Pidginsprache nennen würde. Mit der Zeit entwickelten kleinere Kinder, denen die größeren Kinder diese einfache Gebärdensprache beigebracht hatten, eine kunstvollere, sehr genau definierte, stabile und komplexe Gebärdensprache, die man heute als Idioma de Señas de Nicaragua kennt. Das Drollige an der Geschichte ist übrigens, dass die an der Schule Beschäftigten nun nicht mehr verstanden, was die Kinder einander gebärdeten, und sich die amerikanische Linguistin Judy Kegl, Expertin für die amerikanische Gebärdensprache American Sign Language, zu Hilfe holen mussten, um mitzubekommen, was da so vor sich ging.[17]

Diese Geschichte von der spontanen Entstehung einer Sprache ist auf der ganzen Welt berühmt. Manche Wissenschaftler haben dieses Phänomen als Beweis dafür interpretiert, dass Menschen sozusagen über eine Festverkabelung für den Spracherwerb verfügen.[18] Ich glaube, dass Spiegelneuronen eine sehr viel einfachere Erklärung dafür parat halten, denn sie ermöglichen es uns, die Hand- und Mundbewegungen anderer Menschen automatisch und bis in ihrer tiefsten Bedeutungen zu erfassen und diese Gesten zu imitieren. Dies ist ein fundamentaler Ausgangspunkt für die Erfindung eines Gebärdenschatzes als Basis einer relativ einfachen Zeichensprache. Von dieser Ausgangsbasis aus ist es relativ einfach, weiterzugehen und durch das durch Spiegelneuronen begünstigte gegenseitige Imitieren zu einer komplexeren Gebärdenstruktur zu gelangen, die letztlich eine ausgewachsene Gebärdensprache ausmacht. Das Schlüsselelement, das all dies in Nicaragua möglich gemacht hat, war der tagtägliche direkte Kontakt von Angesicht zu Angesicht zwischen den Kindern, genau die Art von Situation also, in der Spiegelneuronen ihre Magie in vollem Umfang entfalten können.

Ich stehe mit dieser Hypothese nicht allein. Auch andere Wissenschaftler haben auf die Rolle des Imitierens bei der Entstehung und dem Erwerb von Sprache hingewiesen. Dem Psychologen Michael Tomasello ist aufgefallen, dass Kinder die konkreten linguistischen Ausdrücke ihrer jeweiligen Sprache *durch Imitieren* lernen, dann bei dem erworbenen Ausdruck verweilen und diesen sehr, sehr häufig wiederholen. Manche Kinder machen ein Stadium durch, in dem sie die Floskel »ich glaube« mit derselben Bedeutung belegen und verwenden wie etwa »vielleicht«. Diese Kinder verwenden so gut wie nie andere Konjugationsformen dieser Phrase wie »er glaubt«, oder »ich glaube nicht«, auch nicht »ich habe geglaubt«, nicht einmal »ich glaube, dass«. Der wiederholte Gebrauch eines festen Ausdrucks legt klar die Vermutung nahe, dass bloßes Imitieren, und nicht ein eingebauter Grammatikinstinkt Kindern beim Spracherwerb hilft. Später fangen sie dann an, diese fixen Ausdrücke zu kombinieren und sind in der Lage, mit ihnen kunstvollere Ausdrucksformen zu konstruieren.[19]

Andere Forscher haben das Entstehen von Kommunikation mit sorgsam kontrollierten Experimenten im Labor untersucht. Eine weitverbreitete Möglichkeit zu untersuchen, wie Menschen »Sprache erfinden«, ist das Versammeln von Versuchspersonen zu einem kooperativen Spiel, zum Beispiel einem, bei dem zwei Spieler einander ihre Position in einem Labyrinth zu vermitteln suchen. In solchen Situationen ordnen die Beteiligten bereits existierenden Worten nicht selten neue Bedeutungen zu und übernehmen diese, als schüfen sie via Imitation eine Art von Extrasprache. Bei einer anderen Variante solcher Spiele können die Teilnehmer überhaupt nicht miteinander reden, sondern kommunizieren graphisch, indem sie Linien zeichnen. Manchmal lässt sich der Notizblock, auf dem die Probanden diese graphische Konversation austragen, während des Zeichnens nur vertikal bewegen, sodass sie sich gezwungen sehen, völlig neue Formen der visuellen Kommunikation zu kreieren. Selbst in solchen Fällen sind die Teilnehmer imstande, miteinander zu kommunizieren, indem sie die Aktivitäten des jeweils anderen durch Imitation mit ihren eigenen koordinieren.[20]

Diese Diskussion führt zu einer naheliegenden Frage: Wenn das Imitieren ein solcher Schlüsselfaktor beim Spracherwerb und sogar beim Entstehen von Sprache ist, sprechen dann die neuronalen Mechanismen des Widerspiegelns womöglich nicht nur auf Handlungen an (was sie, wie wir nicht nur aus Gebärdensprachen wissen, tun), sondern auch auf Sprach*klänge?* Denn schlussendlich basiert die Art und Weise, wie Kinder Sprache lernen, in erster Linie und von allem Anfang an auf der gesprochenen Sprache. Der letzte Abschnitt dieses Kapitels befasst sich mit dieser Frage.

Gespiegelte Sprache und andere Klänge

Wenn Affen bestimmte Geräusche hören, die normalerweise mit bestimmten Handlungen assoziiert sind, beispielsweise das Aufbrechen einer Erdnuss, feuern ihre Spiegelneuronen. Das haben wir im ersten Kapitel gelernt. Gibt es Hinweise darauf, dass das beim Menschen genauso ist? Lisa Aziz-Zadeh hat zu ihrer Doktorandenzeit in meinem Labor die Erregbarkeit von motorischen Zellen im menschlichen Gehirn mittels transkranieller Magnetstimulation zu messen versucht, während die Versuchspersonen untätig verschiedene Klänge anhörten. Wie vorhergesagt stellte sie fest, dass Probanden eine höhere motorische Erregbarkeit aufwiesen, wenn sie Klänge oder Geräusche hörten, die mit Handlungen assoziiert sind – das Zerreißen von Papier zum Beispiel oder das Tippen auf einer Computertastatur –, als wenn sie andere Geräusche – beispielsweise Donner – vorgespielt bekamen. Hinzu kommt, dass die höhere Erregbarkeit auf die Muskeln beschränkt blieb, die an der Durchführung der das Geräusch erzeugenden Handlung beteiligt waren. Wenn die Versuchspersonen das Geräusch von zerreißendem Papier hörten, waren die Handmuskeln leichter erregbar als die Fußmuskeln – dasselbe Phänomen der »motorischen Resonanz«, das auch Luciano Fadiga bei dem in Kapitel 2 beschriebenen Experiment beobachtet hatte. Ebenfalls vorhersagegemäß zeigte eine niederländische Studie mit bildgebenden Verfahren unter Leitung von Christian Keysers, dass Spiegelneuronen aktiviert werden, wenn Versuchspersonen Geräusche anhören, die mit Handlungen assoziiert sind.[21]

Obschon diese Experimente sehr schön zeigen, dass eine Verknüpfung zwischen Spiegelneuronen und Geräuschen besteht, sagen sie uns nichts darüber, ob auch speziell die Wahrnehmung von *Sprach*klängen durch irgendeine Form der neuronalen Reflexion erleichtert wird. Es gibt in der Verhaltensphysiologie jedoch einen wohlbekannten Täuschungseffekt, den McGurk-Effekt, der eine Form der Reflexion im Sinne einer Spiegelaktivität nahelegt: Wenn man Versuchspersonen über Lautsprecher Silbenfolgen vorspielt – zum Beispiel *bababa*, während man sie gleichzeitig ein Videoband anschauen lässt, auf dem jemand die Lippen für die Folge *gagaga* bewegt, nehmen die Betreffenden das Gehörte weder als *ba* noch als *ga* wahr, vielmehr hören sie eine dritte, ganz neue, Silbe, nämlich *da*.[22] Der McGurk-Effekt zeigt, dass der Anblick von Lippenbewegungen eines Sprechenden in unserem Gehirn den Klang wachruft, der zu dieser Bewegung gehören würde. Lauschen wir gleichzeitig einem anderen Klang, vermischen sich die beiden Klänge in unserem Gehirn und bringen einen dritten hervor, den wir überhaupt nicht gehört haben.

Vor einigen Jahren haben Alvin Liberman und seine Kollegen am Haskins Laboratory der Yale University versucht, Apparate zu bauen, die Text in gesprochene Worte umwandeln, damit Kriegsveteranen, die ihr Augenlicht verloren haben, imstande wären, Bücher und Zeitungen »zu lesen«. Zu ihrer großen Enttäuschung musste die Gruppe um Libermann feststellen, dass die Veteranen das von den Apparaten gesprochene Wort nur unglaublich langsam aufnahmen, viel langsamer als ein verzerrt abgespieltes vom Menschen gesprochenes Wort. Diese Beobachtung inspirierte das Yale-Team zu einer Theorie der Sprachwahrnehmung, der zufolge Sprache weniger als Klang verstanden wird, sondern vielmehr als »artikulatorische Gesten« – das heißt, als die für das Sprechen erforderlichen motorischen Schaltpläne.[23] Diese motorische Theorie der Sprachwahrnehmung geht im Prinzip davon aus, dass unser Gehirn das Reden anderer Menschen dadurch wahrnimmt, dass es so tut, als sprächen wir selbst!

Unmittelbar nachdem man die Spiegelneuronen in Parma entdeckt hatte, erwähnte Giacomo Rizzolati Luciano Fadiga gegenüber, dass die Eigenschaften dieser Neurone ihn an die Motortheorie der Sprachwahrnehmung von Alvin Liberman erinnere. Diese Feststellung veranlasste Fadiga dazu, die libermansche Theorie mittels TMS zu testen. Bei diesem Experiment stimulierten Fadiga und seine Mitarbeiter bei Versuchspersonen, denen über Kopfhörer Wörter vorgespielt wurden, jenen Abschnitt des Motorcortex, der für die Kontrolle der Zungenmuskulatur verantwortlich ist, und zeichneten die durch die Stimulation ausgelösten Muskelzuckungen auf. Sie verwendeten dabei zwei Arten von Wörtern: solche, deren Aussprache heftige Muskelbewegungen nötig machen (ein Doppel-R zum Beispiel wie in dem italienischen Wort *terra*), und solche, die nur eine leichte Muskelbewegung erforderlich machen (zum Beispiel ein Doppel-F wie in *baffo*, dem italienischen Wort für Schnurrbart). Der Motortheorie der Sprachwahrnehmung nach steht zu erwarten, dass die Stimulation des für die Zunge zuständigen Teils des Motorcortex beim Klang von Worten, die starke Muskelbewegungen erfordern, stärkere Muskelzuckungen hervorbringen sollte als beim Klang von Worten, die nur wenig Muskelbewegungen nötig machen, und genau das zeigten die Befunde.[24] Dieses Experiment, dessen Ablauf im Grunde anlog war zu Fadigas früheren Experimenten zur motorischen Resonanz bei Greifbewegungen, zeigte, dass Menschen, wenn sie anderen beim Sprechen zuhören, die Zungenbewegungen des Sprechers spiegeln.

Vor dem Hintergrund dieser Arbeiten stellte Stephen Wilson, seinerzeit Doktorand in meinem Labor, mittels funktioneller Kernspintomografie die Aktivierung von Gehirnarealen dar, während die Versuchspersonen Silben laut artikulierten beziehungsweise während sie dieselben Silben, von anderen gesprochen, über Kopfhörer eingespielt bekamen. Bei jeder der untersuchten Versuchspersonen wurde dasselbe Areal, das beim Sprechen aktiviert wurde, auch beim Zuhören aktiviert.[25] Sowohl Fadiga als auch Wilsons Studien zeigen damit deutlich, dass unsere zum Sprechen erforderlichen Hirnareale genauso aktiv sind, wenn wir anderen Menschen beim Reden zuhören, wie wenn wir selbst sprechen. Ist aber diese Aktivierung von sprachsensitiven Spiegelneuronen nötig, um Sprache als solche wahrzunehmen? Ingo Meister, ein deutscher Neurologe, der ein Jahr in meinem Labor gearbeitet und die Verknüpfungen von Spiegelneuronensystem und Sprache untersucht hat, ist es gelungen, diese Frage mittels eines TMS-Experiments zu beantworten. Wie immer wurde über dem Schädel der Versuchspersonen eine Kupferspule installiert, mit deren Hilfe man vorübergehend Läsionen erzeugen kann, indem man bestimmte Areale zum Verstummen bringt, in diesem Fall im für das Sprechen zuständigen Teil des Motorcortex. Würden die Versuchspersonen, solchermaßen »enthauptet«, dennoch imstande sein, gesprochene Sprache zu verstehen? Ingo glaubte ebenso wie der Rest von uns, dass die Antwort darauf nein lauten würde, und genauso war es. Hatten die TMS-Pulse die motorischen Sprachfelder ausgeschaltet, war auch die Fähigkeit, Sprache zu verstehen, beeinträchtigt.[26] Um die Rede anderer zu verstehen, ist es also tatsächlich nötig, sie zu spiegeln.

Diese Studien haben der Untersuchung der neuronalen Reflexion von Lautäußerungen ein völlig neues Experimentierfeld eröffnet. Bei einem Experiment aus jüngster Zeit haben Wissenschaftler festgestellt, dass das Anhören von Äußerungen der Freude oder des Triumphs – Gelächter und erregtes Aufschreien zum Beispiel – dieselben motorischen Felder aktiviert, die auch beim Lächeln aktiv sind.[27] Dieses Ergebnis lässt vermuten, dass Spiegelungsprozesse auch eine Rolle spielen beim Teilen positiver Emotionen, die sich in Lautäußerungen Luft machen. Ein solcher Mechanismus der Reflexion aber könnte auch von essenzieller Bedeutung für das Etablieren stabiler Bindungen innerhalb sozialer Gruppen sein. Die nächste Frage, die es zu untersuchen gilt, ergibt sich damit ganz von selbst: Worin besteht die Rolle von Spiegelneuronen bei verschiedenen Formen von Empathie, wie sie für menschliches Verhalten typisch ist?

Kapitel 4

Schau mich an, fühl, was ich fühle

Wenn wir zusehen, wie in diesem Augenblick jemand gegen
das Bein oder gegen den Arm eines anderen zum Schlage aus-
holt, und dieser Schlag eben auf den anderen niedersausen
soll, dann zucken wir unwillkürlich zusammen und ziehen
unser eigenes Bein oder unseren eigenen Arm zurück,
und wenn der Schlag den anderen trifft, dann fühlen wir
ihn in gewissem Maße selbst und er schmerzt uns
ebenso wohl wie den Betroffenen.

Adam Smith[1] (1759)

Zidanes Kopfstoß

Es ist Anfang August, ich bin in Italien, und vor einem Monat hat das Land die Fußballweltmeisterschaft im Elfmeterschie-ßen gegen Frankreich nach einem 1:1-Unentschieden gewon-nen. Eine Schlüsselepisode für den italienischen Triumph war der plötzliche Ausschluss von Zinédine Zindane, dem franzö-sischen Weltklassefußballer, der in der 109. Minute, wenige Minuten vor dem Ende der Verlängerung, vom Platz gestellt wurde. Ursache war sein dreister Kopfstoß gegen die Brust des italienischen Spielers Marco Materazzi – ein Akt der Torheit, der live von über einer Milliarde Menschen verfolgt wurde. Zidane hätte bei den Franzosen im Elfmeterschießen antreten sollen, hatte er doch bereits einen Elfmeter verwandelt und Frankreich vorübergehend in Führung gebracht. Am Ende gewann Italien das Elfmeterschießen mit 5:4, ein Franzose vertat seinen Elfmeter. Allgemein herrscht die Ansicht, dass Zidanes vorzeitiger Feldverweis entscheidend zum Ausgang des Spiels beigetragen hat.

Jetzt, einen Monat später, vergnügen wir uns bei einem typisch italienischen Abendessen mit einem Haufen Verwandter, die im Ferienhaus meines Onkels in San Felice Circeo, etwa sechzig Kilometer südlich von Rom, zusammengekommen sind. Kurz vor dem Essen zappt sich der Cousin meiner Frau durch die Fernsehkanäle und findet schließlich eine Aufzeichnung des Weltmeisterschaftsendspiels. Er erzählt mir, dass mindestens einmal die Woche irgendein Sender das Spiel in voller Länge überträgt, und mich überrascht das nicht sonderlich. Das letzte Mal, dass Italien den Weltmeisterschaftspokal geholt hatte, lag vierundzwanzig Jahre zurück. Die Italiener möchten jeden Augenblick ihres Triumphs wieder und wieder durchleben, wer weiß schließlich, wann sie wieder einen haben werden. Beim zweiten Anschauen weiß ich genau, was passieren wird. Trotzdem stelle ich fest, dass sich in mir starke Gefühle regen, als Zidane Materazzi mit dem Kopf rammt. Ich zucke beim Anblick von Materazzis Schmerz zusammen. Lesen Sie noch einmal das Zitat von Adam Smith über diesem Kapitel: Gut zweihundert Jahre alt, beschreibt es das Phänomen sehr genau. Auch rege ich mich wieder wie beim ersten Mal über Zidane und seinen Akt der Aggression auf. Ein paar Minuten später schaue ich zu, wie der Franzose Trézéguet seinen Elfmeter verschießt. Der Ball trifft den Pfosten und prallt ab – der Fehler, der der italienischen Mannschaft den Pokal bescherte.

Und nun, was das in diesem Buch zu suchen hat: Beim wiederholten Anschauen von Zidanes Kopfstoß empfinde ich mit fast unverminderter Intensität immer wieder genau dasselbe, beim Anblick des verschossenen Elfmeters aber, der, wie man argumentieren könnte, aufs Ganze gesehen sehr viel wichtiger war als Zidanes Kopfstoß, regen sich keinerlei Emotionen. Warum löst einen Monat später nur der Kopfstoß eine Gefühlsregung bei mir aus? Wenn ich die Situation betrachte, sehe ich zwei Körper zusammenstoßen, einen Kopf, der auf einen Brustkorb auftrifft, und die emotionsgeladenen verzerrten Gesichter zweier Männer. Ich habe einen unmittelbaren und automatischen Zugang zu dem, was die beiden Personen empfinden. Wenn ich sehe, wie der Ball vom Pfosten abprallt hingegen, betrachte ich zwei unbelebte Gegenstände. In der Theorie ist der vertane Elfmeter das Wichtigere, aber mein Gehirn handelt nicht mit Theorien, mein Gehirn befasst sich mit dem, was es sieht, und was es sieht, bestimmt, was ich fühle.

Ich glaube, dass die wahrscheinlichste Erklärung für mein Mitempfinden der Emotionen bei jener Kopfstoß-Episode mit einem neuronalen Mechanismus meines Gehirns zu tun hat, der mich das Geschehen widerspiegeln lässt. Meine Freunde in Giacomo Rizzolattis Labor sehen das ebenso, darunter auch Vittorio Gallese, der als Erster gefordert hat, dass Spiegelneuronen sowohl beim Verstehen als auch beim Mitfühlen der Emotionen anderer Menschen eine Rolle spielen. Gallese, jener Forscher, dessen Interesse an Philosophie die ganze Gruppe mit der Arbeit des Phänomenologen Merleau-Ponty bekannt gemacht hat, verweist auch auf die bahnbrechenden Arbeiten des deutschen Philosophen und Psychologen Theodor Lipps, erschienen um die Wende zum 20. Jahrhundert, Arbeiten, die rückblickend betrachtet die Rolle von Spiegelneuronen direkt vorwegnehmen. Der Begriff »Empathie« lehnt sich an das griechische Wort für »Einfühlung« an, einen Begriff, der bei Lipps die Beziehung zwischen einem Kunstwerk und dessen Betrachter beschreiben sollte. In der Folge wurde der Begriff auch auf Interaktionen zwischen Personen ausgeweitet: Lipps deutete unsere Wahrnehmung der Bewegungen anderer als Form der inneren Nachahmung und führte als Beispiel dafür das Betrachten eines Akrobaten auf einem Hochseil über den Köpfen der Zirkuszuschauer an. Wenn wir den Akrobaten auf dem Seil beobachten, so Lipps, fühlen wir uns in ihn hinein. Seine im Folgenden abgegebene phänomenologische Beschreibung dieses Aktes aktiven Zuschauens nimmt auf beinahe unheimliche Weise das Aktivitätsmuster von Spiegelneuronen voraus, die sowohl feuern, wenn wir selbst etwas greifen, als auch, wenn wir jemand anderem dabei zusehen, so als steckten wir in dieser anderen Person.[2]

Empathie ist für unser soziales Miteinander von fundamentaler Bedeutung. Sie erlaubt uns, Emotionen, Erfahrungen, Bedürfnisse und Ziele zu teilen. Es überrascht daher nicht, dass es jede Menge empirischer Indizien für eine Verknüpfung zwischen Spiegelneuronen (oder irgendeiner allgemeinen Form der neuronalen Reflexion) und Empathie gibt. Ergeben haben sich diese Indizien mit verschiedenen Methoden der Neurowissenschaften, darunter mit bildgebenden Verfahren zur Illustration von Hirnaktivitäten bei Patienten mit Hirnschäden und auch mit implantierten Tiefenelektroden bei Patienten aus der Neurochirurgie. Bevor wir uns in die Details dieser Arbeit vertiefen, muss ich Ihnen aber noch eine Reihe sorgfältig angelegter sozialpsychologischer Studien zum menschlichen Verhalten präsentieren. Diese Arbeit war der allererste Hinweis auf eine potenzielle Verknüpfung von Spiegelneuronen und Empathie.

Menschen oder Chamäleons?

Manchmal halte ich Menschen für Chamäleons, und ich bin nicht der Erste, der diesen Vergleich zieht. Wir haben einen ausgeprägten Instinkt dafür, einander zu imitieren – unsere Körperbewegungen, unser Handeln, ja sogar die Art und Weise, wie wir miteinander reden, zu synchronisieren –, wir haben all das in den vorangegangenen Kapiteln bereits erläutert. Dieses Phänomen ist auf alle möglichen Arten angegangen worden, mit findigen Experimenten ebenso wie mit der detaillierten Beobachtung menschlichen Verhaltens. Wie Elaine Hatfield, John Cacioppo und Richard L. Rapson es in ihrem wunderbaren Buch *Emotional Contagion* formulieren, »spiegeln Menschen in einer Vielzahl von Situationen den Ausdruck des Schmerzes bei anderen ebenso wider wie Gelächter, Lächeln, Zuneigung, Verlegenheit, Unwohlsein, Ekel, Stottern, Mühsal und Ähnliches. Derartige Verhaltensmimikry, die mimische und gestische Angleichung an das Gegenüber, ist ein kommunikativer Akt, der dem anderen eine rasche und präzise nonverbale Botschaft zukommen lässt.«[3]

Diese rasche und präzise nonverbale Synchronisierung, die wir mit unseren Mitmenschen erfahren, beinhaltet oftmals eine emotionale Komponente, schön gezeigt wird das in Frank Bernieris Videoaufnahmen von jungen Paaren, die einander erfundene Worte beibringen sollten. Er stellte fest, dass die Paare, die die stärkste motorische Synchronisierung zeigten, auch die größte emotionale Harmonie aufwiesen. Eine Studie, in der man den Einfluss der Zugewandtheit und Wärme eines Interviewenden auf die Reaktion des Interviewten untersucht hat, zeigt, dass herzliche Interviewer – die man ersucht hatte, sich dem Befragten zuzuneigen, zu lächeln und beifällig zu nicken – bei ihrem Gegenüber eine ähnlich zugewandte Haltung, Lächeln und beifälliges Nicken auslösen. Derartige motorische Mimikry scheint nicht allein eine kommunikative Rolle zu spielen, sondern auch im Dienste der Wahrnehmung zu stehen, wie Ulf Dimberg mit Aktivitätsmessungen an den Gesichtsmuskeln seiner Versuchspersonen festgestellt hat, die er in glückliche oder ärgerliche Gesichter blicken ließ. Die Aktivität der Wangenmuskeln, die wir anspannen, wenn wir lächeln, nahm zu, wenn die Versuchspersonen in glückliche Gesichter blickten, die Aktivität der Muskeln in den Augenbrauen, die wir anspannen, wenn wir wütend sind, nahm zu, wenn die Probanden die ärgerlichen Gesichter betrachteten.[4] Vergessen Sie nicht: Es gab dabei kein Gegenüber von Angesicht zu Angesicht – die Versuchspersonen betrachteten Fotografien! Was für eine Rolle also sollte in dieser Situation die mimische Angleichung spielen? Die Antwort liefert eine Studie unter Leitung von Paula Niedenthal, einer amerikanischen

Sozialpsychologin, die in Frankreich lebt und arbeitet. Sie bat in ihrem Experiment zwei Gruppen von Versuchsteilnehmern, den Gesichtsausdruck anderer Menschen anzuschauen und dabei auf Veränderungen zu achten. Der Trick dabei war, dass die Angehörigen der einen Gruppe daran gehindert wurden, ihr Gesicht frei zu bewegen, indem man sie einen Bleistift zwischen den Zähnen halten ließ. Versuchen Sie das mal. Der Stift schränkt Ihre Fähigkeit, zu lächeln, das Gesicht zu verziehen oder eines der vielen anderen Dinge zu tun, die Sie im Laufe eines Tages mit Ihrem Gesicht so anstellen, massiv ein. Außerdem mindert der Stift ihre Fähigkeit zur mimischen Angleichung. Es wird einen daher nicht verwundern, wenn man erfährt, dass die Teilnehmer, die einen Stift zwischen den Zähnen hielten, weit weniger gut in der Lage waren, Veränderungen im emotionalen Ausdruck zu entdecken als Personen, die nicht gehindert wurden, einen beobachteten Gesichtsausdruck mimisch nachzubilden.[5] Andere nachzuahmen ist demnach nicht allein eine Form der nonverbalen Kommunikation, sondern hilft uns, den Gesichtsausdruck anderer (und damit auch deren Gefühlszustand) überhaupt erst einmal wahrzunehmen.

Das scheint zunächst unlogisch und widernatürlich. Müssten wir nicht erwarten, dass wir, um einen beobachteten emotional gefärbten Gesichtsausdruck imitieren zu können, zuerst einmal imstande sein müssten, ihn zu *deuten*? Nur wenn wir davon ausgehen, dass dieser Imitation bewusstes, explizites Erkennen vorausgehen muss. Unser einziger Beleg dafür ist eine uralte Theorie, und das Vorhandensein von Spiegelneuronen liefert eine alternative Erklärung: Die Vorstellung nämlich, dass die mimische Angleichung in Wirklichkeit dem Erkennen *vorausgehen* und zum Erkennungsprozess beitragen könnte. Meiner Meinung nach geschieht Folgendes: Spiegelneuronen liefern eine unreflektierte, automatische Simulation (oder »innere Nachahmung«, wie ich es hier manchmal genannt habe) der

Gesichtsausdrücke anderer Menschen, und dieser Prozess der Simulation erfordert keine explizite, bewusste Erkennung des solchermaßen nachgeahmten Ausdrucks. Gleichzeitig senden die Spiegelneuronen Signale an die Emotionszentren im limbischen System des Gehirns. Die neuronale Aktivität im limbischen System, die durch diese Signale ausgelöst wird, lässt uns die mit dem beobachteten Gesichtsausdruck assoziierten Emotionen selbst fühlen – das mit einem Lächeln assoziierte Glücksgefühl, die Traurigkeit einer trüben Miene. Erst *nachdem* wir diese Emotionen in unserem Inneren gespürt haben, sind wir in der Lage, sie explizit zu erkennen. Wenn man einen der Beteiligten auffordert, einen Bleistift zwischen den Zähnen zu halten, wird die für diese Tätigkeit erforderliche motorische Aktivität mit der motorischen Aktivität von Spiegelneuronen interferieren, die im Dienste der Nachahmung von Gesichtsausdrücken stehen. Damit wird die normalerweise im Anschluss daran ablaufende Kaskade neuronaler Aktivitäten, die zur expliziten Erkennung der betreffenden Emotionen führen würde, ebenfalls unterbrochen.

Wenn das zutrifft, was ich soeben zur möglichen Helferrolle von Spiegelneuronen beim Erkennen von Emotionen skizziert habe, folgt daraus, dass gute Imitatoren auch gut darin sein sollten, die Emotionen anderer zu erkennen, und demzufolge über ein größeres Einfühlungsvermögen verfügen müssten. Und wenn das richtig ist, sollten wir eine Beziehung beobachten zwischen dem Potenzial zur Nachahmung anderer und der Fähigkeit, mit ihnen zu fühlen. Wie es der Zufall will, ist genau dies die Hypothese, die die beiden Sozialpsychologen Tanya Chartrand und John Bargh auf den Prüfstand gestellt haben.[6] In ihrem ersten Experiment wurde eine Versuchsperson gebeten, aus einer Reihe von Fotografien Bilder auszuwählen. Im selben Raum befand sich einer der Experimentatoren, der *vorgab*, ebenfalls Versuchsperson zu sein. (Im Laborjargon nennen wir so jemanden einen »Komplizen«.) Die Legende besagte, dass die

Forscher für einen psychologischen Test ein paar Bilder benötigten und wissen wollten, welche Bilder die Versuchspersonen für die spannenderen hielten. In Wirklichkeit aber machte der Komplize eine Art Nebenschauplatz auf, indem er sich zum Beispiel auffällig das Gesicht rieb oder mit dem Bein wippte. Die Versuchspersonen wurden mit dem Videogerät aufgezeichnet und ihr motorisches Verhalten ausgewertet. Bei der Analyse der Videobänder stellten Chartrand und Bargh fest, dass die Versuchspersonen das Agieren des im selben Raum anwesenden Komplizen unbewusst nachahmten. Teilten sie den Raum mit jemandem, der sich sein Gesicht rieb, so fuhren sich auch die Versuchspersonen häufiger durchs Gesicht als die Versuchspersonen, die mit jemandem zusammen saßen, der mit dem Bein wippte, und umgekehrt.

In einem weiteren Experiment testeten Chartrand und Bargh die Hypothese, dass der »Chamäleoneffekt« womöglich die Funktion hat, die Chance dafür zu erhöhen, dass zwei Personen einander mögen werden. Wieder wurden die Teilnehmer gebeten, in Anwesenheit eines Komplizen, der vorgab, selbst Proband zu sein, Bilder auszusuchen. Dieses Mal verlangte die vorgeschobene Aufgabe, dass Versuchsperson und Komplize abwechselnd zu beschreiben hatten, was sie auf verschiedenen Fotos sahen. Im einen Falle imitierte der Komplize die ganze Zeit über die spontanen Haltungen, Bewegungen und Verhaltensweisen der Versuchsperson, im anderen nahm er eine unbeteiligt-neutrale Haltung ein. Am Ende dieser Sitzung wurden die Versuchspersonen gebeten, einen Fragebogen auszufüllen, aus dem sich ablesen ließ, wie sehr sie den anderen Teilnehmer (den Komplizen) mochten und für wie gut und komplikationslos sie die Zusammenarbeit gehalten hatten. Inzwischen können Sie die Ergebnisse vorhersagen: Die Teilnehmer, die vom Komplizen imitiert worden waren, mochten den Versuchspartner lieber als diejenigen, die nicht imitiert worden waren. Obendrein schätzten die imitierten Probanden die Komplikationslosigkeit des Ablaufs sehr viel höher ein als die Teilnehmer, die nicht imitiert worden waren. Dieses Experiment zeigt klar und deutlich, dass Nachahmung und »Sympathie« Hand in Hand gehen. Wenn uns jemand imitiert, mögen wir den Betreffenden in der Regel mehr. Ob das erklärt, warum wir eine so mechanische Tendenz haben, einander automatisch nachzuahmen? Ich glaube schon.

In ihrem letzten und entscheidenden Experiment untersuchten Chartrand und Bargh die Hypothese, dass jemand, der besonders chamäleonhaft veranlagt ist, auch in besonderem Maße auf die Gefühle anderer Menschen eingehen – das heißt Empathie zeigen – sollte. Der Aufbau dieses dritten Experiments war derselbe wie beim ersten, der Komplize rieb sich wiederum das Gesicht oder wippte mit dem Fuß. Das Neue an dieser letzten Anordnung war, dass die Teilnehmer einen Fragebogen auszufüllen hatten, der ihre empathischen Züge bemessen sollte. In diesem Experiment stellten Chartrand und Bargh eine starke Korrelation fest zwischen der Intensität des Imitationsverhaltens, das die Teilnehmer an den Tag legten, und deren Hang zum Mitgefühl. Je stärker die Versuchsperson das Verhalten des Komplizen imitierte, umso einfühlsamer zeigte sie sich in den Fragebögen. Dieses Ergebnis lässt vermuten, dass wir durch Imitation und mimische Angleichung imstande sind zu fühlen, was andere fühlen. Und indem wir fühlen, was andere fühlen, sind wir auch imstande, auf deren emotionalen Zustand mitfühlend einzugehen.

Das alles sind gut durchdachte und überzeugende Studien, und es gibt noch viele mehr. Ja, eine gründliche Diskussion sämtlicher verhaltensphysiologischen Ergebnisse würde ein eigenes Buch erforderlich machen, aber zwei Befunde möchte ich doch noch erwähnen, beide repräsentieren jeweils eines der beiden Enden des breiten Spektrums an Beobachtungen.

Auf der einen Seite wissen wir, dass Paare nach einem Vierteljahrhundert Eheleben einander ähnlicher sehen als zum Zeitpunkt ihrer Eheschließung. Dieser Effekt korreliert mit der Qualität der Ehe: je besser sie ist, desto ähnlicher die Physiognomie. Das ist wirklich keine Überraschung. Liebe, Gemeinsamkeiten und Zusammenleben lassen uns einander immer ähnlicher werden. Der Gatte wird zum zweiten Ich. Auf der anderen Seite gibt es nach Jonathan Cole, einem britischen Neurophysiologen, der die subjektiven Auswirkungen von Mimikunterschieden untersucht, das Phänomen des »Gesichtsverlustes« und der damit verbundenen Konsequenzen. Diejenigen seiner Patienten, die mit dem Möbius-Syndrom, einer angeborenen Unfähigkeit, die Gesichtsmuskulatur zu bewegen, auf die Welt gekommen sind, berichten nicht nur über eine mangelnde Fähigkeit, gefühlte Emotionen kundzutun, sondern auch über Probleme beim Lesen der Emotionen anderer. Ein Patient berichtet: »Denn die Miene eines anderen verlangt von mir eine Reaktion, und fordert mich auf, in eine Beziehung einzutreten, aber es ist eine Beziehung, die ich nicht richtig begreife.« Unserem hoch geschätzten Freund Maurice Merleau-Ponty zufolge ist »unser Leben innig mit der Wahrnehmungswelt und mit der Welt der Menschen verbunden«, oder, wie bereits im Vorhergehenden zitiert: »… indem mein Blick sich mit dem eines Anderen kreuzt, vollziehe ich die fremde Existenz in einer Art Reflexion nach. Mit einem Analogieschluss hat das nichts zu tun … [Der Andere] nimmt in seinem Körper seine Intentionen wahr, meinen Leib mit dem seinen und so meine Intentionen in seinem Körper.« Leider können Coles Patienten nicht in die Miene des anderen eintauchen, weil sie nicht in der Lage sind, ihre eigenen Gesichtsmuskeln zu bewegen. Dieses Unvermögen und die dadurch bedingte Unfähigkeit, den Gesichtsausdruck anderer widerzuspiegeln, unterläuft jede Form von emotionalem Austausch und macht ein tief empfundenes Verstehen der Emotionen anderer unmöglich.[7]

Die Argumente für eine Verknüpfung zwischen den neuronalen Systemen im Dienste der Nachahmung (dem Spiegelneuronensystem) und den neuronalen Systemen im Dienste der

Emotionen (dem limbischen System) sind demnach gewichtig. Allerdings sind diese beiden Systeme zwei ganz verschiedene Dinge: Wie kommen sie zusammen? Wie sieht der zugehörige neuronale Signalweg aus?

Mitfühlende Spiegel

Gesichtszüge sind dem Menschen gegeben
als Mittel zum Ausdruck seiner Gefühle.
Sir Arthur Conan Doyle

Um der Wahrheit die Ehre zu geben: Die Frage, wie Hirnareale, die Spiegelneuronen enthalten, mit dem limbischen System in Verbindung stehen, ist mir erstmals im Herbst 2002 wirklich ins Bewusstsein gerückt, und zwar durch einen Studenten, der an meinem Seminar über Imitationsverhalten und Spiegelneuronen teilnahm. Ich hatte in meinem Vortrag eine hypothetische Beziehung zwischen Spiegelneuronen und der Fähigkeit zum Mitfühlen diskutiert. (Zu jener Zeit galt diese Beziehung noch als zutiefst hypothetisch. Wir fingen damals gerade an, die empirischen Daten zusammenzutragen) Im anschließenden Fragenblock fragte mich dieser Mann, ob ich in Anbetracht meiner Hypothese zur Rolle von Spiegelneuronen beim Erfassen der Emotionen anderer Menschen irgendetwas sagen könnte über eine anatomische Verknüpfung zwischen dem System der Spiegelneuronen und dem limbischen System. Mein müder Versuch, auf diese brillante Frage eine Antwort zu geben, lautete im Prinzip, dass ich nicht die geringste Ahnung hätte – und mich definitiv damit zu beschäftigen haben würde. (Übrigens ist diese Episode ein wunderbares Beispiel dafür, warum es so viel Spaß macht, Seminare zu halten. Studenten – und natürlich Kollegen – geben einem oft gute Ideen ein und zwingen einen, ein längst für erledigt gehaltenes Thema neu aufzurollen.)

Wenn wir versuchen wollen zu verstehen, wie unterschiedliche Hirnregionen miteinander »reden«, bietet sich die Anatomie des Organs als guter Anfangspunkt an. Ein Grundmerkmal dieser Anatomie ist die Tatsache, dass Gehirnzellen, um miteinander kommunizieren zu können, auf irgendeine Weise verknüpft sein müssen. In gewisser Weise ist natürlich jede Zelle mit jeder anderen Zelle irgendwie verknüpft, so wie die kleinste Stadt in diesem Riesenland Amerika mit jeder anderen Stadt per Straßennetz verbunden ist. Es ist im Prinzip möglich von A nach Z zu gelangen, der Weg mag voller Umwege sein, aber Sie können es schaffen. So verhält es sich auch im Gehirn – allerdings nur theoretisch, da das Verbindungsnetz viel – ja man kann sagen, unendlich viel – komplexer ist als das Verkehrsnetz der Vereinigten Staaten oder irgendeines anderen Landes. Damit eine Hirnregion mit einer anderen reden kann, ist ein einigermaßen direkter Weg vonnöten – eine Autobahn, wenn Sie so wollen. Das war es, was ich ausfindig machen musste, und als ich endlich die Zeit gefunden hatte, mich mit der Angelegenheit zu befassen, stellte ich fest, dass sich eine und nur eine Hirnregion dadurch auszeichnete, dass sie gut dokumentierte anatomische Verknüpfungen sowohl zu den Hirnarealen mit Spiegelneuronen als auch zum limbischen System unterhielt.[8] Sie trägt den Namen Insula, zu Deutsch: Insel. Die Gestalt dieser Region mag uns an ein Eiland erinnern (oder muss zumindest seinerzeit, als man den Hirnregionen Namen zuordnete, jemanden daran erinnert haben), ansonsten aber ist der Name ein Fehlgriff. Was ihre Funktion angeht, ist die Insula alles andere als eine Insel – sie verfügt über ein bemerkenswertes Muster an anatomischen Verknüpfungen mit einer Fülle anderer Hirnregionen. Diese Erkenntnis war für mich ungemein aufregend. Endlich hatte ich Belege für einen anatomischen Pfad, der Spiegelneuronenareale und Areale des limbischen Systems miteinander verband und meine Hypothese stützen würde, der zufolge wir die Emotionen anderer Menschen dank unserer eigenen Spiegelneuronen erfassen, die durch den Anblick des lächelnden oder auch grimmigen Gesichts eines anderen aktiviert werden.

Der anfänglichen Erregung aber folgte die Ernüchterung. Die Existenz anatomischer Verknüpfungen ist eine nette Ausgangsbasis für zwei Hirnregionen, die miteinander reden sollen. Was die Anatomie uns jedoch nicht sagt, ist, was für eine Art von Konversation da vor sich geht. Was ich brauchte, war ein Experiment mit bildgebenden Verfahren, das Belege für meine Vermutungen liefern würde.

Vor dem Hintergrund der in Kapitel 2 besprochenen Verknüpfung von Imitationsverhalten und dem System der Spiegelneuronen beim Menschen sowie der Masse an Verhaltensdaten zu Imitationsverhalten und Empathie, die ich in diesem Kapitel bereits früher diskutiert habe, nahm ich mir vor, die Gehirnaktivität bei gesunden Freiwilligen anzuschauen, während diese Porträtfotos betrachteten beziehungsweise die darauf abgebildeten Gesichtsausdrücke *imitierten*. Es handelte sich um die Grundemotionen Angst, Trauer, Zorn, Glück, Überraschung und Ekel. Die Idee dahinter war ganz einfach: Wenn Spiegelneuronen tatsächlich über die Insel mit »emotionalen« Hirnregionen wie dem limbischen System kommunizieren, sollte man mithilfe der funktionellen Kernspintomografie alle drei Regionen – Spiegelneuronen, limbisches System und Insula – gleichzeitig aktiviert sehen, während die Versuchspersonen die Emotionsporträts nur anschauten. Bei Personen, denen aufgetragen war, die Gesichtsausdrücke überdies zu imitieren, sollten wir, sobald die Spiegelneuronen ihre Signale aussenden, außerdem einen Anstieg der Hirnaktivität messen. Und dieser Anstieg sollte sich nicht auf die Spiegelneuronenareale beschränken, sondern müsste auch in Insula und limbischem System spürbar werden, weil sich die Aktivitätserhöhung der Spiegelneuronenregionen Bereichen, die mit diesen in Kontakt stehen, mitteilen sollte. Und genau darauf kommt es an: Die erwartete Aktivitätserhöhung im System der Spiegelneuronen sollte sich im Verlauf des Imitierens ausbreiten.

So lautete unsere Hypothese, und die Ergebnisse haben beide Vorhersagen bestätigt. Die Spiegelneuronenareale, die Insel und Hirnregionen, die für Emotionen zuständig sind, insbesondere der Mandelkern (Corpus amygdaloideum) – eine Struktur des limbischen Systems, die besonders auf Gesichter reagiert –, wurden wirklich aktiviert, wenn die Versuchspersonen die Gesichter betrachteten, und bei denjenigen, die das Gesehene obendrein nachahmen sollten, war überdies eine Aktivitätserhöhung zu beobachten. Diese Befunde sprechen eindeutig für die Vorstellung, dass Spiegelneuronenareale uns helfen, die Emotionen anderer Menschen mittels irgendeiner Art von Nachahmungsprozess in unserem Innersten zu erfassen. Dieser »Spiegelneuronen-Hypothese der Empathie« zufolge feuern unsere Spiegelneuronen, wenn wir sehen, wie andere ihre Emotionen ausdrücken, so, als machten wir selber das entsprechende Gesicht. Durch ihr Feuern senden sie gleichzeitig auch Signale an Hirnregionen im limbischen System, die für Emotionen zuständig sind und uns fühlen lassen, was andere Menschen empfinden.

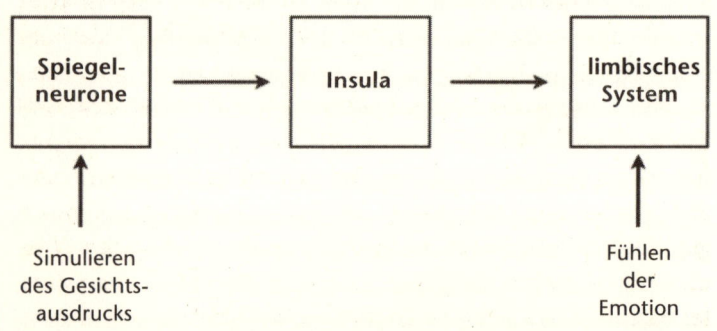

Abbildung 2: Die neuronalen Mechanismen der Empathie. Spiegelneuronen initiieren die Imitation oder Simulation des Gesichtsausdrucks in unserem Inneren. Ihre Signale gehen über die Insula an das limbische System, das uns die beobachtete Emotion selbst empfinden lässt.

In seiner berühmten Kurzgeschichte »Der entwendete Brief« lässt Edgar Allan Poe seinen Protagonisten C. Auguste Dupin über einen kleinen Jungen berichten, der ein sagenhaftes Glück im Spiel hat, weil er seine Gegner unglaublich gut einschätzen kann: »… und als ich ihn fragte, mit welchen Mitteln er diese gänzliche Identität erreiche, auf der sein Erfolg beruhe, antwortete er: ›Wenn ich herausbekommen möchte, wie klug oder wie dumm, wie gut oder wie böse einer ist oder was ihm im Augenblick so durch den Kopf geht, dann passe ich meinen Gesichtsausdruck so genau wie möglich dem seinen an und warte bloß ab, welche Gedanken oder Gefühle nun mir im Kopfe oder Herzen aufsteigen, gleichsam in Übereinstimmung, als passendes Gegenstück zu dem Ausdruck.‹« Welch bemerkenswerte Prophetie! Poe hätte sich keine bessere Art und Weise ausdenken können, in das Innenleben seiner Charaktere zu schlüpfen. Er stand damit jedoch nicht allein. In der wissenschaftlichen Literatur zum Thema Emotionen hat die Theorie, dass eine emotionale Erfahrung durch Veränderungen der Gesichtsmuskulatur geformt wird – die sogenannte Facial-Feedback-Hypothese (*facial feedback* könnte man zu Deutsch etwa als »mimische Rückkopplung« bezeichnen) – eine lange Geschichte. Charles Darwin und William James gehörten zu den Ersten, die darüber geschrieben haben (wenngleich Poe ihnen um ein paar Jahrzehnte zuvorgekommen ist). Darwin schreibt, »Der freie Ausdruck einer Gemütserregung durch äußere Zeichen macht sie intensiver. Auf der anderen Seite macht das Zurückdrängen aller äußeren Zeichen, soweit dies möglich ist, unsere Seelenbewegungen milder.« Für James bedeutet dieses Phänomen, dass unser Geistesleben mit dem Gerüst unseres Körpers im wahrsten Sinne des Wortes unauflöslich verflochten ist.[9]

Die Facial-Feedback-Hypothese wird durch eine Menge empirische Beweise gestützt, und sie passt wunderbar zu unseren Untersuchungen an Spiegelneuronen. Diese Nervenzellen liefern, indem sie feuern, als machten wir selbst die Gesichtsausdrücke, die wir lediglich beobachten, den gesuchten Mechanismus, der eine simulierte mimische Rückkopplung leistet. Dieser Simulationsprozess ist kein willentliches, bemühtes In-die-Haut-eines-anderen-Schlüpfen. Es ist ein müheloser, automatischer und unbewusster innerlicher Vorgang der Spiegelung.

Wir haben die Ergebnisse unseres Experiments in den *Proceedings of the National Academy of Sciences* veröffentlicht.[10] Der Artikel hat in den Medien ziemlich Furore gemacht, sogar das Interesse einiger der größeren Fernsehkanäle erregt. Um die Aufmerksamkeit der Leser zu fesseln, bedienten sich ein paar Zeitungen und Zeitschriften in ihren Schlagzeilen beim ehemaligen US-Präsident Bill Clinton, der bei einem Zusammentreffen mit AIDS-Demonstranten während seines Wahlkampfs publikumswirksam geworben hatte: »Ich fühle Ihren Schmerz.« (Das war eine echte Vorlage. Clintons Gegner und nahezu jeder Comedian der Nation suhlten sich über Jahre in diesem Satz und quälten Clinton erbarmungslos damit.) Natürlich hatte unser Experiment sich nicht speziell damit befasst, was geschieht, wenn wir andere Menschen leiden sehen. Eine ganze Reihe von Studien im Anschluss an unsere hingegen tat das.

Ich fühle deinen Schmerz

Gelegentlich besteht die Therapie der Wahl für Patienten mit chronischen Depressionen, Zwangsstörungen und gewissen anderen psychischen Erkrankungen in der Entfernung des Cingulums, einer Region des Neocortex, die eng mit dem prämotorischen Cortex verknüpft ist. Vor der Operation ist es Neurochirurgen manchmal möglich – mit Einwilligung des Patienten, versteht sich –, Elektroden in tiefere Hirnbereiche einzuführen und die elektrische Aktivität auf der Ebene einzelner Zellen zu messen. (Im Allgemeinen verbieten sich die klassischen Einzelzellstudien, wie man sie an Makaken durchführt, aus ethischen

Gründen, diese Operation bildet eine der wenigen Ausnahmen. Die vielleicht meisten dieser Ausnahmen werden uns, wie wir in Kapitel 7 sehen werden, durch Epilepsiepatienten zuteil.) Natürlich wird die Positionierung der Elektroden bei diesen Patienten einzig und allein durch medizinische Notwendigkeit und nicht durch experimentelle Neugier diktiert. Dennoch gelingt es mithilfe dieser Patienten immer wieder, einzigartige und extrem wertvolle Informationen zusammenzutragen.

Mit der Aktivität des Cingulums sind eine Menge Funktionen assoziiert. Eine darunter ist die Reaktion auf Schmerzreize. William Hutchison und seine Mitarbeiter von der University of Toronto haben bei ihren Patienten einige Zellen im Cingulum und deren Reaktion auf Nadelstiche – in einem Fall – untersucht. Die Forscher stellten überdies fest, dass eine dieser Zellen bereits reagierte, wenn die Patienten nur dabei zusahen, wie jemand anderem – in diesem Falle dem Experimentator selbst – Nadelstiche zugefügt wurden.[11] Diese Zelle wirkte wie ein Spiegelneuron, mit Ausnahme dessen, dass Hutchisons Zelle anders als die Spiegelneuronen, die ich bisher beschrieben habe, ausschließlich auf die Verarbeitung von Schmerz spezialisiert scheint. Spiegelneuronen feuern im Regelfalle bei Handlungen, nicht bei Schmerzen, das heißt, sie sind primär Motorneurone (obwohl sie offenbar über höchst wichtige sensorische Qualitäten verfügen). Anhand unseres weiter vorne in diesem Kapitel erwähnten Experiments mit bildgebenden Verfahren zur Widerspiegelung von Emotionen waren wir ja zu der Vermutung gelangt, dass wir den Gefühlszustand anderer Menschen widerspiegeln, indem wir als Erstes Spiegelneuronen für Gesichtsausdrücke (Motorneuronen also) aktivieren, die dann ihrerseits unsere emotionalen Hirnzentren zur Erregung bringen. Diesem Modell zufolge wird das Spiegeln von Emotionen durch das Simulieren von Muskeltätigkeit vermittelt (in unserem Fall dem Aufsetzen eines bestimmten Gesichtsausdrucks, siehe dazu Abbildung 2). Das von Hutchison und seinen

Kollegen beschriebene schmerzspezifische Cingulum-Neuron warf die Frage auf, ob es für Schmerz womöglich Simulationsmechanismen geben könnte, die mit dem Schmerz assoziiertes motorisches Verhalten umgehen.

Die Forschung mit Tiefenelektroden ist und bleibt jedoch eingeschränkt und vermag außerdem auch nicht das gesamte Gehirn zu durchsuchen. Daher sagen uns Reaktionen im Cingulum, die spezifisch auf Schmerz bezogen sind, nichts darüber, ob Spiegelneuronen in motorischen Arealen nicht doch auch aktiviert werden oder nicht. Mit Sicherheit sind diese Bereiche aktiv, wenn wir vor einer heißen Herdplatte zurückschrecken – aber gilt das auch, wenn wir nur jemanden dabei beobachten, wie er mit der Hand über eine erhitzte Oberfläche fährt? Wenn unsere Ansichten über die Rolle von Spiegelneuronen richtig sind, müsste die Antwort ja lauten. Ein perfekt simulierender Hirnmechanismus dürfte nicht nur den Schmerz widerspiegeln, sondern müsste auch die motorischen Reaktionen desjenigen spiegeln, den wir beobachten.

Um dieser Hypothese nachzugehen unternahmen Salvatore Aglioti und seine Mitarbeiter von der Universität Rom ein Experiment mit transkranieller Magnetstimulation.[12] Aufbauend auf der Grundbeobachtung, dass Spiegelneuronen durch den Anblick der Handlungen anderer aktiviert werden, versuchten Aglioti und seine Kollegen mithilfe der Kupferspule die Erregbarkeit des Motorcortex zu messen, während die Teilnehmer Videofilme ansahen, die zeigten, wie Nadeln in die Hände und Füße anderer Leute eindrangen. Aus Vergleichs- und Kontrollgründen wurden den Teilnehmern auch Filme vorgespielt, in denen jemandem mit einem harmlosen Wattestäbchen sanft über Hände und Füße gefahren wurde beziehungsweise in denen die Nadeln keine menschliche Haut durchdrangen, sondern die einer Tomate. Die ganze Zeit über maß das Team um Aglioti die Erregbarkeit eines Handmuskels, der dazu beiträgt, die Hand in Richtung Nadel zu bewegen. Außerdem maßen sie die Erregbarkeit eines benachbarten Handmuskels, der keine Rolle bei einer Bewegung hin zu und weg von der Nadel spielt.

Vorhersage: Eine empathische Schmerzreaktion seitens der Versuchsperson sollte eine *verminderte* Erregbarkeit des Muskels, der die Hand zur Nadel *hin*bewegt, zur Folge haben. Ergebnis: Wie erwartet. Der Motorcortex, der den Muskel kontrolliert, welcher die Hand zur Nadel hinbewegen würde, zeigte eine geringere Erregbarkeit, wenn die Versuchspersonen zusahen, wie die Nadeln in fremde Hände stachen, als wenn sie in Füße oder Tomaten eindrangen beziehungsweise als beim Wattestäbchenversuch. Die verminderte Erregbarkeit bei der Betrachtung von Schmerz war zudem spezifisch für die an der Bewegung beteiligten Muskeln, benachbarte Muskeln änderten ihre Erregbarkeit nicht. Darüber hinaus wurden die Versuchspersonen nach dem Experiment gebeten, die Schmerzintensität bei den in den Filmen gezeigten Personen einzuschätzen. Aglioti und seine Mitarbeiter stellten fest, dass die Versuchspersonen den Schmerz umso höher einschätzten, je geringer ihre motorische Erregbarkeit während des Experiments ausgefallen war. Das heißt: Je stärker sie mit dem beobachteten Schmerz mitfühlten, desto stärker simulierte ihr Gehirn eine Rückzugsbewegung der Hand.

Dieses Experiment macht deutlich, dass unser Gehirn eine komplette Simulation – das heißt auch eine Simulation der motorischen Komponente – der beobachteten schmerzhaften Erfahrungen anderer Menschen leistet. Obwohl wir Schmerz in der Regel für eine Erfahrung von höchster Privatheit halten, behandelt unser Gehirn ihn als eine Erfahrung, die wir mit anderen teilen. Dieser neuronale Mechanismus ist für das Eingehen sozialer Bindungen unerlässlich ist. Außerdem ist es sehr wahrscheinlich, dass diese Formen von Resonanz mit den schmerzhaften Erfahrungen anderer vom evolutions- und entwicklungsbiologischen Standpunkt aus betrachtet relativ früh entstandene Mechanismen sind. Abstraktere Formen der

Empathie könnten durchaus weniger auf somatischer Spiegelung als vielmehr auf affektiven Spiegelungsprozessen beruhen. Mit anderen Worten: In abstrakteren Situationen sind wir möglicherweise imstande, Empathie zu entwickeln, indem wir die abstrakteren Aspekte von Schmerz spiegeln. Wie zum Beispiel steht es um unsere Empathie in Situationen, in denen wir keine Gesichtsausdrücke, keine Körperhaltung und keine Gesten zu Gesicht bekommen? Wie entwickeln wir Mitgefühl mit den Opfern schrecklicher Tragödien wie dem Hurrikan Katrina oder dem Tsunami, der Weihnachten 2004 Südostasien heimgesucht hat? Die Gehirnforscherin Tanya Singer in London hat sich speziell mit dieser Frage befasst und die empathischen Reaktionen bei Paaren untersucht.[13] Bei diesen Versuchen lag die Frau jeweils im Tomografen, der Ehemann, Verlobte oder Freund saß auf einem Stuhl daneben, beide trugen eine Elektrode an der Hand, über die Singer Elektroschocks verabreichen konnte. Ein farbiger Pfeil auf dem jeweiligen Computermonitor warnte das Paar im Voraus, wer von beiden, Mann oder Frau, den nächsten Stromstoß bekommen würde, und zeigte auch die Stärke des Schocks an.

Bei der Auswertung der Reaktionen im Gehirn ihrer weiblichen Versuchspersonen stellte Singer fest, dass diese, wenn sie selbst den Schock erhalten hatten, eine erhöhte Aktivität in somatosensorischen Arealen, die taktile Informationen verarbeiten (zurückzuführen auf den sensorischen Reiz, den der Schock in der Hand der Versuchsperson darstellt), aufwiesen. Zudem kam es zu erhöhter Aktivität in Gehirnarealen, die den emotionalen Aspekt von Schmerz verarbeiten (dem damit verbundenen unangenehmen Gefühl; zu diesen Bereichen gehört übrigens auch das Cingulum, in dem Hutchison und seine Kollegen Hirnzellen ausgemacht hatten, die auf Nadelstiche reagierten). Wenn die Frau im Tomografen hingegen wusste, dass ihr Partner den Schock erhalten würde, waren bei ihr nur die affektiven Areale aktiviert, die für Schmerz zuständig sind, nicht aber die somatosensorischen Regionen. Der Knackpunkt hierbei ist, dass die Versuchspersonen nicht den physischen Unbill sehen, der der Hand ihres Partners zugefügt wird. Sie sehen nicht, ob das Gesicht des Mannes sich beim Empfinden des Schmerzes verzieht. Sie hören keinen Aufschrei. Ihr Vorwissen ist eher abstrakt: Ein farbiger Pfeil auf dem Computerbildschirm ist die einzige Information, die sie bezüglich dessen haben, was ihren Partner an Schmerzempfindung erwartet. Dennoch spiegeln die Gehirne von Singers weiblichen Versuchspersonen selbst in dieser künstlichen Situation den affektiven Aspekt des Schmerzes, den ihr Mann empfindet.

Es sieht ganz so aus, als sei unser Gehirn dafür *gebaut,* zu spiegeln, und als vermöchten wir allein durch solche Spiegelung – durch die in unserem Gehirn ablaufende Simulation der gefühlten Empfindung eines anderen Geistes – im tiefsten Inneren zu verstehen, was ein anderer Mensch fühlt.[14]

Mütterliche Empathie

Wenn das Spiegeln ein so machtvoller Mechanismus zum Verständnis des emotionalen Zustands anderer Menschen und der Empathie mit ihnen ist, würde man zwischen Eltern und ihrem Nachwuchs jede Menge davon erwarten, und es gibt zweifellos eine Fülle an verhaltensphysiologischen Beweisen, die eine solche Annahme stützen. Ich habe in Kapitel 2 berichtet, dass Neugeborene von den ersten Stunden ihres Lebens an instinktiv Bewegungsabläufe spiegeln. Babys, die nicht älter sind als ein paar Wochen, imitieren spontan elementare Merkmale des glücklichen oder zornigen Gesichtsausdrucks ihrer Mütter. Neun Monate alte Säuglinge spiegeln eine Miene des Zorns und der Traurigkeit ohne Abstriche. Und natürlich imitieren Mütter die Gesichtsausdrücke ihrer Babys: Vom ersten Tag an inspiriert das Mundöffnen des (oder der) einen selbiges bei der (oder dem) anderen.[15] Mütter haben überdies den Hang, ihre Bewegungen eher mit denen der eigenen Kinder als mit denen fremder Kinder zu synchronisieren.[16] Nach der klassischen »Bindungstheorie« wird mütterliche Sensitivität sogar definiert als Fähigkeit der Mutter, auf die Bedürfnisse ihres Kindes in angemessener Weise einzugehen. Spiegelungsprozesse ermöglichen es ihr, eine zutiefst zugewandte Attitüde zu entwickeln, wobei die mütterliche Fähigkeit, die inneren Zustände ihres Kindes zu spiegeln, viele Formen annehmen kann.

Die Rolle von Spiegelneuronen im Zusammenhang mit mütterlichem Einfühlungsvermögen ist noch immer großenteils ungeklärt, aber es wäre möglich, dass sie für diese so entscheidend wichtige Funktion von großer Bedeutung sind. Meine Arbeitsgruppe an der UCLA macht gerade buchstäblich die ersten Schritte auf dem Weg zum Verständnis der neurobiologischen Mechanismen, die mütterlicher Empathie zugrunde liegen. In Kooperation mit einer Gruppe italienischer Neurowissenschaftler und Psychologen in Rom habe ich mich kürzlich mit der neuronalen Reaktion von Müttern befasst, die Bilder von ihrem eigenen Baby und von einem ihnen unbekannten (dessen Mutter sie ebenfalls nicht kannten) anschauen und den abgebildeten Gesichtsausdruck imitieren sollten. Die Babys sind sechs bis zwölf Monate alt, und der Gesichtsausdruck reflektiert Freude, Kummer und einen mehr oder minder unbeteiligten Zustand. Die Daten waren überzeugend: Es gab starke Reaktionen in Spiegelneuronenarealen der Insula und in den limbischen Arealen. Mütter sind zutiefst empathische Wesen, und wir waren überaus zufrieden mit diesen handfesten Reaktionen in einem Schaltkreis, der, wie in Abbildung 2 dargestellt, Spiegelneuronen mit den für Emotionen zuständigen Hirnarealen verknüpft, und in diesem Falle das empathische Erfassen des kindlichen Gefühlszustands vermittels der Simulation des beobachteten Gesichtsausdrucks ermöglicht. Jedes andere Ergebnis hätte uns schockiert von vorne anfangen lassen.

Wie steht es mit der jeweiligen mütterlichen Reaktion auf das eigene Baby und auf ein fremdes? Wieder war, wie aufgrund der verhaltensphysiologischen Daten erwartet, der fragliche neuronale Schaltkreis aktiver, wenn die Mütter den eigenen Kindern zusahen. Aber wir stießen auch auf etwas Unerwartetes. Es gab noch eine zweite Region »außerhalb« des bislang bekannten Schaltkreises, die nur dann massiv aktiviert war, wenn unsere Mamas den eigenen Kindern zusahen, bei fremden hingegen nicht. Man nennt die Areale dieser Region prä- und/oder supplementär-motorische Areale, kurz Prä-SMA, und wir wissen, dass es sich um eine wichtige Region für die Planung komplexer motorischer Abläufe und deren Umsetzung, das heißt für die Choreografie einer Reihe von ineinandergreifenden Handlungen handelt.

Bei Affen heißt das Homolog der Prä-SMA Areal F6. Das ist spannend, denn F6 verfügt über starke anatomische Verknüpfungen mit dem Areal F5, einem der Areale des Affengehirns, von denen wir wissen, dass sie Spiegelneuronen beherbergen. Außerdem lassen die Daten vermuten, dass das Areal F6 womöglich die Aktivität von Zellen im Areal F5 kontrolliert und moduliert.[17] Daher legt die heftige Reaktion im prä-supplementär-motorischen Bereich des mütterlichen Gehirns den Verdacht nahe, dass dieses, wenn eine Mutter das eigene Baby beobachtet, nicht nur die Emotionen der Gesichtsausdrücke des Babys spiegelt, sondern überdies eine Reihe von motorischen Schaltplänen zur effizienten Interaktion mit ihrem Baby aktiviert. Schließlich ist es, wenn ein Baby weint, wenig hilfreich, wenn die Mutter auch zu weinen beginnt! Eine effiziente Interaktion erfordert, dass die Mutter angemessen reagiert, um das Baby zu trösten. Die hohe Aktivität, die sich im prä-supplementär-motorischen Areal zeigt, wenn Mütter die eigenen Kinder beobachten, repräsentiert vermutlich das simulierte Anstoßen einer Reihe von angemessenen Handlungen in Reaktion auf die emotionale Situation des Kindes.

In Anbetracht dessen, dass die Mütter bei diesem Versuch – wie alle fMRT-Probanden – unbeweglich in einem riesigen lärmenden Apparat lagen und lediglich Bilder von Babys ansahen, sind die starken Reaktionen im prä-supplementär-motorischen Areal erstaunlich. Sie lassen vermuten, dass die anfängliche automatische Spiegelung der Gesichtsausdrücke der Babys eine ganze Kaskade an anderen automatisch simulierenden Hirnreaktionen auslöst, die die Interaktionen zwischen Mutter und Kind im wirklichen Leben nachspielen: Sinn dieser unablässigen automatischen Simulation und Nachempfindung ist es, uns für den Augenblick bereit zu machen, in dem unser Handeln tatsächlich gebraucht wird. Das gilt vermutlich in besonderem Maße im Bereich der Empathie, wo eines der definierenden Elemente die Fähigkeit ist, auf die Unbill eines anderen Menschen mitfühlend zu reagieren. Im Falle der mütterlichen Empathie erreicht diese Fähigkeit mit Sicherheit höchstmögliche Perfektion.

Kapitel 5

Auge in Auge mit sich selbst

Bist du das, oder bin das ich?

Wir Menschen haben die Tendenz, beinahe instinktiv unsere Bewegungen zu synchronisieren. Ich kreuze die Arme, Sie kreuzen die Arme. Ich blicke Sie an, Sie blicken weg, Sie erwidern meinen Blick, ich sehe weg, ich schaue Sie an, Sie fangen einen neuen Satz an, Sie sehen mich an, ich fange einen neuen Satz an – es ist ein richtiges kleines Menuett, das wir da aufführen! Bei auf Videobändern aufgezeichneten Situationen, wie ich sie in den vorangegangenen Kapiteln beschrieben habe, lässt sich das auf faszinierende Weise beobachten. Es zeigt sich auch, dass Menschen einander umso stärker imitieren, je mehr sie sich mögen, und das erscheint logisch. Dieses einander Imitieren und Synchronisieren ist der Kitt, der uns aneinanderhält. Daher meine felsenfeste Überzeugung, dass Spiegelneuronen in entscheidender Weise dazu beitragen, dass wir Menschen uns so glatt wir möglich in unser soziales Gefüge einpassen. Wir sitzen alle zusammen in diesem Boot, und die Spiegelneuronen helfen uns, das Beste daraus zu machen. Wir brauchen sie. Sie helfen uns, die Handlungen anderer Menschen zu verstehen, sie zu imitieren, ihre Absichten und Gefühle zu erfassen. Wenn wir jedoch einmal innehalten und genauer darüber nachdenken, gibt dieses Wirken der Spiegelneuronen Neurowissenschaftlern ein höchst interessantes Rätsel auf, wenn sie zu ergründen suchen, wie das Gehirn »Handlungsurheberschaft« kodiert – das heißt, worin der Sinn dafür liegt, Urheber und selbst Ausführender einer bestimmten Handlung zu sein. Wenn ich nach einer Tasse Kaffee greife und Sie gleichzeitig auch nach einer Tasse Kaffe greifen, woran unterscheidet mein Gehirn dann mein Handeln von Ihrem? Für uns, die wir hier sitzen und darüber schreiben, reden oder nachdenken, mag diese Unterscheidung trivial und selbstverständlich scheinen, aber für den Gehirnforscher lautet die große Frage, wie genau das Gehirn diese Unterscheidung trifft.

Ich glaube, die Antwort lässt sich in dem allerersten Experiment finden, in dem wir die Rolle von Spiegelneuronen für das Imitieren untersucht und die Hirnaktivität von Versuchspersonen gemessen haben, die Handbewegungen auszuführen und zu imitieren hatten. Bei meiner Diskussion in Kapitel 2 habe ich nämlich den verblüffendsten Teil unserer Ergebnisse unterschlagen: Das Operculum parietale, ein Teil der menschlichen Großhirnrinde, der oberhalb der Insula gelegen ist und sensorische Informationen von den Händen erhält (haben sie sich soeben geöffnet oder geschlossen? War das, was sie berührt haben, weich oder scharfkantig?), hat bei der Imitation einer Bewegung eine höhere Aktivität gezeigt als während der bloßen Durchführung der Handlung.[1] Das klingt nach Spiegelneuronen, oder? Diese Neuronen »addieren« während des Imitierens im Prinzip die Aktivierungen aus Beobachtung und Ausführung. Das Problem ist, dass das Operculum parietale unseres Wissens *kein* Areal ist, das Spiegelneuronen enthält und auch nichts von einer Rolle dieser Region bei Spiegelungsprozessen bekannt ist. Und tatsächlich war das Areal während des reinen Beobachtungsvorgangs auch nicht aktiviert. Die Handbewegungen in diesem Experiment waren im Prinzip identisch, die Informationen, die diese Zellen von den bewegten Händen erhalten haben, daher ebenfalls in hohem Maße gleich. Warum also der spiegelneuronenähnliche Unterschied im Aktivierungszustand? Wir waren einigermaßen erstaunt.

Unsere Nachforschungen konzentrierten sich auf die Tatsache, dass die Aktivität im Operculum parietale sich in der rechten Hemisphäre befand, einer für die mentale Repräsentation des Körpers und seiner Extremitäten – unseres Körperschemas, wie man diese auch nennt – sehr wichtigen Region. (Wir wissen das, weil Patienten mit Läsionen in dieser Region oftmals schwere Störungen ihres Körperbewusstseins erfahren. Es kommt vor, dass jemand beteuert, mit seinem gelähmten rechten Arm sei absolut alles in Ordnung, oder auch, dass er gar nicht ihm gehöre. Ja manche glauben gar, mehr als zwei Arme zu besitzen). Die Aktivierungserhöhung im Verlaufe von Imitationshandlungen in dieser für die Etablierung des Körperbewusstseins so wichtigen Region könnte das Mittel sein, mit dem das Gehirn jede durch Spiegelneuronen möglicherweise verursachte Verwirrung, die diese Zellen in uns heraufbeschwören könnten, jeden Hauch einer Tendenz, uns das Gefühl, Herren unseres eigenen Handelns zu sein, verlieren zu lassen, umgeht. Das wäre eine Möglichkeit, wie das Gehirn uns das Gefühl der Handlungsurheberschaft vermitteln könnte.

Bis zu diesem Augenblick habe ich in diesem Buch den Standpunkt vertreten, dass die Hauptrolle von Spiegelneuronen darin besteht, uns die Absichten und Emotionen anderer Leute erfassen zu lassen und so unser soziales Miteinander zu erleichtern. Sie scheinen nicht minder »interessiert« an anderen Menschen als an dem Selbst, in dessen Gehirn sie angesiedelt sind. Ihr Feuerungsmuster vermittelt vielleicht den Eindruck, dass Spiegelneuronen für die Etablierung eines Bewusstseins für das eigene Selbst nicht besonders bedeutsam seien. Den Eindruck könnten Sie jedenfalls im Augenblick haben, und er wäre durchaus berechtigt, aber ich will den Rest des Kapitels damit zubringen, ihn zu modifizieren. Lassen Sie mich mit ein paar theoretischen Erwägungen beginnen, die faszinierendste davon ist womöglich die Haltung verschiedener Autoren (insbesondere solcher aus der phänomenologischen Tradition, wie wir im letzten Kapitel sehen werden), die die Position vertreten, dass wir eigenes Selbst und fremdes Selbst nicht so ohne Weiteres trennen können, und dies auch nicht künstlich tun sollten. Beide seien, wie man so schön sagt, »kokonstituiert«. Wie der Philosoph und Phänomenologe Dan Zahavi es ausdrückt: »Sie beleuchten einander gegenseitig und können nur in ihrer Vernetzung verstanden werden.«[2] Auf den ersten Blick vielleicht ein bisschen befremdlich, gewinnt dieses Argument bei näherer Betrachtung rasch an Plausibilität. Wie können wir überhaupt »Selbst« denken, wenn nicht in Relation zum »anderen, Fremden, Nichtselbst«, welches das Selbst eben nicht ist? Ohne »Selbst« lässt sich nur schwerlich Sinn darin sehen, ein »Nichtselbst« oder »anderes« zu definieren, und ohne dieses »andere« ist es nicht eben sinnvoll, ein »Selbst« zu definieren. Und wie könnte es sein, dass Spiegelneuronen bei alledem keine Rolle spielen? Sie sind genau die Hirnzellen, die (über ihr neuronales Aktivitätsmuster) diese unvermeidliche Beziehung zwischen Selbst und Nichtselbst, ihre unumgängliche gegenseitige Abhängigkeit, abzubilden scheinen. Man bedenke dabei jedoch auf jeden Fall, dass die Feuerungsrate von Spiegelneuronen für Handlungen des eigenen Selbst eine andere ist als die für Handlungen von anderen. Wie wir wieder und wieder – ja bei jedem Experiment, das je zu den Eigenschaften von Spiegelneuronen unternommen worden ist – gesehen haben, sind bei Handlungen des eigenen Selbst sehr viel höhere Entladungen zu verzeichnen als bei Handlungen eines fremden Selbst. Die Spiegelneuronen verkörpern daher sowohl die gegenseitige Abhängigkeit von eigenem Selbst und fremdem Selbst – indem sie für beide feuern – als auch deren Unabhängigkeit, die wir ebenso empfinden, wie wir sie brauchen, indem sie für Handlungen des eigenen Selbst stärker feuern.

Meine eigene Theorie dazu, wie Spiegelneuronen zum neuronalen Kitt zwischen dem Selbst und dem anderen werden, beginnt mit der Entwicklung von Spiegelneuronen im Gehirn eines Säuglings. Obschon gegenwärtig noch keine empirischen Daten verfügbar sind, ist es nicht schwer, sich ein wahrscheinliches Szenario auszumalen. Baby lächelt, Vater oder Mutter lächeln zurück. Zwei Minuten später lächelt Baby wieder, Vater oder Mutter erwidern das Lächeln erneut. Dank des elterlichen Imitationsverhaltens vermag das Gehirn des Babys eine Verknüpfung herzustellen zwischen dem motorischen Schaltplan, der zum Lächeln erforderlich ist, und dem Anblick eines lächelnden Gesichts. Und – Simsalabim! – schon sind Spiegelneuronen für ein lächelndes Gesicht geboren. Das nächste Mal, wenn das Baby jemanden anderen lächeln sieht, wird in seinem Gehirn der Schaltplan für Lächeln aufgerufen und *simuliert* ein Lächeln. Wenn diese Vorstellung davon, wie Spiegelneuronen in unserem Gehirn geformt werden, tatsächlich stimmt – und ich glaube fast sicher, dass dem so ist –, dann sind »eigenes Selbst« und »fremdes Selbst« in den Spiegelneuronen unauflöslich miteinander verwoben. Ja, dieser Vorstellung zufolge werden Spiegelneuronen im kindlichen Gehirn durch die *Interaktion zwischen Selbst und anderen geformt.* Das ist das Grundkonzept, das man im Kopf behalten muss, will man die Rolle von Spiegelneuronen für das Sozialverhalten des Menschen verstehen. Es erscheint logisch, dass wir später im Leben genau diese Gehirnzellen verwenden, um den Gemütszustand anderer Menschen zu entschlüsseln. Aber es erscheint auch logisch, dass wir eben diese Zellen auch verwenden, um ein Gefühl für das eigene Selbst aufzubauen, denn diese Zellen entstehen früh im Leben, zu einem Zeitpunkt, da das Verhalten anderer Menschen die Reflexion unseres *eigenen* Verhaltens ist. In anderen Menschen sehen wir via Spiegelneuronen uns selbst.

Ein zweiter Punkt, der für die Verknüpfung zwischen Selbst und anderen, Imitation und Spiegelneuronen spricht, fußt auf empirischen Daten. Eine entwicklungsbiologische Studie hat spontanes Imitationsverhalten bei Kinderpaaren untersucht. Bei manchen dieser Paare hatten beide Kinder die Fähigkeit, sich im Spiegel selbst zu erkennen, bereits erworben, bei anderen hatten beide Kinder diese Fähigkeit noch nicht. Die Ergebnisse waren eindeutig. Bei den Paaren, bei denen beide Kinder sich im Spiegel erkannten, imitierten die beiden einander sehr viel stärker als bei den Kinderpaaren, die sich im Spiegel noch nicht selbst erkannten.[3]

Selbstreflexion – sich selbst erkennen – und Imitation gehen Hand in Hand, weil unsere Spiegelneuronen, zu einer Zeit entstehen, da »andere« das »Selbst« noch imitieren, das heißt sehr früh im Leben. Spiegelneuronen sind die neuronale Konsequenz einer frühen motorischen Synchronisierung zwischen eigenem Selbst und fremdem Selbst, und sie werden im Weiteren zu neuronalen Elementen der Kodierung der beiden Akteure dieser Synchronisierung (des eigenen und des fremden Selbst). Natürlich müssen wir, wie Meltzoffs Befunde zum Imitationsverhalten bei Säuglingen zeigen, bei der Geburt bereits über ein paar Spiegelneuronen verfügen. Mein Argument stützt sich jedoch auf die Annahme, dass das Spiegelneuronensystem zum großen Teil durch das imitierende Wechselspiel zwischen dem Selbst und dem anderen geformt wird und dass dies sehr früh im Leben geschieht (wenngleich ich schon der Ansicht bin, dass die Erfahrung des Imitiertwerdens auch noch später im Leben Spiegelneuronen mitgestalten kann. (Darauf werden wir im nächsten Kapitel näher eingehen). Nach meiner Theorie ist es logisch, dass Kinderpaare, die bereits über Selbstwahrnehmung und Selbsterkenntnis verfügen, auch stärker imitieren. An beiden Prozessen sind dieselben Neuronen – Spiegelneuronen – beteiligt, und wenn sie die eine Funktion (Selbsterkenntnis) umsetzen können, können sie auch die andere (Imitation) umsetzen. Was aber meint ein Naturwissenschaftler mit dem Begriff »Selbsterkenntnis«?

Der Spiegeltest

Das Selbstkonzept, der Begriff eines Menschen von sich selbst, ist eine überaus komplizierte Angelegenheit. Eine Reihe von Faktoren ist an seiner Etablierung beteiligt, und so etwas ist für Experimentatoren, die gezwungen sind, die Komplexität eines Phänomens auf handhabbare Dimensionen zu schrumpfen, in der Regel ein Problem. Wir haben zu dieser Frage glücklicherweise inzwischen ein relativ einfaches experimentelles System, dass es uns ermöglicht, sogar bei sehr kleinen Kindern, bei Tieren gar, nach einem bestimmten Aspekt des Selbstbewusstseins – ein wichtiger Aspekt, wie wir finden – zu suchen. Wir nennen ihn den Spiegeltest. (Noch mehr Spiegel! Wenn Sie anfangen, das Gefühl zu bekommen, dass es in diesem Buch bereits zu viele davon gibt, kann ich Ihnen das nicht verübeln, allerdings kann ich auch nichts daran ändern. Und ganz sicher nicht an dieser Stelle. Es handelt sich um einen wichtigen und wirklich faszinierenden Test.) Entworfen wurde er Ende der Sechzigerjahre von Gordon Gallup, heute Psychologieprofessor an der State University of New York in Albany. Wie bei der Entdeckung der Spiegelneuronen hatte auch hier der glückliche Zufall die Hände im Spiel. Gallup hatte als Doktorand einen Kurs belegt, bei dem er ein Forschungsprojekt bearbeiten sollte: »Eines Morgens stand ich vor dem Spiegel, rasierte mich und sann darüber nach, was ich wohl tun könnte. Beim Anblick meines Spiegelbilds fing ich plötzlich an, mich zu fragen, ob auch andere Arten imstande wären, ihr Spiegelbild zu erkennen, und wie man so etwas überprüfen könnte.«[4]

Wie Gallup rasch klar wurde, verwendeten Wissenschaftler bereits seit Mitte des 19. Jahrhunderts Spiegel zu genau diesem Zweck. Charles Darwin gehörte zu den Ersten. Er testete seine eigenen Kinder (sie bestanden den Test schließlich alle) und kam zu dem richtigen Schluss, dass eine solche Fähigkeit von höherer Intelligenz künde. Zur Überprüfung seiner Hypothese stellte Darwin seinen Spiegel vor zwei Orang-Utans im Zoologischen Garten von London auf. Er glaubte festzustellen, dass die beiden Tiere sich verhielten, als stünden sie zwei fremden Tieren gegenüber und nicht ihrem eigenen Spiegelbild.

Fast ein Jahrhundert hindurch verwendeten andere Wissenschaftler den Spiegel für ähnliche Untersuchungen bei Tieren und kleinen Kindern, aber ihre Beurteilungen des Verhaltens der Versuchsorganismen vor dem Spiegel war wie bei Darwin rein deskriptiv und mit all den Mängeln befrachtet, die einem rein deskriptiven Ansatz nun einmal eigen ist. Einfach ausgedrückt, gehörte zu diesen Mängeln, dass es vor allem keinerlei objektiven Bewertungsstandard gab, hinzu kam eine nicht wahrgenommene Voreingenommenheit des Untersuchenden. Gordon Gallup bediente sich dieses alten, unvollkommen umgesetzten Forschungsgedankens und steckte ihn mit wunderbarer Eleganz in ein formales Korsett.

Seine ersten Versuchsorganismen waren Schimpansen, und zu Beginn tat er nichts anderes, als ihr spontanes Verhalten vor dem Spiegel zu beobachten. Schon allein in dieser Hinsicht war Gallups Arbeit ein wichtiger Schritt nach vorn. Für den eigentlichen Test mussten die Schimpansen mit dem Spiegel vertraut sein. Andernfalls würde das Überraschungselement sämtliche Ergebnisse verfälschen. Auch mussten sie Gelegenheit haben, etwas über Spiegel zu lernen, und er brauchte ein gutes Gefühl dafür, wie sich ihr Verhalten in Gegenwart des Spiegels im Laufe der Zeit entwickelte. Diese Anfangsphase der Studie nahm allein mehrere Tage in Anspruch. In der zweiten Phase wurden die Tiere narkotisiert, und man tupfte ihnen mit einem geruchlosen Farbstoff eine Markierung auf die Stirn. Worauf es dabei ankommt, liegt auf der Hand: Die Markierung konnte von den Tieren nicht direkt, sondern nur im Spiegel betrachtet werden. Wenn die Tiere aus der Narkose erwachten, war Gallup übrigens keinesfalls sofort mit dem Spiegel bei der Hand. Er musste erneut ihr Verhalten beobachten, um herauszufinden, ob sie die Farbe fühlen oder vielleicht doch riechen könnten. Die Schimpansen zeigten keinerlei Anzeichen dafür, dass sie etwas bemerkten, versuchten nicht, die Markierung zu berühren und verhielten sich im Übrigen absolut unauffällig. Erst jetzt brachte Gallup den Spiegel wieder ins Spiel – und sofort war eine abrupte Verhaltensänderung zu beobachten. Die Schimpansen berührten die Markierung immer wieder, untersuchten sie genau und gingen wiederholt zum Spiegel, um nachzuschauen! Damit war der Beweis erbracht: Sie wussten, dass sie sich im Spiegel selbst betrachteten. Durch die simple Idee, einem Tier eine Markierung auf die Stirn zu malen, hatte Gallup eine effiziente und objektive Möglichkeit gefunden, Selbstbewusstsein bei Tieren zu testen. Im Prinzip lässt sich der ganze Test auf zwei Zahlen reduzieren: Die Häufigkeiten, mit der die Tiere ihre Stirn mit und ohne die Markierung berühren.

Gallup führte zudem ein notwendiges Kontrollexperiment durch: Er hatte auch einigen Schimpansen, die nie zuvor mit einem Spiegel in Berührung gekommen waren, eine Stirnmarkierung mit demselben geruchlosen Farbstoff verabreicht. In Anbetracht dessen, dass diese Tiere ihr eigenes Gesicht nie zuvor gesehen hatten, so Gallups Prognose, sollten sie nicht dasselbe Verhalten wie die vorherige Gruppe an den Tag legen, das heißt, sie dürften nicht auf die Markierung reagieren. Und tatsächlich ignorierte diese zweite Gruppe die Markierung, wenn sie sich im Spiegel betrachtete.[5] Warum? Die Markierung war für sie nicht bemerkenswert. Sie konnten ja nicht wissen, dass sie nicht immer dort gewesen war.

Der Spiegeltest wurde rasch zu einem weithin verwendeten und überaus populären Instrument der Kognitionsforschung an Tieren. Affen fallen bei dem Test durch. Sie sehen das Spiegelbild als einen anderen Affen, versuchen, mit ihm zu spielen, und wenn das nicht klappt, schauen sie *hinter* den Spiegel um herauszufinden, was in aller Welt da los ist. Zu dumm, dass wir unter solchen Umständen keine Einzelzellableitungen machen können – anzunehmen ist, dass die Spiegelneuronen dieser Tiere verrückt spielen. Darwin, so zeigte sich, hatte sich geirrt: Orang-Utans, insbesondere diese, die in der Obhut von Menschen aufgewachsen waren, bestehen den Test.[6] Verblüffenderweise bestehen die meisten Gorillas ihn nicht, mit Ausnahme von einigen wenigen, die in einem förderlichen menschlichen Umfeld aufgewachsen sind.

Die Tatsache, dass der soziale Kontext für die Entwicklung selbstreflektorischer Fähigkeiten entscheidende Bedeutung hat, ist vielsagend. Isolation scheint die Fähigkeit zur Entwicklung von Selbsterkenntnis zu behindern; ein reiches soziales Umfeld befördert sie. Worin besteht der Hauptunterschied zwischen den beiden Umgebungen? Genau: In der Anwesenheit *anderer* – den beständigen Beziehungen und Austauschen, die man mit anderen Individuen pflegen muss. Spiegelneuronen feuern, wenn wir die Handlungen anderer beobachten und wenn wir dieselben Handlungen durchführen. Kurz: Wenn wir (und Menschenaffen) andere anschauen, finden wir beide: sie *und uns selbst*. Die Verknüpfung zwischen sozialer Umgebung und einem Sinn für das eigene Selbst drängt sich nahezu auf.

Wenn dem so ist, würden wir vielleicht erwarten, dass auch andere hoch kommunikative Tierarten mit sozialen Fertigkeiten im Spiegeltest Anzeichen von Selbsterkenntnis aufweisen sollten. In der Tat scheinen Delfine über Selbsterkenntnis zu verfügen, obschon es schwierig ist, Tests, in denen es um das Erkennen von Markierungen am eigenen Körper geht, bei Tieren zu beurteilen, die nicht über Gliedmaßen verfügen. Einer Studie aus jüngster Zeit zufolge verbringen Delfine, wenn man ihnen verschiedene Körperteile markiert hat, mehr Zeit vor einem großen Unterwasserspiegel als wenn sie unmarkiert dahinschwimmen. Auch schienen die Delfine ihren Körper in einer Weise zu drehen und zu wenden, dass man annehmen könnte, sie versuchten einen Blick auf ihre Markierungen zu erhaschen. In Anbetracht des Ausmaßes an Imitations- und Empathieverhalten, das man mit Delfinen assoziiert, scheinen die Beweise für eine gewisse Form von Selbsterkenntnis bei diesen Tieren einmal mehr die Verknüpfung zwischen Imitation, Empathie und einem Bewusstsein für das eigene Selbst zu suggerieren.[7]

Auch Elefanten sind mit komplexem Sozialverhalten und der Fähigkeit zur Empathie in Verbindung gebracht worden. Verfügen Elefanten über Selbsterkenntnis? Eine frühe Studie ließ vermuten, dass dem nicht so ist. Nun ist das Testen von Elefanten mit Hilfe des Spiegeltests aus rein praktischen Gründen kein ganz einfaches Unterfangen. Schließlich ist dazu ein sehr, sehr großer Spiegel vonnöten! In einer Studie aus jüngster Zeit mit einem Spiegel von zweieinhalb Metern Höhe, der überdies elefantensicher war, gelang Wissenschaftlern dann aber doch der Nachweis, dass Elefanten sich im Spiegel offenbar selbst erkennen.

Die bei Primaten, Delfinen und Elefanten – Arten, die sich in ihrer Evolution vor sehr langer Zeit von der unseren getrennt haben – nachgewiesene Fähigkeit, sich in einem Spiegel selbst zu erkennen, verweist auf eine konvergente Evolution, die mit großer Wahrscheinlichkeit auf die Interaktion zwischen biologischen und umweltbedingten Faktoren zurückzuführen ist.[8] Höchstwahrscheinlich sind die hoch entwickelten sozialen Fertigkeiten, die diese Linien an den Tag legen, Ausdruck sowohl der biologischen Prädisposition als auch der Rolle, die Erfahrung bei der Ausformung von Verhalten spielt. Tatsächlich haben alle diese Tiere ausgeprägte Mutter-Kind-Beziehungen, die über einen langen Zeitraum hinweg wirken. Wie ich bereits früher in diesem Kapitel bemerkt habe, hat das reziproke Imitieren zwischen Eltern und Kind sehr wahrscheinlich eine Schlüsselfunktion bei der erfahrungsvermittelten Gestaltung des Spiegelneuronensystems. Vielfältige und intensive Mutter-Kind-Interaktionen könnten einer der Faktoren sein, die bei Primaten, Delfinen und Elefanten eine konvergente Evolution zu einem ausgeformten Spiegelneuronensystem und einem Bewusstsein für das eigene Ich begünstigt haben.

Natürlich ist der Spiegeltest ausgiebig bei Kindern eingesetzt worden, ohne Narkose versteht sich. Stattdessen lassen sich die Untersuchenden irgendwelche Ablenkungstricks einfallen oder warten, bis das Kind eingeschlafen ist, um ihm die Markierung beizubringen. Die Ergebnisse dieser Studien sind faszinierend.

Ab etwa einem Jahr können Kinder unglaublich lange Zeit vor dem Spiegel verbringen, fallen jedoch mit schöner Regelmäßigkeit bei dem Test durch. Für die Kinder scheint es genau wie für Affen so, als sei das im Spiegel reflektierte Bild nicht ihr eigenes, sondern das Bild eines anderen Kindes, mit dem sie spielen können, berichten Julian Keenan, Gordon Gallup und Dean Falk in ihrem Buch *Das Gesicht im Spiegel*.

Gegen Ende des zweiten Lebensjahres holen die Kinder auf und zeigen mit großer Beständigkeit Verhalten, das eine Auseinandersetzung mit der Markierung reflektiert. Und neben diesem Verhalten nehmen auch Verhaltensweisen zu, die deutlich machen, dass sich bei ihnen allmählich soziales Empfinden Bahn bricht. Zum Beispiel zeigen die Kinder in diesem Alter die ersten Anzeichen von Verlegenheit.[9] Verlegenheit setzt zumindest ein rudimentäres Gefühl für soziale Normen voraus, das sich aus dem täglichen Umgang mit anderen Menschen ergibt. Wenn Kinder verlegen sind, dann sind sie es in Gegenwart anderer Menschen.

Wie im Vorhergehenden gezeigt ist es ziemlich wahrscheinlich, dass Spiegelneuronen bereits sehr früh im Leben bei jeder Art von sozialem Kontakt eine wichtige Rolle spielen, angefangen mit dem ersten Wechselspiel des Kindes mit Mutter und Vater. Wenn ich richtig mit der Vermutung liege, dass soziale Interaktionen die Fähigkeit formen, ein Gefühl für das eigene Ich zu entwickeln, wie es die verhaltensphysiologischen Befunde an Tieren ebenso wie bei Menschen nahelegen, dann ist es wahrscheinlich, dass Spiegelneuronen auch an der Entwicklung von Selbsterkenntnis beteiligt sind. Lassen Sie uns die Daten aus der Gehirnforschung näher beleuchten, die für diese Hypothese sprechen.

Ein anderes Selbst

Vor einigen Jahren erklärte Lucina Uddin, eine Doktorandin der Psychologie an der UCLA, sie wolle funktionelle Kernspintomografie und transkranielle Magnetstimulation parallel einsetzen, um die neuronalen Korrelate der Fähigkeit zur Selbsterkenntnis besser zu verstehen. Sie hatte bereits im Labor von Eran Zaidel eine Reihe von Vorexperimenten durchgeführt. Zaidel war einer der ersten Wissenschaftler, die sich mit den neuronalen Korrelaten des Selbst befasst haben. Zusammen mit seiner Frau Dahlia und beider Mentor Roger Sperry untersuchte er, wie die beiden Hirnhälften Gesichter erkennen, und er fing damit an bei Patienten, bei denen die beiden Hemisphären *getrennt* worden waren, um in extrem schweren Fällen von Epilepsie Abhilfe zu schaffen.

Der Neurochirurg, der dieses Verfahren – genauer: die Durchtrennung des Balkens oder Corpus callosum – Anfang der Sechzigerjahre erstmals bei Epileptikern angewandt hatte, war Joe Bogen. Der Balken ist ein sehr großes Bündel aus Nervenfasern, die die rechte und die linke Hirnhälfte miteinander verbinden. Indem er den Balken durchtrennte, verhinderte er sozusagen »die Ausbreitung« der epileptischen Aktivität von ihrem Ursprungsort irgendwo in der einen Hirnhälfte auf die andere Hirnhälfte. Die Methode half den Patienten tatsächlich. Bogen durchtrennte auch die vordere und die hintere Querbahn oder Kommissur – zwei weitere, sehr viel kleinere Bündel von Nervenzellfortsätzen, die ebenfalls die beiden Hemisphären miteinander verbinden. Praktisch gesehen hatten diese Patienten damit nun zwei getrennte Hirnhälften, und man bezeichnete sie im englischen Sprachgebrauch als »Split-Brain«-Patienten. Zur selben Zeit begann Roger Sperry, der damals am California Institute of Technology in Pasadena arbeitete, an Bogens Patienten mit einer systematischen Untersuchung zu den psychologischen Funktionen der beiden einzelnen Hirnhälften. Für diese Studien erhielt er später den Nobelpreis für Physiologie und Medizin.

Das Experiment, das Sperry und die beiden Zaidels an diesen Patienten mit durchtrennten Kommissuren durchführten, machte sich die Tatsache zunutze, dass aufgrund der anatomischen Organisation des optischen Systems jeder optische Reiz, der im *linken* Gesichtsfeld wahrgenommen wird, in der *rechten* Hemisphäre verarbeitet wird und umgekehrt. Sie präsentierten den Patienten jeweils in einem der beiden Gesichtsfelder – und damit jeweils einer der beiden Gehirnhälften – eine Reihe von optischen Reizen. Unter anderem ließen sie die Patienten ihr eigenes Gesicht betrachten. Die gängige Lehrmeinung seinerzeit lautete, dass nur die linke Hemisphäre imstande sein dürfte, das eigene Gesicht zu erkennen, denn sie ist die Hemisphäre mit der weiter entwickelten Sprachfertigkeit. Diese Überlegung basierte auf der Annahme, dass man, um das eigene Gesicht zu erkennen, den ganzen Vorgang (zumindest innerlich) verbalisieren muss. Sperry und die beiden Zaidels entdeckten jedoch, dass beide Hemisphären imstande waren, das eigene Gesicht zu identifizieren und kippten damit die allgemein gehegte Überzeugung, dass nur die linke Hemisphäre die Erkennung des eigenen Selbst leisten könne.[10]

Bei ihrer Arbeit in Zaidels Labor hatte Lucina Uddin dasselbe Thema mit einem etwas abgewandelten Ansatz untersucht, einem Ansatz, den der Kognitionswissenschaftler Julian Keenan von der Harvard University entwickelt hatte. Die optischen Reize, die sie entweder dem linken oder dem rechten Gesichtsfeld anbot, waren ebenfalls Gesichter – gewissermaßen. Eigentlich handelte es sich um eine Reihe von per Computer erzeugten Fotomontagen, bei der das Gesicht des Patienten mit einem anderen Gesicht in Zehnprozentschritten stufenweise vom hundertprozentig eigenen bis zu einem hundertprozentig fremden verschmolzen worden war. (Man bezeichnet diese Transformationstechnik als »Morphing«). Aufgabe des Patienten war dann zu beurteilen, ob das gezeigte Bild mehr vom eigenen oder mehr vom anderen Gesicht hatte. Obschon sich dieser Ansatz von Sperrys ursprünglicher Studie sehr unterscheidet, waren Lucinas Ergebnisse den seinen sehr ähnlich, und deuteten ebenfalls darauf hin, dass die linke und die rechte Hemisphäre das eigene Gesicht gleich gut zu erkennen vermögen.[11]

Daran anknüpfend wollte sie nun in meinem Labor eine Reihe anderer experimenteller Methoden anwenden, um die Beziehung zwischen Selbst und Gehirn zu untersuchen, alles im Dienste derselben grundsätzlichen Frage: Welche Hirnregionen sind für das Erkennen des eigenen Selbst entscheidend? Der logischste Ansatz bestand für sie in einem ähnlichen experimentellen Ansatz wie bei ihrem Versuch mit den ineinander transformierten Gesichtern, in diesem Fall allerdings an gesunden Freiwilligen. Mittels funktioneller Kernspintomografie wollte sie dann schauen, wie die verschiedenen Hirnareale durch eine solche Abfolge an abgewandelten Porträts aktiviert wurden. Sie hatte sich vor allem deshalb an uns gewandt, weil wir als Abteilung für bildgebende Verfahren bereits mit ihrem Betreuer, Eran Zaidel, zusammengearbeitet hatten. Wie dem auch sei, an Spiegelneuronen hatte sie dabei jedenfalls nicht gedacht – ich hingegen schon.

Die entwicklungsphysiologischen Befunde im Hinblick auf das Erkennen des eigenen Selbst und das Imitationsverhalten machten vor dem Hintergrund unserer Hypothese, dass Spiegelneuronen durch die Wechselbeziehung zwischen dem Selbst und anderen (Baby lächelt, Mutter auch) geformt werden, deren Beteiligung an unserer Fähigkeit zur Selbsterkenntnis durchaus wahrscheinlich. Ich war kein Fachmann für Selbstbewusstsein, aber ich konnte einen brauchen, um mit meinen Experimenten voranzukommen. Lucina war die ideale Besetzung für diese Rolle: Sie wusste so gut wie alles, was es zum Thema »das Selbst und das Gehirn« zu wissen gab – angefangen von den evolutionären Aspekten bis hin zur Entwicklungsphysiologie, von den entsprechenden philosophischen Fragestellungen bis hin zu den spärlichen Daten, die damals verfügbar waren. Das Einzige, was ihr fehlte, war ein hinreichendes Wissen um bildgebende Verfahren. Damit konnte ich nun wieder dienen, also ergriff ich die Gelegenheit beim Schopf und wurde zum Zweitbetreuer für ihre Dissertation. Ich hoffe, dass Lucina am Ende ihrer Promotion von mir etwas über bildgebende Verfahren am Gehirn gelernt haben wird, denn ich kann definitiv sagen, dass ich von ihr etwas über das Selbst gelernt habe.

Eines der Probleme, die es zu lösen gilt, wenn man ein Experiment zum Thema Selbsterkenntnis anlegt, ist die Tatsache, dass wir unser eigenes Gesicht im Regelfalle mehrmals täglich anschauen. Unser Gesicht ist uns zutiefst vertraut, obwohl es sich mit den Jahren ständig ändert. Daher müsste jeder andere im Experiment verwendete Reiz der Versuchsperson ebenso vertraut sein, sonst würden wir Gefahr laufen, dass unsere Ergebnisse am Ende mehr mit Änderungen des Vertrautheitsgrades zu tun haben als mit der Selbsterkenntnis.

Frühere Forscher auf diesem Gebiet hatten dieses Problem erkannt und gelöst, indem sie für die fremden Gesichter, Porträts von berühmten Persönlichkeiten nahmen: Marilyn Monroe, Albert Einstein, Bill Clinton. Fast jeder Erwachsene in der westlichen Welt kennt diese Gesichter. Die typische Versuchsperson für das Labor aber – ein Student oder Doktorand – verbringt wenig Zeit mit diesen Menschen, für sie haben die Gesichter demnach wenig soziale Bedeutung. Ihre eigenen Gesichter hingegen müssten einen hohen sozialen Bedeutungswert haben. Für jeden von uns, nicht nur für die Versuchspersonen in diesen Tests, ist unser Gesicht mehr als das, was uns aus dem Spiegel entgegenblickt. Es ist auch das Gesicht, das Leute zu sehen bekommen, die mit uns zu tun haben, das Gesicht, dass ihnen unsere Emotionen mitteilt. Einer der Gründe dafür, dass Leute so viel Wert auf ihre Erscheinung und insbesondere auf die ihres Gesichtes legen, ist dessen hohe soziale Wertigkeit oder Valenz, wie wir das nennen. Aus diesem Grund führte Lucina bei ihrem Experiment zur Selbsterkenntnis ein neues Element ein: Das fremde Gesicht war nicht das vertraute, aber sozial irrelevante Gesicht irgendeiner Berühmtheit, sondern ein vertrautes Gesicht von hoher sozialer Relevanz: Der beste Freund/die beste Freundin der Versuchsperson. Ich glaube, dass diese Idee letztlich der Schlüssel zum Erfolg von Lucinas Experimenten war.

Ich erinnere mich noch genau an meinen ersten Blick auf ihre Ergebnisse – die Unterschiede in der Gehirnaktivität, wenn die Personen die Bilderfolge ansahen, auf der sich ihr eigenes Gesicht allmählich in das des Freundes verwandelte: Ich war perplex. Die beiden Areale, die bei der Betrachtung des eigenen Gesichts stärker hervortraten als beim Anblick der befreundeten Person – einer im Stirnlappen, einer im Scheitellappen der rechten Hemisphäre –, sind zugleich die Spiegelneuronenareale dieser Hirnhälfte. Lucina hatte eine wunderschöne Darstellung des kompletten Spiegelneuronensystems der rechten Hemisphäre geliefert (Abbildung 1, Seite 72). Ein paar Wochen nachdem ich diese wunderbaren Ergebnisse zu Gesicht bekommen hatte, reiste ich ans Dartmouth College, wo ich dem Lehrkörper eines Sommerkurses in Kognitions- und Neurowissenschaft, kurz Brain Camp, angehöre. Giacomo Rizzolatti war ebenfalls dort, er gehörte in jenem Jahr zu den Organisatoren. Während wir an dem gegen Ende von Kapitel 2 diskutierten Artikel über Spiegelneuronen und das Erkennen der Absichten anderer Personen arbeiteten, zeigte ich ihm eines Tages Lucinas Ergebnisse.

»Was glaubst du, was das ist?«, fragte ich ihn.

»Das ist definitiv das komplette Spiegelneuronensystem der rechten Hemisphäre. Aber ich habe eine so starke Spiegelneuronenaktivität selten nur in einer Hirnhälfte gesehen«, fügte er hinzu und wollte wissen: »Was für eine Aufgabe hat der Betreffende erfüllen müssen?«

Als ich ihm den Ansatz mit dem sich verwandelnden Gesicht erklärte, nickte er zustimmend. Die Ergebnisse erschienen ihm logisch, und mir wurde klar, dass ich keinem Hirngespinst nachjagte. Wenn es Giacomo ebenso logisch erschien wie mir, und das, obwohl wir über das Thema Spiegelneuronen im Zusammenhang mit Selbsterkenntnis noch nie zuvor geredet hatten, war das ein gutes Zeichen. Doch warum sollten unsere Spiegelneuronenareale Stück um Stück aktiviert werden, wenn wir Stück um Stück unser eigenes Gesicht in einer Bildreihe aus Fotomontagen erkennen? Sind Spiegelneuronen nicht Zellen, die feuern, wenn wir eine Handlung ausführen oder zusehen, wie jemand anderer sie ausführt? Warum sollten sie überhaupt feuern, wenn wir ein *unbewegtes* Gesicht sehen? Die Antwort ist, glaube ich, folgende: Zu allererst weiß man sehr gut, dass das menschliche Gehirn auf statische Reize, die Bewegung implizieren, genau so reagiert, als bewegten diese Reize sich tatsächlich. Die Hauptregion im menschlichen Gehirn, die auf Bewegung reagiert (das sogenannte Areal MT – von »mittig temporal« = an der Schläfe gelegen) reagiert auch auf unbewegte Bilder von Tieren in Bewegung – rennend oder springend –, sogar auf unbewegte Bilder von Naturszenen, die Bewegung implizieren, beispielsweise von Meereswellen. In gleicher Weise reagiert das menschliche Spiegelneuronensystem auf unbewegte Bilder, die Handlungen implizieren – eine Hand mitten in einer Greifbewegung zum Beispiel.[12] Zurück zu Lucinas Experiment: Sie hatte unbewegte Bilder von Gesichtern verwendet, und man weiß, dass die Wahrnehmung eines Gesichts unweigerlich Bewegung impliziert. Es ist sehr schwer, ein Gesicht anzuschauen und nicht gleichzeitig seine Bewegungen – seine sich ständig ändernden Gesichtsausdrücke – im Kopf zu haben. Die Aktivierung von Spiegelneuronen beim Betrachten eines Gesichts ist demnach gar keine so große Überraschung.

Nun bleibt nur noch die von Lucina beobachtete Aktivitätserhöhung des Spiegelneuronensystems beim Betrachten des eigenen Konterfeis im Vergleich zum Betrachten anderer zu erklären. Wir haben gesehen, dass Spiegelneuronen – mittels eines Simulationsmechanismus – die Handlungen *anderer* auf das *Selbst* projizieren. Sie machen den anderen zum »zweiten Selbst«, wie Gallese sagt. Wenn wir unser eigenes Gesicht anblicken, betrachten wir genau genommen, wie ein Selbst einem anderen Selbst in die Augen schaut. Das »wahrgenommene Selbst« ist das auf dem Bild, das »wahrnehmende Selbst« ist dasjenige, welches das Bild betrachtet. Spiegelneuronen im Gehirn des »wahrnehmenden Selbst« verarbeiten das »wahrgenommene Selbst« als das andere und projizieren dieses andere wiederum auf das eigene Selbst. Nun aber gehören jene mitassoziierten Gesichtsausdrücke des »wahrgenommenen Selbst« bereits zum motorischen Repertoire des »wahrnehmenden Selbst«. Damit wird der von den Spiegelneuronen geleistete Simulationsprozess extrem erleichtert und führt zur Aktivitätsverstärkung im menschlichen Spiegelneuronensystem.

Diese Erklärung erschien mir sehr logisch, und so haben wir sie naturgemäß in dem Artikel über Lucinas Forschungsergebnisse vorgestellt.[13] Dennoch hielt ich es für wichtig, unsere Hypothese noch auf direktere Weise zu testen. Schließlich dürfen wir nicht vergessen, dass die Daten, die wir aus der funktionellen Kernspintomografie erhalten, immer nur Korrelationsdaten sind. Sie haben uns nichts darüber verraten, ob zwischen der Aktivierung jener Hirnbereiche und der Fähigkeit zur Selbsterkenntnis wirklich eine kausale Verknüpfung besteht. Ein wirksames Instrument zur Untersuchung der kausalen Verknüpfung zwischen einer Gehirnregion und einer bestimmten Funktion ist, wie wir gesehen haben, die transkranielle Magnetstimulation. Die vorübergehende Ausschaltung der Hirnaktivität in einer umgrenzten Region zeigt, ob diese Region für die von den Versuchspersonen zu lösende Aufgabe erforderlich ist oder nicht. Als Lucina mit ihren fMRT-Experimenten fertig war, beschlossen wir daher, mittels transkranieller Magnetstimulation nachzusehen, ob die aktivierten Bereiche wirklich für die Fähigkeit zur Selbsterkenntnis nötig waren.

Durchs Selbst gezappt

Lucina nahm erneut Kontakt zu ihren Versuchspersonen aus den Experimenten mit den Porträtreihen auf, und die meisten willigten ein, sich noch einmal, dieses Mal mittels Kupferspule, untersuchen zu lassen. Wie wir gerade gesehen haben, hatte sich in ihren ersten Experimenten ergeben, dass zwei Areale in der rechten Hemisphäre sowohl »Spiegelneuronenterritorium« als auch höchst aktive Akteure der Selbsterkennung waren. Welches davon sollte sie bei dieser neuen Versuchsreihe ins Visier nehmen? Um sich diese Frage zu beantworten, suchte sie in der Literatur nach den sehr seltenen Fällen, in denen neurologische Patienten Probleme haben, ihr eigenes Gesicht im Spiegel zu erkennen. Wir bezeichnen dies als eine Form von Gesichtsblindheit. Wenn diese Patienten sich selbst im Spiegel sehen, wen oder was erblicken sie dann? Jemand anderen (sozusagen)! Eine Patientin sprach von einer anderen Person, die genauso aussehe wie sie selbst. Eine zweite beschrieb ein junges Mädchen, das aussehe, wie sie selbst, ein dritter Patient sah sein Double. Und ein vierter schließlich sah nur jemanden, der ihm ständig auf den Fersen war. Im Übrigen waren diese Patienten völlig imstande, andere Menschen im Spiegel zu erkennen, und sie waren imstande, den Spiegel richtig einzusetzen – beispielsweise beim Kämmen. Woran es haperte, war lediglich die Fähigkeit, sich selbst darin zu erkennen.

Bei keinem der vier Patienten ließ sich aus den Hirnläsionen unmissverständlich eine einzelne Region herausdeuten, die für die Störung der Selbsterkennung verantwortlich sein könnte. Bei allen war jedoch die rechte Hemisphäre stärker betroffen als die linke, und innerhalb der rechten eher Hirnregionen, die weiter hinten, dem Scheitellappen zu, lagen.[14] Die in Lucinas Experimenten ausgewiesene Region im Scheitellappen trägt die Bezeichnung Gyrus supramarginalis und liegt anatomisch sehr nahe an den Läsionen dieser Patienten und schien damit der wahrscheinlichere Kandidat für eine Rolle bei der Erkennung des eigenen Gesichts.

Kein Gehirn gleicht in Größe, Form und Innenstruktur einem anderen hundertprozentig, auch sieht die Aktivierung derselben Hirnregion bei verschiedenen Personen niemals genau gleich aus. Mithilfe der Daten aus den fMRT-Experimenten und dem in Kapitel 3 beschriebenen System der rahmenlosen Stereotaxie zur Platzierung der Magnetspule über der Schädeldecke ließ sich jedoch bei jedem der Patienten die Zielregion präzise stimulieren. Diese Region hat in etwa eine Fläche von einem Quadratzentimeter. Lucina entschied sich für die wiederholte Stimulierung mit geringer Frequenz, die, einfach ausgedrückt, mit einer Pulsfolge von einem magnetischen Impuls pro Sekunde über eine Spanne von im Regelfall zwanzig Minuten die Zielregion lahmlegt und so vorübergehend – für etwa eine halbe Stunde nach Beendigung der Reizfolge – die Aktivität der Neuronen in der Zielregion, in diesem Fall von Neuronen, die aktiv an der Erkennung des eigenen Gesichts beteiligt sind, drosselt.[15] Die theoretische Vorhersage lag auf der Hand: Wenn die Aktivierung dieses Areals für die Fähigkeit zur Selbsterkenntnis essenziell ist, dann sollten ihre Versuchspersonen unmittelbar nach der TMS-Stimulation eine Verminderung dieser Fähigkeit aufweisen. Und genau das konnte sie beobachten: Die Leistung war beträchtlich herabgesetzt. Der Prozentsatz an »Selbst« in den Montagen musste deutlich höher sein, damit die Probanden sich selbst darin erkannten.

Natürlich war es als Kontrolle auf etwaige unspezifische Effekte der Magnetstimulation nötig, nun auch andere Hirnbereiche zu stimulieren. Die beobachtete Herabsetzung der Leistung könnte schließlich auf eine Menge Faktoren zurückzuführen sein, die mit dem Ausschalten des stimulierten Hirnareals so gut wie nichts zu tun haben. Lucina hielt sich bei diesem Kontrollexperiment an das entsprechende Areal in der linken Hirnhälfte. Da ihre ursprünglichen Befunde im Zusammenhang mit der Erkennung des eigenen Gesichts absolut keine Aktivität im linken Gyrus supramarginalis gezeigt hatten, bot sich diese Region an. Ein Ausschalten dieses Gebiets sollte die Fähigkeiten zur Selbsterkenntnis nicht beeinträchtigen, wenn doch, müssten weitere Faktoren in Betracht gezogen werden. Aber dem war nicht so. Die Leistung von Lucinas Probanden vor und nach der Ausschaltung des *linken* Gyrus supramarginalis blieb mehr oder minder unverändert und bestätigte damit, dass die durch die Stimulierung des *rechten* Gyrus supramarginalis erreichte Beeinträchtigung der Fähigkeit zur Selbsterkenntnis tatsächlich auf die Unterbrechung per TMS zurückzuführen war. Zwar hatten frühere Untersuchungen von Lucina und anderen, allen voran Julian Keenan, bereits Hinweise drauf ergeben, dass diese Hirnregion für die Fähigkeit zur Selbsterkenntnis von Bedeutung ist, doch dieses TMS-Experiment hatte zum ersten Mal recht präzise eine kausale Relation nachgewiesen zwischen einer bestimmten menschlichen Hirnregion und der Fähigkeit, sich selbst zu erkennen.[16] Hinzu kommt, dass andere Arten von neurologischen Daten diese Verknüpfung ebenfalls belegen. Man weiß seit Langem, dass Patienten mit Läsionen in der rechten Hirnhälfte ein neurologisches Phänomen entwickeln können, das man als Asomatognosie bezeichnet. Diese Patienten erkennen bestimmte Körperteile, einen gelähmten Arm oder eine gelähmte Hand zum Beispiel, nicht mehr als ihre eigenen. Sie glauben fest, dass dieses Glied das eines ihrer Angehörigen ist. Bei einem Vergleich der Lokalisation von Läsionen bei Patienten mit Schädigungen der rechten Hemisphäre mit und ohne Asomatognosie stellte der Neurologe Todd Feinberg fest, dass alle Patienten mit dieser Störung Läsionen im Gyrus supramarginalis aufwiesen, bei Patienten ohne diese Störung hingegen gab es diese Läsionen in keinem Fall.[17]

Natürlich können weder Lucinas Arbeiten mit transkranieller Magnetstimulation und bildgebenden Verfahren noch irgendeine andere nicht invasive Methode mit Sicherheit zeigen, dass es ausgerechnet Spiegelneuronen sind, die beim Erkennen der eigenen Person aktiviert werden, und dass es auf die *Störung ihrer Aktivität* zurückzuführen ist, wenn die Selbsterkennung nicht funktioniert. Diese Techniken verfügen einfach nicht über eine Auflösung, die Aussagen auf dem Niveau der Einzelzelle möglich macht. Aber, wie wir in Kapitel 2 gesehen haben, ist das von Lucina stimulierte Areal eines, das zweifelsfrei über Spiegelneuroneneigenschaften verfügt. Ich habe bereits ein paar Seiten früher die Überzeugung vertreten, dass Spiegelneuronen früh im Leben durch die Interaktionen zwischen Selbst und anderen (Baby lächelt, Mutter erwidert das Lächeln) geformt werden. Spiegelneuronen bilden eine elementare Verknüpfung zwischen eigenem und fremdem Selbst. Ich würde sogar so weit gehen zu sagen, dass sich in den Spiegelneuronen Selbst und anderer in ähnlicher Weise vermischen wie die beiden Gesichter in den transformierten Porträtreihen. Das hinlänglich demonstrierte »Interesse« von Spiegelneuronen am anderen muss auf irgendeine Weise auch Interesse am Selbst schüren. Lucinas Befunde sind ein empirischer Beleg, der diese Vorstellung in höchstem Maße stützt. Ihre Ergebnisse zeigen die biologischen Wurzeln von Intersubjektivität auf. Leider haben uns die durch und durch individualistischen philosophischen und ideologischen Positionen, wie sie vor allem die westliche Kultur durchdringen, blind gemacht für das zutiefst intersubjektive Wesen unserer Gehirne, und ich glaube, dass die neurowissenschaftliche Arbeit an Spiegelneuronen dies beweisen wird. Die theoretischen Konsequenzen dieses so entscheidend wichtigen Aspekts unserer Gehirne will ich im letzten Kapitel genauer untersuchen.

Wie abstrakt aber ist die Beziehung zwischen Spiegelneuronen und Selbst? Ein anderer Mitarbeiter in meinem Labor, Jonas Kaplan, hat ein Experiment mit bildgebenden Verfahren entworfen, um zu testen, ob die menschlichen Spiegelneuronenareale auch bei einer Aufgabe aktiviert werden, bei der als Medium zum

Erkennen des eigenen Selbst die Stimme der Versuchspersonen diente. Jonas verfügt über eine solide kognitionswissenschaftliche und philosophische Vorbildung, hinzu kommt ein lebhaftes Interesse an östlichen Philosophien. Auch hat er jede Menge Begabungen, unter anderem spielt er Sitar, vor allem indische Musik, aber auch in einer Rockband. Von Lucinas Experiment nicht minder beeindruckt als jeder andere im Labor, wollte Jonas sehen, ob die Areale, die Lucina bei ihren Experimenten zur Selbsterkennung mit einem optischen Reiz – dem Anblick von Gesichtern – identifiziert hatte, auch zwischen der eigenen Stimme einer Versuchsperson und der von jemand anderem unterscheiden würden. Wenn dies der Fall sein sollte, so Jonas, würde es dafür sprechen, dass diese Hirnareale sich mit relativ abstrakten Repräsentationen des Selbst befassten.

Für seine Studie folgte er Lucinas Vorbild und wählte die Stimme des besten Freundes der Versuchsperson für den Vergleichstest. Allerdings gab es dabei einen Riesenhaken: Es gibt keine Möglichkeit, Stimmmontagen anzufertigen. In Anbetracht dessen beschloss Jonas eine Kombination aus fototechnisch nicht verfremdeten Bildern und nicht verfremdeten Stimmen zu verwenden. Die Versuchspersonen betrachteten ihre eigenen Konterfei und hörten ihre eigene Stimme, dann betrachteten sie das Porträt des Freundes und hörten dessen Stimme. Guter Plan, aber Jonas musste noch ein weiteres Problem lösen: Die altbekannte Tatsache nämlich, dass der Klang unserer Stimme, die wir vernehmen, wenn wir selbst sprechen, sich gewaltig von unserer auf Band aufgenommenen Stimme unterscheidet. Die physiologische Ursache dafür hat damit zu tun, dass unsere Stimme beim Sprechen nicht nur durch die Luft, sondern auch durch Körpergewebe, Knochen zumeist, übertragen wird. Also filterte Jonas die aufgenommenen Stimmen so, dass die Stimmen auf Band und die Live-Stimmen sehr ähnlich klangen. Sehr ausgeklügelt.

Warum war Jonas so wild darauf herauszufinden, ob die Spiegelneuronen des Menschen bei Aufgaben aktiviert wurden, bei denen zur Selbsterkennung beides, Gesicht und Stimme verwendet werden? Sie erinnern sich vielleicht daran, dass die Spiegelneuronen bei Affen auf Geräusche ansprechen – bei den in Kapitel 1 beschriebenen Experimenten waren diese »Handlungsgeräusche« mit beobachteten Handlungen wie dem Aufbrechen einer Erdnuss, dem Zerreißen eines Stück Papiers assoziiert. In Kapitel 3 habe ich darüber berichtet, dass Experimenten mit bildgebenden Verfahren und andere Versuche gleichermaßen Hinweise darauf erbracht haben, dass Menschen auch im Hinblick auf Lautäußerungen Spiegelphänomene aufweisen. Spiegelneuronen sind also eindeutig multimodal und reagieren sowohl auf visuelle als auch auf akustische Reize. Wir würden daher erwarten, dass die bei Lucinas Fotomontageexperimenten zum Phänomen der Selbsterkenntnis aktivierten Spiegelneuronenbereiche auch bei Jonas' ganz ähnlichem Experiment mit Stimmen ansprechen sollten. Täten sie das nicht, wäre dies schwer in Einklang zu bringen mit der Hypothese, dass Spiegelneuronen für unsere Fähigkeit, uns selbst zu erkennen, von Belang sind.

Ich freue mich verkünden zu können, dass die Areale taten, was wir von ihnen erwarteten. Areale, die durch den Anblick von Bildern mit dem eigenen Porträt darauf aktiviert werden, wurden auch aktiviert, wenn man den Versuchspersonen ihre Stimmen vorspielte. Das zeigt, dass in Spiegelneuronen verschiedene »auf das Selbst bezogene« Reize kodiert sind, und unterstreicht ihre Bedeutung für Phänomene der Selbsterkenntnis (relativ abstrakter Repräsentationen dieses Selbst noch dazu).

Zwei Seiten derselben Medaille

Wir haben an Tierstudien gesehen, dass die Entwicklung eines Sinns für das eigene Ich durch die Vielfalt an sozialen Kontakten erleichtert wird. Aus entwicklungsphysiologischen Untersuchungen wissen wir, dass Selbsterkenntnis in der Entwicklung mit gewissen Formen von Sozialverhalten korrespondiert, zum Beispiel mit dem Imitieren anderer und mit dem Ausdruck sozial orientierter Emotionen wie Verlegenheit. Schließlich haben wir soeben erfahren, dass Areale des menschlichen Gehirns, von denen man weiß, dass sie über Spiegelneuroneneigenschaften verfügen, bei Aufgaben aktiviert werden, in denen es um das Erkennen des eigenen Selbst in Bild und Klang geht, und dass die vorübergehende Ausschaltung dieser Regionen mittels transkranieller Magnetstimulation unsere Fähigkeit zur Selbsterkenntnis empfindlich zu stören vermag. All diese Ergebnisse, dazu die theoretischen Erwägungen, die wir zu Beginn des Kapitels diskutiert haben, lassen vermuten, dass Spiegelneuronen wichtig sind für meine Analogie von den zwei Seiten der Medaille, bei der die eine Seite das eigene Selbst ist, die andere das fremde Selbst.

Der Versuch, die beiden Seiten einer Medaille oder Münze voneinander zu trennen, ist relativ sinnlos. Man hätte am Ende kein Geldstück, sondern ein Stück wertloses Metall. Leider wird die westliche Kultur von einem individualistisch-solipsistischen Denkansatz getragen, der die komplette Trennung zwischen Selbst und Nichtselbst von jeher als unverrückbar gegeben angenommen hat. Wir sind so in dieser Vorstellung gefangen, dass uns jede Überlegung zu einer Wechselbeziehung zwischen Selbst und anderen nicht nur widerstrebt, sondern schwierig bis unmöglich zu akzeptieren scheint. Dieser allgemein verbreiteten Sichtweise zum Trotz vereinen Spiegelneuronen eigenes und fremdes Selbst. Ihre neuronale Aktivität erinnert uns an jene bereits diskutierte *primäre* Intersubjektivität,[18] die frühen interaktiven Fähigkeiten eines Babys, die sich in der Beziehung zwischen Mutter und Kind beziehungsweise Vater und Kind weiterentwickeln. Werden Spiegelneuronen durch diese primäre Intersubjektivität gebildet und geformt? Ich glaube ja. Obwohl es wahrscheinlich ist, dass manche Spiegelneuronen bereits sehr früh im Leben ihre Arbeit tun und die allerersten

Interaktionen erleichtern, so glaube ich doch, dass der größte Teil unseres Spiegelneuronensystems durch Monate und Jahre solcher Interaktionen geformt werden. Besonders wahrscheinlich ist, wie wir am Beispiel des Lächelns gesehen haben, dass die Ausformung der Spiegelneuronen im Gehirn eines Babys durch reziprokes Imitieren geschieht. Wenn Spiegelneuronen in unserem Gehirn wirklich durch die koordinierte Aktivität von Mutter, Vater und Baby geformt werden, dann sind diese Zellen nicht nur die Verkörperung einer Synthese aus eigenem Selbst und fremdem Selbst, sondern wird diese Verkörperung obendrein zu einer Zeit verankert, in der das Baby noch ein eher diffuses *Wir*gefühl (Mutter-Baby, Vater-Baby) empfindet als einen Sinn für ein unabhängiges *Selbst*, das heißt bevor das Baby imstande ist, den Spiegeltest zu bestehen. Aus diesem primären *Wir* heraus gelangt das Baby jedoch langsam aber sicher dahin, das fremde Selbst ganz anstandslos und unmittelbar und natürlich völlig ohne jedwede komplexeren Schlussfolgerungen als solches wahrzunehmen. Im Weiteren formt sich dann bei ihm ein reguläres Empfinden für das eigene und für das fremde Selbst. Wie? Mithilfe einer speziellen Sorte von Spiegelneuronen, die ich als Superspiegelneuronen bezeichne. Wir werden uns diese Zellen in Kapitel 7 genauer ansehen. Das ganze Leben hindurch aber bleibt die Aktivität von Spiegelneuronen die neuronale Verankerung jenes *Wir*gefühls, zu dem beide, eigenes Selbst und fremdes Selbst, gehören.

Kapitel 6

Zerbrochene Spiegel

Babyspiegel

Wie ich auf den ersten Seiten dieses Buches berichtet habe, hatten Giacomo Rizzolatti und seine Kollegen von der Universität Parma mit ihren Experimenten an Makaken zu den neurophysiologischen Grundlagen der Bewegungskontrolle hauptsächlich deshalb begonnen, weil sie hofften, irgendeinen Durchbruch zu erreichen, dank dessen man Menschen nach einer Hirnschädigung helfen könnte, ihre motorische Kontrolle wiederzuerlangen. Sie hatten nach Spiegelneuronen weder gesucht noch überhaupt damit gerechnet, welche zu finden. Aber gefunden haben sie sie, und ihre Entdeckung nährt nun ein ganzes Meer an Hoffnungen. Je mehr Hinweise sich auf die Rolle von Spiegelneuronen im Zusammenhang mit sozialem Lernen und Sozialverhalten fanden, umso mehr begannen wir, uns einem der großen Träume der Neurowissenschaft hinzugeben: der Hoffnung, dass unsere Forschung uns mehr über Störungen des Sozialverhaltens – beispielsweise über Autismus – lehren wird, und wir daraus wirksame Behandlungen werden ableiten können.

Zu verstehen, wie Spiegelneuronen sich früh im Leben entwickeln, ist ohne Frage von großer Bedeutung im Zusammenhang mit Entwicklungsstörungen. Eine davon ist der Autismus, von dem ungefähr eines von tausend Kindern betroffen ist. Diagnostiziert wird Autismus im zweiten Lebensjahr, dann, wenn sichtbar wird, dass ein Kind schwere Defizite in seinem sozialen Verhalten aufweist. Inzwischen befassen sich mehrere Labors mit der These, dass für die Entstehung von Autismus ein Versagen des Spiegelneuronensystems verantwortlich sein könnte, und manche Wissenschaftler beschäftigen sich bereits mit der Frage, was das für eine mögliche Behandlung heißen würde. Eine der Strategien, die man in Betracht zieht und die aufgrund der Beweislage relativ naheliegt, könnte darin bestehen, bei der Behandlung einen Schwerpunkt auf das Imitationsverhalten zu legen. Tatsächlich gibt es bereits wissenschaftliche Berichte, die zeigen, dass sich solche imitationsbasierten Behandlungsstrategien positiv auswirken. Das ist ungemein aufregend, was wohl der Grund dafür ist, dass ich mir hier gerade selbst vorgreife. Zuerst sollte ich erklären, was wir über Spiegelneuronen und eine reguläre Entwicklung wissen – oder zumindest spekulieren, denn allzu viele empirische Daten gibt es bislang noch nicht –, dann die Daten diskutieren, die für eine Funktionsstörung des Spiegelneuronensystems bei Autismus sprechen, und mich schließlich mit verheißungsvollen neuen Therapiemöglichkeiten befassen.

Wir haben in Kapitel 2 gesehen, dass Säuglinge gewisse elementare Gesichts- und Handbewegungen zu imitieren vermögen. Basis dieser Fähigkeit zur Imitation ist vermutlich das Spiegelneuronensystem. Natürlich haben wir bei Babys keine direkte Möglichkeit, die elektrische Aktivität von Zellen auf Einzelzellebene zu messen, um diese Aussage zu beweisen (und werden sie vermutlich auch nie haben), in jüngster Zeit haben bildgebende Verfahren jedoch ein paar Ergebnisse geliefert, die das Vorhandensein von Spiegelneuronensystemen im Säuglingsgehirn belegen. Die beiden Hauptmethoden, fMRT und TMS, die wir an der UCLA verwenden, wurden nicht mit dem Gedanken an die Untersuchung von Kindern entworfen, und es ist schwierig, mit diesen Techniken bei Babys gute Versuchsergebnisse zu erzielen. Man hat es versucht, allerdings mit mäßigem Erfolg. Es gibt jedoch bildgebende Verfahren, die sich für ein kindliches Gehirn eignen, weil sie nicht erforderlich machen, dass die Kinder in einer großen Maschine still liegen, man bezeichnet diese Verfahren als »Optical Imaging«, und es handelt sich dabei um ein molekulares Verfahren zur Sichtbarmachung von zellulären Prozessen und Stoffwechselvorgängen.

Der Hauptgedanke ist einfach: Wenn wir Licht auf einen Gegenstand fallen lassen, wird ein Teil des Lichtes absorbiert, ein Teil wird reflektiert. Im Falle von Zellen verändern die physiologischen Vorgänge die Menge an Licht, die absorbiert oder reflektiert wird, dies gilt auch für das aktive menschliche Gehirn. Messen wir diese Veränderungen, während unsere Versuchsperson – das kann auch ein Baby sein – die im Experiment geforderte Aufgabe durchführt, können wir demnach die Gehirnaktivität bestimmen. Eine dieser Techniken ist die Nahinfrarotspektroskopie (NIRS), die sich Licht mit Wellenlängen um den Infrarotbereich herum zunutze macht, um die Gehirnaktivität in natürlicher Umgebung zu messen.

Bei einem dieser Experimente haben zwei japanische Hirnforscher die Gehirnaktivität bei Babys im Alter von sechs und sieben Monaten mittels NIRS untersucht.[1] Die Sensoren (auch Optoden genannt), mit denen Licht ausgesendet und aufgefangen wird, wurden mit einem weichen Haarband und einem extra für dieses Experiment angefertigten Halter auf dem Kopf des ahnungslosen kleinen Probanden, der bei Vater oder Mutter auf dem Schoß saß, befestigt. Sobald alles an seinem Platz war, ließen die Forscher die Kinder mit Spielsachen hantieren und filmten ihre Bewegungen. Anschließend verglichen sie die Gehirnaktivität in Phasen, in denen das Kind sich viel bewegt hatte, mit der in ruhigen Phasen. Damit wussten sie, welche Bereiche im Kleinkindgehirn motorische Bereiche waren. Mit dieser Information in Händen platzierten sie unmittelbar über diesen motorischen Zentren mehrere Optoden, mit denen gemessen werden sollte, ob es zu einer Aktivierung kommt, wenn die Kinder jemanden bei einer Handlung beobachteten. Wäre dem so, dann müsste dies mit größter Wahrscheinlichkeit das Werk von Spiegelneuronen sein.

In dieser rein beobachtenden Phase des Experiments bekamen die Babys drei verschiedene Bewegungssituationen zu sehen: Eine Frau, die mit einem Spielzeug hantiert, ein Spielzeug, das sich »von selbst« bewegt (der Experimentator verwendete ein langes Seil, um dies vorzutäuschen) und einen Ball, der (getreu den physikalischen Gesetzen von der Decke baumelnd) wie ein Pendel hin- und herschwang. Manche Babys beobachteten diese experimentellen Anordnungen live, andere bekamen dieselben Abläufe auf einem Bildschirm vorgespielt. Der spektroskopische Apparat lief mit, und die Experimentatoren zeichneten zudem die Bewegungen der Babys auf, wenn diese dem, was sich vor ihren Augen abspielte, zusahen. In ihrer anschließenden Analyse sparten die Experimentatoren Phasen vor besonders extensiver Bewegungsaktivität aus und achteten beim Vergleich der Versuchsbedingungen untereinander sorgsam darauf, dass nur Phasen verglichen wurden, in denen ihre kleinen Probanden ein in etwa vergleichbares Maß an eigener Bewegungsaktivität an den Tag legten. Die Wissenschaftler kontrollierten außerdem den Aufmerksamkeitsstatus und nahmen nur Sequenzen in die Auswertung, in denen die Babys konzentriert bei der Sache waren und die Stimuli das ganze Experiment hindurch beobachteten. Natürlich vermochten nicht alle dieser sechs bis sieben Monate alten Kinder sämtliche Phasen des Experiments komplett durchzustehen. Immerhin zwei Drittel aber waren dazu in der Lage, und die Ergebnisse waren äußerst aufschlussreich.

Die motorischen Areale des Gehirns wurden aktiviert, wenn die Kinder der Frau beim Spielen zusahen, nicht aber, wenn das Spielzeug von allein bewegt wurde – ein deutlicher (sehr deutlicher) Hinweis darauf, dass Spiegelneuronen bereits bei Babys sehr gut funktionieren. Außerdem wurden diese motorischen Regionen stärker aktiviert, wenn die Babys Handlungen live beobachteten, als wenn sie dem Geschehen auf Bildschirmen folgten – ein klassischer Befund der Spiegelneuronenforschung: Erinnern Sie sich daran, dass Affen beim Betrachten einer live vor ihnen ablaufenden Handlung eine starke Entladungsaktivität ihrer Spiegelneuronen aufwiesen, aber so gut wie gar keine, wenn sie dieselbe Handlung auf dem PC-Bildschirm betrachten. Bei Menschen reagieren Spiegelneuronen zwar auf Handlungen, die auf dem Bildschirm ablaufen, aber diese Reaktion ist viel weniger stark als bei live ablaufenden Handlungen. Die Beobachtungen der japanischen NIRS-Studie passten demnach bestens ins Bild.

Wenden wir uns nun Babys im Alter von einem Jahr zu, allerdings ist die Versuchsanordnung eine andere. Um diesen Aufbau zu verstehen, müssen wir wissen, dass wir Erwachsenen, wenn wir jemanden dabei beobachten, wie er einen Gegenstand bewegt – beispielsweise, ihn in ein Behältnis legt –, mit den Augen vorwegnehmen, wo der Gegenstand abgelegt werden wird. Wir blicken auf den Behälter, bevor die beobachtete Hand mit dem Spielzeug ihn erreicht. Diese Fähigkeit, mit unseren Augen »vorherzusagen«, wo ein Gegenstand von anderen Menschen hinbewegt werden wird, hat höchstwahrscheinlich mit unseren Spiegelneuronen zu tun. Warum? Wenn wir diese Dinge selbst bewegen, machen unsere Augen dasselbe: Wir schauen zu dem Behälter hin, *bevor* unsere Hand das Spielzeug hineinlegt, wir nehmen unser Handeln voraus.[2] Babys im Alter von sechs Monaten antizipieren mit ihrem Blick *nicht*, wo die Hand eines anderen etwas hintun wird. In krassem Gegensatz dazu verhalten sich Einjährige in dieser Hinsicht, als seien sie erwachsen. Und wieder hat diese Fähigkeit ihren Ursprung in Spiegelneuronen. Bewegt sich das Spielzeug dank eines experimentellen Tricks allem Anschein nach von selbst, können die Einjährigen nicht vorwegnehmen, wo es landen wird. (Erwachsene übrigens auch nicht! Wenn wir einem sich von selbst bewegenden Gegenstand zusehen, wie er auf ein Behältnis zusteuert, nehmen wir mit unseren Blicken nicht vorweg, wo er einmal landen wird.[3] Das, was wir über Spiegelneuronen wissen, sagt diese »Diskrepanz« übrigens voraus. Hält eine Hand das Spielzeug, können Spiegelneuronen eine Absicht darin »erkennen«, ohne die Hand im Bild geht das nicht.)

Mit sechs Monaten können wir noch nicht vorhersagen, wohin die Hand das Ding legen wird. Mit einem Jahr können wir es. Demnach besteht kein Zweifel daran, dass Spiegelneuronen die Handlungen anderer Menschen vorhersagen *lernen*. Diese Fähigkeit ist uns bei der Geburt noch nicht eigen. Ein weiteres Beispiel dafür, in welchem Maß Spiegelneuronen durch Erfahrung geformt werden.

Das halbwüchsige Gehirn

Wenn das Spiegelneuronensystem schon in der frühen Kindheit so ungemein wichtig ist, wie groß muss sein Einfluss dann erst im Teenageralter sein! In Anbetracht dessen, dass dieses neuronale System so wichtig für die Etablierung von Sozialverhalten ist, kann es nicht weniger bedeutsam sein, wenn Kinder der Pubertät entgegenwachsen, Jahren, in denen zeitweilig mehr oder minder das ganze Leben durch soziale Netzwerke und Sozialverhalten definiert zu sein scheint. Es ist daher entscheidend wichtig, die gesamte Entwicklungskurve zu kartieren, auch die von älteren Kindern.

Eine Forschergruppe unter Leitung von Hugo Théoret vom Montreal Neurological Institute im kanadischen Montreal untersucht gegenwärtig das Spiegelneuronensystem bei Heranwachsenden mittels Elektroenzephalografie (EEG). Dazu werden über dem Kopf des Probanden verteilt Elektroden angebracht, die die elektrische Aktivität an der Gehirnoberfläche aufzeichnen. Um mit dieser Technik speziell Spiegelneuronen ins Visier zu bekommen, haben Théoret und seine Mitarbeiter einen Parameter überprüft, den man als MU-Rhythmus oder auch als MU-Wellen bezeichnet. Sehr vereinfacht gesagt ist der MU-Rhythmus Ausdruck einer oszillierenden elektrischen Aktivität, die sich über den zentralen motorischen Regionen des Gehirns messen lässt. Wenn wir zum Beispiel unsere Hand bewegen, dann wird der MU-Rhythmus gedämpft oder »supprimiert«, wie man im Jargon der Neurowissenschaften sagt. Diese umgekehrte Proportionalität zwischen MU-Rhythmus und motorischer Aktivität im Gehirn, erweist sich für Neurowissenschaftler als überaus praktisch. Also: Was sollte mit den MU-Wellen passieren, wenn wir die Bewegungen anderer nur beobachten? Wenn wir nichts über das Spiegelneuronensystem wüssten, könnten wir versucht sein anzunehmen, dass der MU-Rhythmus sich nicht aus dem Tritt bringen lassen sollte. Schließlich bewegen wir uns ja nicht selbst. Aber vor dem Hintergrund unserer Kenntnisse über das Spiegelneuronensystem wird es uns nicht verwundern, wenn wir erfahren, dass tatsächlich auch das bloße Beobachten der Handlungen anderer den MU-Rhythmus in unserem Gehirn unterdrückt.

Dieses Phänomen war vor ein paar Jahren bereits von Riitta Hari und Giacomo Rizzolatti mittels eines anderen bildgebenden Verfahrens nachgewiesen worden – der Magnetenzephalografie (MEG). Während man bei der TMS eine Kupferspule ihr Wunderwerk vollbringen lässt, bedient sich die MEG eines beeindruckenden Kollektivs von ungefähr dreihundert Sensoren, welche die minimalen (wirklich unendlich kleinen) Magnetfelder aufzeichnen, die sich aufgrund der elektrischen Aktivität des Gehirns spontan an dessen Oberfläche bilden. Die aufgezeichneten Magnetfelder stammen in erster Linie von Neuronen in den Erhebungen der Hirnoberfläche, den Gyri. Aktivität aus den Oberflächenfurchen (oder Sulci) ist mittels MEG schwieriger zu erfassen. Dennoch bleibt es eine der wichtigsten bildgebenden Verfahren zur Darstellung von Aktivitäten im Gehirn, in erster Linie deshalb, weil die sehr hohe zeitliche Auflösung es den MEG-Spezialisten ermöglicht, neuronale Reaktionen im Größenordnungsbereich von wenigen Millisekunden aufzulösen. Lassen Sie mich ein Beispiel nennen: Wenn wir das Telefon läuten hören und hingehen, um den Hörer abzunehmen, werden die Bereiche unseres Gehirns, die auf Geräusche ansprechen, eher aktiv als Bereiche, die das Gehen kontrollieren. Mithilfe der MEG kann der Experte sich den zeitlichen Verlauf der Aktivierung verschiedener Hirnbereiche ansehen und daraus Rückschlüsse auf die Kommunikation ziehen, die zwischen den einzelnen Hirnregionen vermutlich stattfindet.

Haris und Rizzolattis Befund, dass der MU-Rhythmus sowohl supprimiert wird, wenn wir eine Bewegung durchführen, als auch dann, wenn wir jemand anderen dabei beobachten, gab uns einen weiteren wichtigen Biomarker für die Aktivität von Spiegelneuronen im menschlichen Gehirn an die Hand.[4] Vor dem Hintergrund dieser Beobachtung machten sich Hugo Théoret und Jean-François Lepage daran, den MU-Rhythmus bei sich regulär entwickelnden, gesunden Kindern zwischen vier und elf Jahren zu untersuchen. Die Kinder mussten für diese Versuche einen Gegenstand entweder selbst in die Hand nehmen oder aber jemanden beobachten, der etwas hochnahm. Mittels EEG fanden Théoret und Lepage sowohl während der eigentlichen Ausführung als auch bei der bloßen Beobachtung einer Handlung eine deutliche Suppression des MU-Rhythmus und bewiesen damit, was niemand bezweifelt hatte: Bei größeren Kindern liegt ein aktives Spiegelneuronensystem vor. (Shirley Fecteau, eine von Théorets Studentinnen, hatte überdies Gelegenheit, die EEG-Aktivität der zentralen motorischen Areale eines dreijährigen, an Epilepsie leidenden Kindes zu untersuchen und fand auch hier sowohl bei der Ausführung der Handlung – in diesem Falle war ein Bild zu malen – als auch beim Beobachten einer Handlung eine Suppression der MU-Wellen.) Eine Schlüsselfrage sparten diese Untersuchungen jedoch aus, nämlich: Wie eng ist das Spiegelneuronensystem mit der sozialen Kompetenz und der Empathiefähigkeit dieser Kinder verknüpft?

Bei unseren Untersuchungen an der UCLA zu dieser Frage beschlossen wir nun, uns die vermutlich turbulenteste Phase in der menschlichen Entwicklung vorzunehmen – die Pubertät. Wir haben in unserem Labor eine große Gruppe von Heranwachsenden rekrutiert und uns vorgenommen, sie mittels bildgebender Verfahren zu begleiten, bis sie fünfzehn sind. Diese Longitudinalstudie läuft gegenwärtig noch, aber die erste Sitzungsrunde haben alle bereits hinter sich, daher waren wir in der Lage, uns anzusehen, in welcher Relation die Aktivität des Spiegelneuronensystems bei einem sich regulär entwickelnden Zehnjährigen zu dessen sozialer Kompetenz steht. Diese Studie wurde geleitet von Mirella Dapretto, Entwicklungspsychologin, Expertin für Autismus und bildgebende Verfahren bei Kindern und zufällig obendrein meine Frau.

Bei dieser ersten Studie zur Spiegelung von Sozialverhalten ließ Mirella die Kinder Gesichtsausdrücke, die Emotionen reflektieren, beobachten beziehungsweise imitieren und verfolgte die Hirnaktivität mittels funktioneller Kernspintomografie. Vielleicht erinnern Sie sich, dass wir in Kapitel 4 dieselbe Aufgabe mit Gesichtsausdrücken verwendet haben, um der funktionellen Verknüpfung zwischen dem Spiegelneuronensystem und den gefühlsverarbeitenden Hirnzentren im limbischen System nachzugehen (einer Verknüpfung, die, wie sich gezeigt hat, von der Insula geleistet wird). Statt sich nur das Spiegelneuronensystem anzuschauen, was bei Studien an kleineren Kindern bereits getan wurde, wollte Mirella sich ebendiese funktionelle Verknüpfung zwischen dem Spiegelneuronensystem und den emotionalen Hirnzentren vornehmen, Verknüpfungen, die aller Wahrscheinlichkeit nach Spiegelungsprozesse zum Sozialverhalten und das Erfassen des emotionalen Zustands anderer Menschen ermöglichen und somit die Fähigkeit zur Empathie fördern.

Um ihre Hypothese zu überprüfen, sammelte Mirella die Hirndaten der Kinder aus bildgebenden Verfahren und nahm eine Bewertung der empathischen Fähigkeiten und der zwischenmenschlichen Kompetenzen ihrer Probanden vor. Die empathischen Fähigkeiten maß sie mit einem Test zur »interpersonellen Reaktivität« (dem Interpersonal Reactivity Index), einem etablierten und probaten Fragenkatalog aus vier Unterkatalogen, von denen zwei die kognitive Empathie ermitteln, die anderen beiden die emotionale Empathie. Die Skala zur kognitiven Empathie bemisst die Fähigkeit, sich in die Perspektive eines anderen Menschen einzufühlen, und die Neigung, sich selbst in die Position fiktiver Charaktere zu versetzen. Die Skala zur emotionalen Empathie bemisst die Neigung, Rücksicht auf die Emotionen anderer zu nehmen, und die eigene emotionale Reaktion beim Beobachten eines anderen Menschen, der starke Gefühlswallungen durchlebt. Die sozialen Fertigkeiten der Kinder überprüfte Mirella mithilfe der Interpersonal Competence Scale, einem Fragenbogen, der von den Eltern der Probanden auszufüllen ist. Diese Skala bemisst, wie »beliebt« ein Kind ist, wie viele Freunde und Verabredungen zum Spielen ein Kind hat und Ähnliches.[5]

Die erste Frage, die Mirella beantwortet haben wollte, lautete, ob das Gehirn eines typischen Zehnjährigen dasselbe Aktivitätsmuster zeigt wie das eines Erwachsenen, bei dem das Beobachten von emotionsbegleitenden Gesichtsausdrücken an anderen Menschen drei neuronale Schlüsselmechanismen aktiviert: erstens die Spiegelneuronensysteme, die das Imitieren (oder Simulieren) der beobachteten Gesichtsausdrücke im Inneren leisten, dann die Insula, die die Spiegelneuronenareale mit den für Emotionen zuständigen Hirnzentren im limbischen System verknüpft, und schließlich das limbische System selbst. Während des *Imitierens* von Gesichtsausdrücken wird dasselbe Schaltkreissystem im Gehirn aktiviert, allerdings sogar noch stärker, weil sich, wie wir gesehen haben, beim Imitieren die neuronale Aktivität von Beobachten und Handeln »addiert«. Bei Mirellas Kindern war exakt dasselbe Muster an Gehirnaktivität zu beobachten wie bei Erwachsenen. Wen wundert's.

Ihre zweite und wichtigste Frage lautete, ob uns die Aktivität des Spiegelneuronensystems bei diesen Kindern etwas über deren Fähigkeiten zur Empathie mit anderen und ihrem Talent zu einem erfolgreichen sozialen Dasein aussagen würden. Um darauf eine Antwort zu bekommen, betrachtete Mirella die Ergebnisse aus den Verhaltenstests zu Empathie und interpersoneller Kompetenz in Relation zu der mittels funktioneller Kernspintomografie gemessenen Hirnaktivität. Ihre Befunde sind eindeutig. Die Werte auf der Skala für emotionale Empathie korrelierten während des Beobachtens von Gesichtsausdrücken, die Emotionen widerspiegeln, stark mit der Aktivität von Spiegelneuronenarealen. Je größer die emotionale Empathiefähigkeit eines Kindes ausfiel, desto stärker feuerten die die Spiegelneuronen, wenn das Kind anderen Menschen zusah, die ihre Gefühle zum Ausdruck brachten. Darüber hinaus stand die interpersonelle Kompetenz der Kinder in starker Beziehung zur Aktivität von Spiegelneuronen während des *Imitierens* emotional gefärbter Gesichtsausdrücke. Kinder, die als sozial kompetent galten – viele Freunde und Verabredungen hatten –, hatten auch Spiegelneuronenareale, die während des Imitierens stark aktiviert wurden.[6]

Bei der Analyse ihrer Ergebnisse wurde Mirella klar, welch entscheidende Bedeutung Spiegelneuronenareale für die Entwicklung von Sozialverhalten haben. Allein durch die Beobachtung der Aktivität von Spiegelneuronen kann ein Experimentator zu einer realistischen Einschätzung der sozialen Fähigkeiten eines Probanden gelangen. Es wirkt, als stelle die Aktivität von Spiegelneuronen eine Art Biomarker für die soziale Kompetenz eines Menschen dar – einen überaus empfindlichen Biomarker noch dazu, denn emotionale Empathie, die Fähigkeit zur emotionalen Resonanz mit anderen, ist in erster Linie eine Erfahrung von höchster Privatheit. Es leuchtet ein, dass Mirella eine Korrelation zwischen emotionaler Empathie und Hirnaktivität feststellte, wenn die Kinder die Emotionen anderer Menschen nur beobachteten. Ganz ähnlich ist der Hang, den emotionalen Gesichtsausdruck eines anderen offen nachzuahmen, wichtiger Bestandteil erfolgreicher sozialer Interaktionen.

Wenn Sie höchste Glückseligkeit oder tiefste Kümmernis ausdrücken und andere dem eine steinerne Miene entgegensetzen, fühlen Sie sich unverstanden. Ein reziprokes Angleichen der Gesichtsausdrücke ist, wie wir in Kapitel 4 gesehen haben, ein Schlüsselaspekt sozialer Interaktion. Es erscheint daher ganz und gar nicht abwegig, dass Mirella auch eine Korrelation zwischen der Aktivität von Spiegelneuronen während der offenen, unverhohlenen Imitation emotionaler Gesichtsausdrücke und interpersonellen Kompetenzen feststellte.

Ihre Ergebnisse aus den Experimenten mit diesen Kindern zeigen uns, dass die Biologie des Spiegelneuronensystems einer der Eckpfeiler bei der Ausformung unserer empathischen Fähigkeiten und unserer zwischenmenschlichen Kompetenzen früh im Leben darstellt. Was aber, wenn die Entwicklung des Spiegelneuronensystems irgendwie verändert oder gestört wird?

Imitationsverhalten und Autismus

Wissenschaftliche Berichte über Defizite im Imitationsverhalten bei autistischen Kindern gibt es mindestens seit den Fünfzigerjahren.[7] Dennoch wurden diese Defizite Jahrzehnte hindurch nicht für so wichtig erachtet, wenn es um das Verstehen der grundlegenden Ursachen von Autismus ging, hauptsächlich deshalb, weil damals die Vorherrschaft der »Theorie-Theorie« zuerst implizit, in den Achtzigerjahren dann explizit ihren Lauf nahm. Wie ich in Kapitel 2 bereits erläutert habe, erfassen Kinder diesem Modell zufolge die Wünsche und Überzeugungen anderer Menschen, weil ihren Gehirnen ein angeborenes Modul eigen ist, das ihnen hilft, Theorien über andere Menschen zu konstruieren; ein bisschen so, als seien Kinder kleine Wissenschaftler, die ihre Hypothesen testen, welche sie sich über andere Menschen zurechtgelegt haben.[8] Eine Störung in diesem hypothetischen Hirnmodul resultierte nach der Theorie-Theorie in jener Art von Defiziten, wie man sie von autistischen Kindern kennt, die zum Beispiel grundsätzlich bei sogenannten False-Belief-Tests (zu Deutsch etwa »Irrglaubetests«), wie wir ihn nennen, durchfallen. Bei einem dieser Tests wird Kindern eine kleine Geschichte um zwei Mädchen namens Anne und Sally vorgespielt. Verkörpert werden die beiden Figuren im Regelfall durch Puppen oder durch Erwachsene. Sally und Anne befinden sich zusammen in einem Zimmer. Sally legt ihren Ball in einen Korb und deckt ihn zu. Als Sally das Zimmer verlassen hat, nimmt Anne den Ball aus dem Korb und legt ihn in eine Schachtel oder Schublade daneben. An diesem Punkt werden die Kinder gefragt: »Wo wird Sally nach dem Ball suchen, wenn sie zurückkommt? Um die richtige Antwort zu geben, muss das Kind realisieren, dass Sally nicht gesehen hat, wie Anne den Ball woandershin legte, und sich daher in dem Irrglauben befinden muss, der Ball läge noch immer im Korb. Ein Kind, das erklärt, Sally werde in der Schachtel oder Schublade nachsehen, ist eindeutig nicht imstande, die Situation mit Sallys Augen zu sehen. Dieses Defizit galt in den Augen der »Theorie-Theoretiker« als Hauptgrund für die Probleme im Sozialverhalten von Autisten. Den Höhepunkt ihrer Popularität erreichte diese Vorstellung ungefähr zu Beginn der Neunzigerjahre, obschon es dabei ein unübersehbares Problem gab: Autismus wurde damals in der Regel zwischen zwei und drei Jahren (heute sogar noch früher!) diagnostiziert, wohingegen auch sich regulär entwickelnde Kinder den False-Belief-Test erst mit großer Beständigkeit bestehen, wenn sie ungefähr vier Jahre alt sind. Wenn nicht autistische und autistische Zweijährige diesen Test nicht bestehen können, dann ist dieser, so würde ich sagen, kaum als spezifischer Test auf das Vorhandensein von Autismus zu sehen.

Zu jener Zeit – Anfang der Neunzigerjahre – galten Defizite im Imitationsverhalten nicht als Defekt und waren dementsprechend karg untersucht. Allerdings wurden sie nicht von jedermann ignoriert. Sally Rogers und ihr Kollege Bruce Pennington vom Health Sciences Center der University of Colorado vertraten, gegen starke Widerstände anrudernd, die Ansicht, dass Defizite im Imitationsverhalten bei autistischen Kindern gründlicher untersucht werden müssten, weil sie möglicherweise der Schlüssel zu den sozialen Defiziten seien, die den Autismus begleiten.[9] Bis zum heutigen Tag fasziniert mich ihre Weitsicht zu einer Zeit, in der zutiefst »mentalistische« (das heißt kognitive) Erklärungen der Renner waren. Das Interesse an ihrer Idee hat inzwischen jedoch massiv zugenommen, vielleicht weil die Defekte im Imitationsverhalten bei Autisten so unübersehbar sind. Imitieren kann jedoch viele Formen annehmen. Ist das Imitationsverhalten bei autistischen Kindern durch die Bank gestört? Peter Hobson vom University College in London, war da skeptisch.

Zusammen mit seinem Kollegen Tony Lee, beschloss Hobson, die Hypothese zu untersuchen, dass autistische Kinder andere Menschen nur deshalb unvollkommen imitieren, weil sie sich mit diesen anderen nicht »identifizieren« können. Inspiriert worden waren seine Überlegungen durch eine Reihe von zurückliegenden Studien, die Hobson in der Vergangenheit unternommen hatte, und in denen allesamt die vorherrschende Ansicht infrage gestellt wurde, der zufolge das Kernproblem von autistischen Patienten das Versagen eines hyperrationalen Moduls für eine konzise Theorie of Mind (auch Fähigkeit zur Mentalisierung oder mentale Alltagspsychologie) sei. Er vertrat den Standpunkt, das Hauptdefizit sei ein emotionales. Um dies zu beweisen, hatten Hobson und seine Kollegin Jane Weeks ein sehr einfaches Experiment entworfen, mit dem sich testen ließ, ob sich regulär entwickelnden und autistischen Kindern an anderen Menschen dieselbe Art von Dingen auffielen.[10] Sie zeigten den Kindern hierzu Bilder von Frauen und Männern, die entweder eine Wollmütze oder einen Schlapphut trugen und entweder froh oder finster dreinblickten. Weeks und Hobson baten die Kinder, *ein Merkmal* herauszupicken, in dem sich die

Bilder unterschieden, und sie dementsprechend in zwei Schachteln zu sortieren. Die Kinder hätten also unterscheiden können nach Geschlecht, Kopfbedeckung oder Gesichtsausdruck. In der ersten »Runde« sortierten beide, Kinder mit regulärer Entwicklung und Autisten nach Geschlecht. Danach baten Weeks und Hobson die Kinder, die Bilder noch einmal zu sortieren und dabei das Geschlecht außer Acht zu lassen. Prompt gab es einen Unterschied, und ich bin sicher, dass Sie bereits wissen, worin dieser bestand: Kinder mit regulärer Entwicklung entschieden sich für den Gesichtsausdruck als Sortierfaktor, autistische Kinder wählten die Kopfbedeckung. In seinem bezaubernden Buch *Wie wir denken lernen* bemerkt Hobson, »man ist versucht zu sagen, dass autistische Kinder für die Gefühle anderer fast blind sind … Sie werden von den Gefühlen anderer nicht bewegt.«[11] Solche Beobachtungen bestärkten Hobson nur in seiner Überzeugung, dass Kognitions- und »Theorie«-Defizite für autistische Kinder nicht das Problem sind. Das Problem ist die fehlende emotionale Bindung.

Zur Überprüfung der Frage, ob die bei autistischen Kindern vorhandenen Defizite im Imitationsverhalten nun wirklich dadurch zustande kommen, dass es den Kindern nicht gelingt, mit anderen Menschen emotional gleich zu schwingen, in »emotionale Resonanz zu treten«, verfielen Hobson und Lee auf ein Experiment, in dem Kinder einerseits nachahmen konnten, wie jemand ein Ziel erreicht, andererseits aber auch die Art und Weise, den »Stil« sozusagen, wie er sich dabei gab – sanft oder grob, zum Beispiel. Sie testeten wiederum sich regulär entwickelnde und autistische Kinder, und man verriet den Kindern nicht, dass sie das, was sie beobachteten, imitieren sollten. Bei der ersten Sitzung sagte Lee zu den Kindern nur: »Guck dir das mal an.« Dann vollführte er mit ein paar Dingen ganz einfache Handlungen. Zum Beispiel fuhr er mit einem Stöckchen klimpernd über einen Ständer aus Metallrohren, oder er drückte eine Plastikpuppe zusammen, die sich danach wieder mit Luft füllte.

Bei der Aktion mit Stöckchen und Rohren gestaltete er bei der Hälfte jeder Gruppe das Geräusch sanft und summend, bei der anderen Hälfte veranstaltete er harsches, lautes Geklimper. Beim Zusammendrücken der Plastikpuppe nahm er im einen Fall die ganze Hand, im anderen Fall zwei Finger.

Nach dem kleinen Spielchen legte er den Kindern der Ablenkung halber einen Sprachtest vor. Dann zeigte Lee den Kindern wieder den Metallständer, die Puppe und die anderen Dinge und forderte sie einfach auf: »Mach was damit.« Und was machten die Kinder? Es zeigte sich, dass beide, Kinder mit regulärer Entwicklung ebenso wie Autisten, die Spielsachen zum Erreichen desselben Ziels verwendeten, das Tony Lee ihnen gezeigt hatte: den Stock zum Klimpern auf dem Metallständer, die Puppe zum Zusammendrücken. Während jedoch Kinder mit regulärer Entwicklung außerdem den »Stil« nachempfanden, den Lee ihnen vorgelebt hatte, taten autistische Kinder dies nicht. Es sah so aus, als ahmten autistische Kinder zwar die *Handlung* nach, die Tony Lee ihnen vorgespielt hatte, sich regulär entwickelnde Kinder hingegen die *Person*, wie Hobson es ausdrückt.[12]

Die wichtigste Erkenntnis, die sich aus Hobsons und Lees Experimenten und ähnlich gelagerten Studien zum Imitationsverhalten bei autistischen Kindern ergibt, ist, dass bei diesen Kindern vor allem die sozial affektive Form des Imitationsverhaltens stark geschädigt ist, die »kognitive« Form des Imitierens (die, nebenbei bemerkt, allerdings auch einen gewissen Grad an Schädigung ausweist) trifft es bedeutend weniger. Die entscheidende Beeinträchtigung bei autistischen Patienten betrifft die soziale Spiegelungsfähigkeit, vermittelt durch die neuronalen Interaktionen zwischen Spiegelneuronen und dem limbischen System mit Umweg über die Insula. Nun sind die zum Imitationsverhalten bislang diskutierten Daten rundum verhaltensphysiologischer Natur. Gibt es auch handfestere Beweise für das Versagen von Spiegelneuronen bei autistischen Patienten?

Die Spiegelneuronenhypothese des Autismus

Vor ein paar Jahren äußerten zwei Gruppen von Wissenschaftlern unabhängig voneinander die Vermutung, Autismus könne tatsächlich mit einem Defekt im Spiegelneuronensystem einhergehen. Die eine Gruppe arbeitete in Schottland und stand unter der Leitung von Justin Williams, einem Autismusexperten, der sich mit Andrew Whiten, einem Experten für das Imitationsverhalten von Primaten, und Dave Perrett, einem Fachmann für die Neurophysiologie von Affen, zusammengetan hat. Die bei autistischen Kindern beobachteten Defizite im Imitationsverhalten, die neurophysiologischen Eigenschaften der Spiegelneuronen bei Affen und die Experimente mit bildgebenden Verfahren, die wir in unserer Arbeitsgruppe an der UCLA durchgeführt hatten, ließen das schottische Team spekulieren, dass vielleicht eine frühe Schädigung des Spiegelneuronensystems zu einer Kaskade von Entwicklungsstörungen führen und letztlich in Autismus münden könnte.[13] Eines ihrer wichtigsten Argumente lautete, dass Defizite im Nachahmungsverhalten für die späteren Defizite im Hinblick auf die Theory of Mind verantwortlich sein könnten, weil beide – Nachahmung und Theory of Mind – verlangen, dass ein autistisches Kind Sachverhalte aus der Perspektive eines anderen Individuums in die eigene überträgt. Wenn dem so ist, so ihre Überlegung, dann muss das Hauptdefizit beim Autismus in einer Funktionsstörung bei den Spiegelneuronen bestehen.

Ungefähr um dieselbe Zeit untersuchten Vilayanur Ramachandran und seine Kollegen von der University of California in San Diego die MU-Rhythmussuppression bei autistischen Kindern, während sie diese die Handlungen anderer Menschen beobachten ließen. Die zuvor in diesem Kapitel beschriebenen EEG-Experimente haben gezeigt, dass eine solche MU-Wellensuppression ein gutes Indiz für die Aktivität von Spiegelneuronen ist. Ramachandran war wie Justin Williams in Schottland der Ansicht, dass die Störung der Spiegelneuronenfunktion zu den zentralen Defiziten bei Autismus gehört, und begann, diese Hypothese empirisch zu überprüfen. Die Gruppe in San Diego stellte im November 2000 die vorläufigen Ergebnisse ihrer EEG-Experimente auf der größten Zusammenkunft von Neurowissenschaftlern, der Jahrestagung der Society for Neuroscience, vor.[14] Es war dies der erste Beleg zugunsten der Hypothese, dass Autismus auf eine Störung im Spiegelneuronensystem zurückzuführen sein könnte, und dass hier theoretische Erwägungen und greifbare empirische Ergebnisse zusammenliefen, gab den Anstoß für viele neue Untersuchungen zum Thema Spiegelneuronen und Autismus. Mindestens sechs verschiedene Labors haben den verschiedensten Techniken zur Untersuchung des menschlichen Gehirns in jüngster Zeit bestätigt, dass die Spiegelneuronenareale autistischer Menschen Defizite aufweisen.

Spiegelscherben

Riitta Hari, die zusammen mit Giacomo Rizzolatti verantwortlich zeichnet für die Entdeckung, dass die Suppression des MU-Rhythmus während einer Handlung beziehungsweise der Beobachtung einer Handlung ein wichtiger Biomarker für die Aktivität von Spiegelneuronen ist, hat sich unlängst mit der Frage befasst, wie sich die Spiegelneuronenaktivität bei Patienten mit Asperger-Syndrom, einer milderen Form des Autismus, von »der Norm« unterscheidet. Die Patienten wurden aufgefordert, eine Reihe einfacher Mund- und Gesichtsbewegungen zu imitieren – die Lippen zu spitzen, den Mund zu öffnen, die Wangen einzuziehen. Diese Bewegungen sind mehr oder minder bedeutungslos und drücken keinen besonderen Gefühlszustand aus.

Ich habe im Vorhergehenden beschrieben, dass die Magnetenzephalografie die winzigen Magnetfelder registriert, die durch die elektrische Aktivität der Gehirnzellen entstehen. Sie kann Ereignisse im Gehirn im Größenordnungsbereich von wenigen Millisekunden nachweisen. Das sind extrem kurze Zeitspannen und dieser Umstand erlaubt es uns, den *zeitlichen* Verlauf der Aktivierung verschiedener Hirnreale zu untersuchen. Diese extrem hohe zeitliche Auflösung haben sich Hari und ihre Mitarbeiter zunutze gemacht, um die zeitliche Choreografie der Aktivierung im Spiegelneuronensystem zu untersuchen, und sie haben festgestellt, dass während des Imitierens bei autistischen Patienten im Großen und Ganzen dieselben Hirnbereiche aktiviert werden wie bei den nicht autistischen Kontrollpersonen, allerdings erfolgt die Aktivierung im Spiegelneuronenareal des Stirnlappens (siehe Abbildung 1, S. 72 mit *Verzögerung*.[15] Die neuronale Kommunikation zwischen den Spiegelneuronen im Scheitellappen und denen im Stirnlappen war träge. Bei diesen Patienten funktionierte die Verkabelung offenbar nicht uneingeschränkt, und das brachte Probleme im Sozialverhalten mit sich.

Dieses Experiment vereint sich mit zahlreichen anderen, die in verschiedenen Labors auf verschiedenen Kontinenten mit unterschiedlichsten Methoden in den letzten Jahren durchgeführt, abgeschlossen und in wissenschaftlichen Zeitschriften publiziert wurden, zu der Aussage, dass bei autistischen Patienten ein Spiegelneuronendefizit wahrscheinlich ist.[16] Nun hatten diese Studien allerdings die Aktivität von Spiegelneuronensystemen während der Durchführung von Aufgaben gemessen, die keine emotionalen Komponenten hatten. Erinnern Sie sich an Peter Hobsons Überlegung, dass autistische Individuen Probleme haben, andere zu imitieren, weil sie Schwierigkeiten haben, sich mit ihnen zu identifizieren. Spiegelungsprozesse auf den tieferen Empfindungsebenen, die Menschen einander näherbringen und emotionale Bindung möglich machen, scheint bei autistischen Patienten das Hauptdefizit zu sein. Der andere entscheidende Aspekt, den die Flut an neueren Untersuchungen unerforscht gelassen hatte, war die Frage, welche funktionelle Bedeutung ein Spiegelneuronendefizit im Einzelnen haben würde. Niemand hatte untersucht, ob es irgendeine quantitative Beziehung zwischen dem Grad an Verringerung der Spiegelneuronenaktivität und der Schwere der Beeinträchtigung bei einem Autismuspatienten gibt.

Meine Frau Mirella Dapretto beschloss, sich dieser ungelösten Fragen anzunehmen und dabei erneut auf ihr Experiment mit bildgebenden Verfahren zurückzugreifen, in dem Kinder mit regulärem Entwicklungsverlauf emotional aussagekräftige Gesichtsausdrücke zu beobachten und zu imitieren hatten. Sie hatte mit jenem Experiment festgestellt, dass die Spiegelneuronenaktivität im Verlauf solcher Experimente zur sozialen Resonanz mit der sozialen Kompetenz dieser Kinder und ihrer Empathiefähigkeit korrelierten. Mirella glaubte, dass dieselbe Aufgabe sich in idealer Weise dazu eignete, bei autistischen Kindern nach Defiziten im Spiegelungsverhalten zu suchen, die auf das Versagen von Spiegelneuronen zurückzuführen sein könnten. Marian Sigman, eine klinische Psychologin an der UCLA, die ihr Leben dem Studium des Autismus verschrieben hat, leitete die Gruppe, die die Schwere des Autismus bei jedem der Kinder – alle im Alter von zwölf Jahren – zu beurteilen hatte. Diese Einschätzung ermöglichte es Mirella, die mittels funktioneller Kernspintomografie gemessene Gehirnaktivität in Bezug zu setzen zum Beeinträchtigungsgrad der Kinder, und zu testen, ob die Aktivität spezieller Hirnbereiche ein verlässlicher Marker für die Erkrankung ist.

Die Ergebnisse standen voll und ganz im Einklang mit all unseren Vorhersagen. Beim Beobachten und Imitieren der Gesichtsausdrücke zeigten die autistischen Kinder weit weniger Aktivität in den Spiegelneuronenarealen als andere Kinder. Darüber hinaus fand Mirella eine klare Korrelation zwischen der Aktivität in Spiegelneuronenarealen und der Schwere der Erkrankung: Je schwerer die Beeinträchtigung, desto geringer die Aktivität in den

Spiegelneuronenarealen.[17] Damit war gezeigt, dass eine Funktionsstörung der Spiegelneuronen in der Tat ein Schlüsselfaktor für die sozialen Störungen von Autisten ist. Und wie jedes gute wissenschaftliche Experiment, so warf auch Mirellas neue Fragen auf, besonders dringlich vor allem zwei: *Warum* sind bei manchen Kindern die Spiegelneuronen in ihrer Funktion gestört? Und was können wir dagegen unternehmen?

Spiegelscherben kitten

Meine Überlegungen zu der Frage, warum das Spiegelneuronensystem bei manchen Kindern nicht funktioniert, stützen sich auf die Arbeiten von Ami Klin, einem brasilianischen Psychiater, der am Yale Child Study Center arbeitet. Als Brasilianer ist Ami natürlich fanatischer Fußballfan, und wenn wir zusammenkommen, driftet unser Gespräch nur allzu oft vom Hirn zum Spiel. Stoff für endlose Diskussionen sind natürlich die Spiele unserer jeweiligen Nationalmannschaften während der verschiedenen Auflagen der Fußballweltmeisterschaft. Bei einer dieser Unterhaltungen waren Ami und ich uns absolut einig darin, dass die brasilianische Mannschaft, die 1982 von den Italienern geschlagen worden war, die beste Mannschaft in der gesamten Fußballgeschichte gewesen sei. Es ist noch heute ein Rätsel – für Ami, für mich, für jeden –, wie die Brasilianer hatten verlieren können. Sie schienen unbesiegbar. Aber sie verloren, Italien kam weiter und gewann die Weltmeisterschaft. Einer der faszinierendsten Aspekte des Fußballspiels ist seine Unwägbarkeit, die, so nehme ich an, sowohl Ami als auch mich an die Unvorhersehbarkeit des menschlichen Gehirns und die unergründlichen Tiefen unserer Forschung gemahnt. Wenn ich mit Ami über das Gehirn rede, dann mit besonderem Vergnügen über seine Arbeiten zu der Frage, wie anders autistische Kinder soziale Episoden betrachten und aufnehmen als regulär entwickelte Kinder. In ihren Experimenten verwendeten Ami und seine Kollegen von der Yale University ein Gerät, das die Blickrichtung zu registrieren vermag, einen sogenannten Eye Tracker, mit dem sich das »optische Fixierungsmuster« von Versuchspersonen entschlüsseln lässt, während diese komplexe dynamische Reize verarbeiten, beispielsweise Filmausschnitte von Personen, die sich angeregt unterhalten. Die autistischen Versuchspersonen schauten nicht annähernd so häufig auf die Augen wie die nicht autistische Kontrollgruppe, und je stärker die Beeinträchtigung bei einer Versuchsperson, desto stärker war die visuelle Fixierung auf Gegenstände. Je besser hingegen die soziale Anpassung des Probanden, desto mehr konzentrierten sich die Betreffenden auf den Mund der beobachteten Menschen – den Mund, nicht die Augen.

Ein weiterer von Amis faszinierenden Befunden hat mit der verblüffend anderen Reaktion autistischer Versuchspersonen in spontanen Situationen im Vergleich mit gut strukturierten Individuen zu tun. Mithilfe seines unschätzbaren Eye Trackers untersuchte Ami, wie seine beiden Gruppen von Versuchspersonen – autistische und nicht autistische – auf Zeigegesten reagieren. Die betrachtete Szene stammte aus dem Film *Wer hat Angst vor Virginia Woolf?* Einer der Darsteller zeigt auf ein Gemälde an der Wand und fragt: »Von wem ist das?« An der Wand hängen jede Menge Gemälde, die Frage allein ist demnach nicht übermäßig aussagekräftig. Eine Zeigegeste, die sie begleitet, aber macht deutlich, um welches Gemälde es sich handelt. Amis Eye Tracker zeigte, dass nicht autistische Personen mit den Augen sofort und automatisch der ausgestreckten Hand folgen und das angesprochene Bild identifizieren. Autisten hingegen folgen der zeigenden Geste nicht und fangen erst an, die Augen zu bewegen, wenn die Frage ausgesprochen ist. Sie haben keine Ahnung, welches Bild der Darsteller meinen könnte und auf welches er zeigt, daher verlagern sie ihre Aufmerksamkeit ziellos von einem zum anderen. Später werden die Probanden explizit nach der Geste und ihrer Bedeutung gefragt. In dieser strukturierten Situation antworten sie völlig korrekt, welche Bedeutung die Zeigegeste in der von ihnen soeben beobachteten Situation hat. Während des spontanen Beobachtens hingegen zeigten ihre Augenbewegungen, dass sie die Bedeutung dessen, was sich zwischen den beiden Darstellern abspielt, nicht erfasst hatten.[18]

Autistische Versuchspersonen weisen diese so ganz andere Art der visuellen Fixierung bereits sehr früh im Leben auf. Ab wann, ist schwer zu sagen. Möglich ist, dass sie weniger üppig mit Spiegelneuronen ausgestattet sind als andere Kinder und daher das Beobachten anderer Menschen als weit weniger lohnend betrachten. Möglich ist auch, dass ihr so anders geartetes Muster der visuellen Fixierung gar nicht ursächlich mit Spiegelneuronen zusammenhängt. Selbst in diesem Falle aber gäbe es Auswirkungen auf die Spiegelneuronen. Wie in Kapitel 4 bereits erläutert, gründet sich ein sehr wahrscheinliches Szenario für die Ausformung und Stärkung von Spiegelneuronen im Kleinkindalter auf gegenseitiges Imitieren, durch das es dem Baby möglich wird, Verknüpfungen zwischen bestimmten Arten von Bewegungen und dem Anblick einer Person zu etablieren, die genau diese Bewegungen macht. Kinder, die sich zu Autisten entwickeln, blicken nicht auf Mutter, Vater oder Betreuer und können folglich die Verknüpfungen zwischen ihren eigenen Bewegungen und denen desjenigen, der sie imitiert, nicht herstellen. Die Folge davon ist, dass ihr Spiegelneuronensystem unzulänglich ausgeformt und verstärkt wird. Ich halte dies für ein absolut plausibles entwicklungsphysiologisches Szenario, weil es die Eigenschaften von Spiegelneuronen ebenso berücksichtigt wie die Ergebnisse von Ami Klins Arbeiten mit dem Blickrichtungsdetektor und die Rolle des Imitierens für den frühen sozialen Austausch. Nun möchte natürlich jeder von uns wissen, ob diese Ergebnisse und Hypothesen in neue wirksame Behandlungsmethoden münden könnten, mit denen sich ein

Teil der Spiegelneuronenfunktionen bei autistischen Patienten »wiederherstellen« lassen.

Von mir ist in dieser Hinsicht seit Jahren dieselbe Antwort zu hören: Ich bin überzeugt davon, dass Behandlungsformen, die sich auf das Imitationsverhalten stützen, überaus nützlich dabei sein können, autistischen Patienten bei ihren sozialen Problemen zu helfen. Im Augenblick befassen sich drei Wissenschaftlerinnen mit der Frage, was ein Trainieren des Nachahmungsverhaltens bei autistischen Kinder bewirkt: Jacqueline Nadel in Paris, Sally Rogers an der University of California in Davis und Brooke Ingersoll in Oregon. Ich habe mir kürzlich eine der Videoaufnahmen von Sally Rogers angeschaut, in denen sie zeigt, wie ihre Gruppe mit autistischen Kindern arbeitet. Wenn das Kind anderen unbeteiligt gegenübersteht, fängt Sally an, das Kind nachzuahmen, spielerisch und emotional auf es einzugehen. Sofort reagiert das Kind auf Sally sehr viel stärker und sucht irgendeine Form des Austauschs.

Da wir gerade bei Sally und ihren Videos sind, mir fällt dabei eine Episode ein, die sich auf einer Konferenz, organisiert von Cure Autism Now (www.cureautismnow.org) im Jahr 2001 ereignet hat. Ich verließ soeben das Rednerpult nach meinem Vortrag über Spiegelneuronen, Imitationsverhalten und die Möglichkeit, dass Spiegelneuronendefizite beim Autismus eine Rolle spielen könnten, als ein Mann, der mit autistischen Patienten arbeitet, auf mich zukam und erklärte: »Wissen Sie, was Sie da zum Imitationsverhalten als möglicher Therapieform gesagt haben, erscheint mir absolut einleuchtend. Ich arbeite mit schwer beeinträchtigten Patienten, und an manchen Tagen scheint es echt unmöglich, in irgendeiner Weise Kontakt zu ihnen zu bekommen. Aber wenn alles andere nicht klappt, habe ich einen letzten Trumpf, der meistens ziemlich gut hinhaut. Die meisten meiner Patienten zeigen irgendwelche stereotypen Bewegungswiederholungen. Wenn ich nicht weiß, wie ich sonst an sie herankommen könnte, dann imitiere ich ihre stereotypen

Bewegungsmuster. Das fällt ihnen fast augenblicklich auf, und wir bekommen so etwas wie einen Draht zueinander, dann kann ich anfangen mit ihnen zu arbeiten.«

Wir haben gesehen, wie sehr Menschen einander zu imitieren, ihre Bewegungen zu synchronisieren, geneigt sind – und wie solches Synchronverhalten ganz allgemein eine soziale Beziehung fördert. Was ist das für eine unmittelbare Beziehung, die durch das Imitieren zustande kommt? Zwar liegen über diese spontanen Formen der Nachahmung keine gut kontrollierten Daten vor, doch steht zu vermuten, dass Spiegelneuronen daran beteiligt sind. Wenn der Therapeut seine Patienten imitiert, aktiviert er möglicherweise Spiegelneuronen, die den Patienten helfen, den Therapeuten im wahrsten Sinne des Wortes zu *sehen*. Das ist nur eine Theorie von mir, aber was wir über Spiegelneuronen wissen, verleiht ihr eine gewisse Plausibilität. Vor einiger Zeit schickte mir Jacqueline Nadel aus Paris ein außerordentlich spannendes Video über einen zwölfjährigen autistischen Jungen, der extrem »in sich« wirkte und ein bei Autisten häufig zu beobachtendes Verhalten – stereotype Handbewegungen – an den Tag legte (solche motorischen Eigentümlichkeiten können viele Formen annehmen, in diesem Falle handelte es sich um eine Art Handwedeln). Der Film zeigt ihn allein in einem Krankenhauszimmer, umgeben von zahllosen Gegenständen und Spielsachen. Von jedem Gegenstand und jedem Spielzeug gab es zwei Exemplare. Ein zweites Kind kommt herein, ein nicht autistisches Mädchen mit sehr niedrigem IQ, das der Junge gut kennt. Das Mädchen beginnt, mit einigen der Gegenstände zu spielen und bringt den Jungen mehr oder weniger aktiv dazu, dasselbe zu tun. Es setzt sich einen Cowboyhut auf, den zweiten Cowboyhut setzt es dem Jungen auf den Kopf. Es hilft dem Jungen, eine Sonnenbrille aufzusetzen, die zweite setzt es sich selbst auf. Die Kinder schütteln sich die Hände und lachen. Die stereotypen Gesten des autistischen Jungen verlieren sich rasch. Nun nimmt das Mädchen einen Schirm, öffnet ihn und stolziert damit im

Zimmer umher. Der autistische Junge ahmt dies spontan nach. Die Bewegungsstereotype sind *völlig* verschwunden. Er ist nur noch ein Kind, das ganz ins Spiel mit einem anderen vertieft ist. Eine Zeit lang spielen die Kinder verschiedene Spiele, bei denen sie sich gegenseitig imitierten, mal machte der Junge das Mädchen nach, mal war es umgekehrt. Als es irgendwann einmal aus dem Zimmer geht, zieht der Junge sich fast augenblicklich wieder in sich zurück und beginnt wieder, rhythmisch mit den Händen zu wedeln. Sobald das Mädchen zurückkommt, hört das wieder auf. Die Wirkung hat fast etwas von Magie. Natürlich ist sie das nicht. Das Spiegeln von Sozialverhalten schafft eine emotionale Bindung zwischen Individuen und ist vielleicht wirklich eine hocheffiziente Möglichkeit, autistischen Kindern bei der Überwindung ihrer sozialen Probleme zu helfen.

Um diese Hypothese genauer zu prüfen, unternahm Nadel zwei Experimente mit autistischen Kindern. In beiden wurde eine Gruppe Kinder von einem Erwachsenen betreut, der die Kinder nachahmte, die andere Gruppe von einem Erwachsenen, der einfach nur mit den Kindern spielte. Nadel stellte fest, dass die Kinder, die vom Erwachsenen imitiert worden waren, weit mehr »Sozialverhalten« an den Tag legten und ein viel stärker auf Gegenseitigkeit beruhendes Spiel mit dem Erwachsenen spielten als die Kinder, die nicht imitiert worden waren. Darüber hinaus verbrachten diese Kinder sehr viel mehr Zeit in der Nähe oder direkt bei dem Erwachsenen und berührten diesen häufiger als die Kinder aus der anderen Gruppe.[19]

Diese ungemein spannenden Ergebnisse erscheinen im Lichte dessen, was wir über Spiegelneuronen wissen, mehr als einleuchtend. Brooke Ingersoll in Oregon hat sich bei der Behandlung von autistischen Kindern ebenfalls auf das Imitieren von Verhalten verlegt, und ist mit ihren natürlichen verhaltenstherapeutischen Ansätzen zu sogar noch spannenderen Ergebnissen gelangt. Im Verlauf scheinbar spontaner spielerischer Interaktionen begann die Therapeutin die Gesten, Laute und Handlungen des Kindes nachzuahmen. Dann forderte sie das Kind auf, ihr Verhalten zu imitieren. Kinder, die im natürlichen Umgang mit anderen solche Behandlung erfahren, machen deutliche Fortschritte und diese gehen weit über das reine Imitieren hinaus. Das ist eine wichtige Nachricht. Andere sozial-kommunikative Verhaltensweisen wie Sprache und Rollenspiele sind ebenfalls merklich verbessert. Die von Ingersoll entworfene Methode kann Eltern leicht vermittelt werden, sodass sie sie zu Hause beim spontanen Umgang mit ihren Kindern anwenden können. Solches Vorgehen kann auf keinen Fall schaden, und tatsächlich bewirkt es nur Gutes.[20]

Diese Techniken erfordern keinerlei spezielle Technologie und können problemlos gelehrt werden. Sie könnten in der Elterngemeinschaft autistischer Kinder relativ rasch verbreitet werden und eine große Anzahl von Kindern erreichen. Ein Bewusstsein für die Beziehung zwischen Spiegelneuronen und Imitationsverhalten könnte das Leben dieser Kinder möglicherweise tiefgreifend verändern.

Kapitel 7

Superspiegel und die Verkabelung des Gehirns

Dunkle Wellen aus den grauen Zellen

Im Frühjahr 2001 hielten Vittorio Gallese und ich uns zusammen mit ein paar anderen Neurowissenschaftlern in Sevilla auf und gerieten dort in eine Diskussion darüber, wie viel grüner das Gras auf der anderen Seite des Zauns doch immer scheint. Vittorio, ein Held im Ableiten von Einzelzellen, gestand, dass er uns, die wir mit bildgebenden Verfahren arbeiten, um die Leichtigkeit beneide, mit der wir unsere Experimente durchführen können, wenn man unsere Arbeit einmal mit dem umfangreichen Training vergleicht, das er seinen Affen angedeihen lassen muss, den chirurgischen Eingriffen zum Implantieren von Elektroden und so weiter. Ich musste ihm darin beipflichten, dass die Logistik der bildgebenden Verfahren sehr viel einfacher ist, aber wie steht es mit den Ergebnissen unserer Experimente? Sie erfordern komplexe statistische Analysen, und selbst danach sind sie in der Regel nicht halb so eindeutig wie Einzelzellableitungen. Das kann frustrierend sein. Das Argument zog. Er nickte zustimmend, und seine Augen verklärten sich, als er feststellte: »Weißt du, wenn du ein schönes Neuron zu fassen kriegst, ist das wirklich etwas Wunderbares.« So ist es.

Wir Neurowissenschaftler haben es bei unserer Arbeit mit riesigen Hürden zu tun. Die Art Forschung, die es Vittorio und der Gruppe in Parma möglich gemacht hat, Spiegelneuronen überhaupt zu entdecken, weil sie ihren Affen auf einer Ebene, die an Feinkörnigkeit nicht zu überbieten ist – einer einzelnen Zelle –, direkt ins Gehirn schauen konnten, ist invasiv und macht einen chirurgischen Eingriff zur Implantation von Elektroden nötig. Obschon die Neurochirurgen extreme Vorsicht walten lassen, um den Affen bei ihren Implantaten so viel Unbill wie möglich zu ersparen, verbieten sich diese Untersuchungen bei Menschenaffen und Menschen (mit den wenigen Ausnahmen, die wir bereits kennengelernt haben, und einer – der wichtigsten – die wir gleich kennenlernen werden). Inzwischen liefern die unglaublichen technologischen Möglichkeiten, mit denen Labors wie das meine an der UCLA das Gehirn untersuchen – in erster Linie die funktionelle Kernspintomografie –, Aussagen über die Aktivität von großen Nervenzellverbänden oder -ensembles, sind aber nicht bei Tieren anwendbar, ja nicht einmal bei Kindern, die nicht sehr zuverlässig sind, wenn es darum geht, still und reglos im Inneren riesiger lärmender Apparate zu liegen.

Einfach ausgedrückt: Die unterschiedlichen Technologien sind für unterschiedliche Arten von Untersuchungen geeignet, und jede davon ist durch eine jeweils einzigartige Kombination von Faktoren – manche davon praktischer, andere logistischer, manche finanzieller und wieder andere ethischer Natur – eingeschränkt. Bei den Affen können wir nicht so ohne Weiteres von der Einzelzellebene auf die Ebene der Zellgruppen wechseln, bei den Menschen können wir von den Zellgruppen nicht auf die Ebene einzelner Zellen hinunter. Wir stecken, was das angeht, wahrlich in einer Zwickmühle. Die Fragen, die wir klären wollen, verurteilen uns zu indirektem Vorgehen, und unser Hauptwerkzeug zum Niederreißen des eingangs erwähnten Zauns, auf dass sich die Dinge zusammenführen lassen, sind Schlussfolgerungen. Aber Schlussfolgerungen, so wertvoll und notwendig sie auch sein mögen, sind als Werkzeug sicher alles andere als vollkommen. Sie wären nicht einmal perfekt, wenn wir mit unseren allernächsten lebenden Verwandten, den Schimpansen, arbeiteten, Makaken aber befinden sich in der Evolution noch etliche Schritte von uns entfernt. Unglücklicherweise gibt es nicht viel, was wir tun können, um diese Lücke zu schließen.

Wir können den Evolutionsprozess nicht zurückdrehen, und ganz gewiss können wir nicht unsere Meinung ändern, was die Bedenken in Bezug auf die Anwendung invasiver wissenschaftlicher Untersuchungsmethoden bei Menschen und Menschenaffen betrifft. Eine Gesellschaft, die in dieser Frage ihre Meinung ändern wollte, wäre keine, in der ich würde leben mögen.

Einzelzellableitungen beim Menschen verbieten sich. Wie aber sieht es mit der Betrachtung von Zellgruppen bei Affen aus? Wenn wir das fertigbrächten, könnten wir die neuronale Aktivität einzelner Zellen mit der von Zellgruppen vergleichen, um dann aus diesen Ergebnissen bei Affen Parallelen zum Menschen zu ziehen. Derartige Vergleichsuntersuchungen würden mit Sicherheit einiges bisher Spekulative aus der Welt schaffen und uns helfen, die Dinge zusammenzufügen.

In den letzten Jahren hat eine Reihe von Forschern und Labors Techniken entwickelt, das Gehirn von Affen mittels funktioneller Kernspintomografie zu untersuchen. An erster Stelle ist hier Nikos Logothetis am Max-Planck-Institut in Tübingen zu nennen. Dank einer Reihe genialer Modifikationen der Standardausrüstung zur Durchführung von Hirnexperimenten bei Affen war Logothetis in der Lage, *gleichzeitig* sowohl Einzelzellableitungen mit in den Schädel implantierten Elektroden als auch funktionelle Kernspintomografie durchzuführen. Mit dem normalen Versuchsaufbau ist so etwas nicht möglich. Logothetis verwendete modifizierte Elektroden, die das umliegendes Gewebe nicht schädigten (Standardelektroden würden dies im Tomografen tun), keine »Artefakte« registrierten, die sich aus der Scanneraktivität ergeben würden, und andererseits keine Artefakte produzierten, die der Scanner fälschlich als Signal aufzeichnen würde. Das Ganze ist ein höchst erstaunliches Stück Technik. Logothetis registrierte mittels seiner implantierten Elektroden das neuronale Feuern einzelner Zellen und zeichnete dabei gleichzeitig fMRT-Signale auf. So konnte er prüfen, ob das Feuern einzelner Zellen mit dem per fMRT gemessenen

Hirnsignal korreliert. Bei der Konfrontation mit optischen Reizen reagierte zum Beispiel der visuelle Cortex (die Sehrinde) im Gehirn der Affen sowohl mit verstärkten Entladungen einzelner Zellen als auch mit einem verstärkten fMRT-Signal. Diese überzeugende Korrelation bedeutete einen echten Fortschritt für den Versuch, die neuronale Aktivität einzelner Zellen und größerer Zellgruppen miteinander in Einklang zu bringen. Diese Entwicklung wird mit Sicherheit an Fahrt gewinnen, denn die Zahl der Labors, die funktionelle Kernspintomografie bei Affen durchführen, wird weiter wachsen.[1]

Dann gibt es noch einen dritten Weg, eine Brücke zu bauen zwischen Einzelzellableitungen bei Affen und bildgebenden Verfahren zur Darstellung der Aktivität größerer Zellgruppen. Ich bezeichne so etwas als *opportunistische Wissenschaft* oder *Gelegenheitsforschung*. Dieser Ansatz spielt in den Neurowissenschaften bereits eine bedeutende Rolle und wird, so glaube ich, auch für die Spiegelneuronenforschung wichtig werden. Bevor ich Ihnen berichte, wo wir in dieser Hinsicht im Augenblick stehen, möchte ich Ihnen kurz berichten, wie effizient es sein kann, wenn sich zur opportunistischen Wissenschaft glückliche Zufälle gesellen und sich mit einem Mal Antworten auf wichtige, seit Urzeiten offene Fragen finden.

Diese Geschichte nimmt uns mit zurück in die Ära der Positronen-Emissions-Tomografie, kurz PET, einer in den Achtziger- und Neunzigerjahren einigermaßen populären Technik, die heute in weiten Teilen durch die funktionelle Kernspintomografie verdrängt worden ist, weil Letztere ohne radioaktive Substanzen auskommt. Wie in Kapitel 2 bereits erwähnt war eine der ersten Untersuchungen mit bildgebenden Verfahren zum Spiegelneuronensystem ein »Greifexperiment« mittels PET, durchgeführt von Giacomo Rizzolatti und seinen Mitarbeitern. Ich selbst habe diese Technik in jenen Jahren verwendet, um Hirnregionen zu untersuchen, die für unser Erkennen von Alltagsgegenständen von Bedeutung sind – meine ersten Versuche mit PET. Wie das PET-Protokoll es verlangt, haben wir der Versuchsperson, die wir gebeten hatten, eine Reihe optischer Stimuli an einem Computermonitor anzuschauen, eine kleine Menge an radioaktiver Substanz – sogenannte Radioisotope – ins Blut injiziert. Diese radioaktiven Substanzen verbinden sich mit bestimmten Molekülen im Blut. Um die Verteilung dieser Moleküle zu messen, muss man nun die Durchblutung messen. In einem gesunden Gehirn korrelieren Durchblutung und Stoffwechselaktivität mit neuronaler Aktivität, der Scanner erfasst somit also Hirnaktivität. Damit unsere Versuchspersonen nur mit geringen Mengen an Radioaktivität belastet wurden, hatten wir uns ein Limit von jeweils zwölf Injektionen – und damit zwölf Gehirnuntersuchungen – gesetzt, und wir mussten zwischen den einzelnen Injektionen jeweils fünfzehn Minuten warten, damit die Radioaktivität aus der vorherigen Injektion komplett abgeklungen war.

Eines Abends – ich war gerade bei der vierten oder fünften von unseren (freiwilligen) Versuchspersonen angelangt – sagte mir die Betreffende, einundzwanzig Jahre alt, Rechtshänderin, an irgendeinem Punkt plötzlich, dass sie heftige Kopfschmerzen habe. Ich fragte sie, ob wir die Untersuchung abbrechen sollten, aber sie meinte, sie könne weitermachen, denn sie habe ja nichts weiter zu tun als Bilder auf einem Bildschirm zu betrachten. Als wir fertig waren, stellte ich ihr ein paar Fragen. Sie berichtete, dass der Schmerz sich im Laufe der drei Stunden, die man braucht, um zwölf Injektionen und die dazugehörigen Scans abzuschließen, allmählich gesteigert habe. Ihre Beschreibung der pochenden und hämmernden Schmerzen klang sehr nach Migräne. Sie sagte auch, sie habe, bevor wir anfingen, eine Zeit lang etwas verschwommen gesehen. Diese »Aura« ist ein klassisches Zeichen für einen Migräneanfall. Frauen sind von diesem Leiden häufiger betroffen als Männer, und sie berichtete, dies sei nicht der erste Kopfschmerz dieser Art, den sie gehabt habe. Wir überwiesen sie an die neurologische Klinik der UCLA, wo die genaue neurologische Analyse ihrer Kopfschmerzen ergab, dass sie in der Tat Migränepatientin war.

Ich hatte mir eine Menge Aufzeichnungen darüber gemacht, wann was geschehen war. Bei der Auswertung der PET-Daten schaute ich mir, wie unser statistisches Protokoll es verlangte, als allererstes die Änderungen des Scannersignals an, die mit den verschiedenen optischen Reizen, die der Versuchsperson präsentiert wurden, assoziiert waren. Bei allen vorangegangenen Probanden in diesem PET-Experiment war bei der Betrachtung von Alltagsgegenständen ein merklicher Anstieg des Bluteinstroms im unteren Schläfenlappen zu verzeichnen gewesen, bei der Betrachtung verschiedener anderer optischer Reize hingegen nicht. Bei der Frau, die an Migräne gelitten hatte, aber stellte ich im krassen Gegensatz zu den deutlichen Effekten bei den vorangegangenen Probanden in den verschiedenen Versuchssituationen keinerlei Unterschiede der Durchblutung fest.

Ich gab der Migräne »die Schuld«, wusste aber nicht, wie ich diese Hypothese testen sollte. Da dies mein erstes PET-Experiment war, und ich keinerlei Erfahrung mit der Auswertung ungewöhnlicher Daten hatte, wandte ich mich an meinen Kollegen und Mentor Roger Woods, einen Neurologen, der eine Vielzahl von Analysemethoden zur Auswertung von Daten aus bildgebenden Verfahren kannte. Als ich ihm erzählte, was passiert war, sagte er: »Na, dann lass uns mal die konvertierten Rohdaten betrachten.« Ein kurzer Exkurs zur Auswertung von PET-Daten: Die Rohdaten sind im Prinzip Zahlen, die die Menge an radioaktiven Zerfällen wiedergeben, die der Scanner registriert hat. Die *konvertierten* Rohdaten sind im Allgemeinen nicht viel wert, man sieht wenig mehr als unscharfe Gehirnaufnahmen in verschiedenen Grautönen. Selbst jemand, der mit diesen Techniken viel Erfahrung hat, erkennt im Regelfall kaum einen Unterschied von einem Bild zum nächsten. Sogar zur Sichtbarmachung deutlicher Veränderungen bedarf es einer statistischen Analyse mittels Computersoftware. Als Roger daher vorschlug, die Rohdaten in Augenschein zu nehmen, war ich einigermaßen verwundert. Mittels statistischer Analysen, die sehr viel leistungsfähiger sind als unsere Augen, hatte sich nichts Bemerkenswertes finden lassen. Was um alles in der Welt sollten uns die Rohdaten bringen? Natürlich war ich auf dem Holzweg. Roger zauberte aus den zwölf konvertierten Scans, die ich von der Migränepatientin zur Verfügung hatte, eine Art von Animation. Wenn man diese betrachtete, hätte jeder sehen können, dass nach dem sechsten Scan bestimmte Areale im hinteren Hirnbereich sehr viel dunkler wurden, das heißt, das radioaktive Signal – genauer: der Bluteinstrom – war geringer geworden. Die Abnahme der Durchblutung musste schon sehr deutlich sein, um so leicht mit bloßem Auge erkennbar zu sein. Tatsächlich ergaben quantitative Analysen in den dunkleren Arealen später eine Verringerung des Blutdurchstroms um etwa 40 Prozent. Zwischen dem sechsten und dem zwölften Scan breitete sich die »Dunkelheit« von den hinteren Hirnregionen unserer Versuchsperson nach vorne fortschreitend aus und wurde größer und größer. In der Animation war das überaus eindrucksvoll anzuschauen.

Roger und mir war auf der Stelle klar, dass unsere Zufallsbeobachtung – buchstäblich über Nacht – eine Debatte über die Pathophysiologie der Migräne beendete, die Neurologen und deren Patienten ein halbes Jahrhundert hindurch beschäftigt hatte. Es gab in diesem Diskurs zwei Lager. Die Vertreter des einen nahmen an, dass Migräne in der Hauptsache ein Gefäßproblem sei. Aus großenteils unbekannten Gründen (denen jedoch eine Vielfalt an vorgeschlagenen Hypothesen gegenüberstand) verengten sich zu Beginn einer Migräneattacke gewisse Blutgefäße (daher die Symptomatik der Aura), erweiterten sich danach wieder und verursachten damit den typischen Schmerz. Die andere Fraktion nahm an, dass Migräne hauptsächlich durch eine Störung neuronaler Funktionen zustande käme, insbesondere durch ein Phänomen, das man erstmals bei Laborkaninchen beobachtet und als Streudepolarisierung bezeichnet hatte. Dieses Phänomen, dessen Erstbeschreibung ins Jahr 1944 zurückdatiert, besteht in einer dramatischen, aber glücklicherweise vorübergehenden Verringerung der elektrischen Aktivität in der Großhirnrinde. Diese Herabsetzung der elektrischen Aktivität streut im wahrsten Sinne des Wortes in benachbarte Rindenbereiche.[2]

Beide Theorien haben ihre Stärken und Schwächen. Als in den Achtzigerjahren die PET aufkam, glaubten alle, diese Technik werde der ideale Hebel sein, diese Debatte ein für alle Mal zu beenden. In der Theorie mochte dem so sein, doch die damit verbundenen praktischen Einschränkungen machten es mehr oder minder unmöglich, Patienten am Beginn eines solchen seinem Wesen nach nun einmal unvorhersehbaren Ereignisses zu untersuchen. Migräneanfälle folgen keinem Zeitplan. Die spontane Migräneattacke bei unserer Versuchsperson im PET-Scanner war einer von jenen glücklichen Zufällen, von denen kein Neurologe oder Neurowissenschaftler auch nur zu träumen wagt. Hinzu kam, dass die Daten, die wir zusammengetragen hatten, keinerlei Zweifel ließen. Die Ausbreitungsrate der Streudepolarisierung, die man im Jahre 1944 bei Laborkaninchen beschrieben hatte, ähnelte in hohem Maße der, die wir 1994 bei unserer »Welle der Dunkelheit« beobachteten. Die Ausbreitung folgte nicht dem anatomischen Verlauf der Hauptblutgefäße im Gehirn und schloss damit die Gefäßhypothese aus. Unsere Beobachtungen stützten somit eindeutig die neuronale Hypothese.

So etwas ist freilich ein Bilderbuchfall von opportunistischer Medizinwissenschaft. Diejenigen, die unseren wissenschaftlichen Artikel zu begutachten hatten, verwendeten denn auch genau diese Worte.[3] Es bestehen jedoch andere Möglichkeiten, Gelegenheitsforschung zu betreiben, Möglichkeiten, die ein bisschen besser geplant sind und weniger durch blanken Zufall diktiert werden als unsere Migränebefunde. Eine davon findet ihren Niederschlag in den Arbeiten von Itzhak Fried und seinen Mitarbeitern der neurochirurgischen Abteilung an der Medizinischen Hochschule der UCLA. Fried und seine Kollegen können Einzelzellableitungen im menschlichen Gehirn durchführen. Mit ihren außerordentlich wichtigen Arbeiten sind wir imstande, die Lücke zu schließen, die zwischen der Spiegelneuronenforschung am Affen und am Menschen klafft.

In den Tiefen des menschlichen Gehirns

Epilepsie ist eine neurologische Erkrankung, von der Millionen Menschen, man schätzt etwa ein Prozent der Weltbevölkerung, betroffen sind. Die Symptome können viele Formen annehmen, am bekanntesten sind natürlich die damit verbundenen Krampfanfälle. In den meisten Fällen lässt sich die Krankheit wirksam mit Medikamenten behandeln. Bei manchen Patienten aber vermögen diese die Krankheit nicht unter Kontrolle zu bringen. Das Leben dieser Patienten wird durch die Krankheit schwer beeinträchtigt, und eine der Behandlungsstrategien, auf die man in solch schweren Fällen zurückgreift, bedient sich der Hirnchirurgie. Wenn es gelingt, den Herd der epileptischen Aktivität anzugehen, das heißt das Hirngewebe, von dem die Krämpfe ausgehen, lassen sich die Symptome der Krankheit oftmals besser in den Griff bekommen. Natürlich wird eine solche Entscheidung nicht leichtfertig getroffen, und in den meisten Fällen wird man es zuerst einmal mit allen möglichen medikamentösen Therapien versuchen. Wenn dann eine Operation für notwendig erachtet wird, ist es natürlich unerlässlich, das Zentrum der epileptischen Aktivität genau zu lokalisieren. Wir haben hierfür inzwischen eine Fülle an nicht invasiven Methoden, aber bei manchen Patienten sind deren Aussagen nicht hundertprozentig überzeugend. In diesen Fällen besteht die letzte Zuflucht der Chirurgen in der Implantation von Elektroden in verschiedene Hirnregionen und der Überwachung der lokalen Aktivität über mehrere Tage, manchmal über ein bis zwei Wochen hinweg. Natürlich wird die Lokalisation dieser intrakraniellen (in den Schädel implantierten) Elektroden einzig und allein durch medizinische Kriterien und nicht durch experimentelle Neugier diktiert, und natürlich ist die Zustimmung der Patienten zwingend erforderlich, wird aber fast immer erteilt. In diesen Fällen ist es möglich, auch beim Menschen einzigartige und unerhört wertvolle Informationen über die neuronale Aktivität unter verschiedensten Bedingungen zu untersuchen, und dies mit fantastischer Auflösung, das heißt auf Einzelzellebene.

Möglich ist es deshalb, weil Itzhak Fried und seine Mitarbeiter an der UCLA die Idee hatten, die für solche intrakraniellen Aufzeichnungen normalerweise verwendeten Elektroden zu modifizieren. Im Normalfall sind die bei epileptischen Patienten verwendeten Sonden nicht imstande, Aktionspotenziale einzelner Zellen aufzuzeichnen. Um den Ursprung epileptischer Krämpfe zu lokalisieren ist das auch nicht nötig, die Elektrode vermag den epileptischen Herd zu lokalisieren, indem sie einfach das elektroenzephalographische Signal – das heißt die langsamen elektrischen Wellen, die die vereinte Aktivität vieler zusammenwirkender Neuronen hervorbringen – aufzeichnet. Die Arbeitsgruppe um Fried veränderte diese Grundanordnung und implantierte Elektroden, an deren Spitze sich ein Bündel aus acht hauchfeinen Mikroelektroden befindet. Die Spitze einer solchen Mikroelektrode ist winzig klein und extrem empfindlich und vermag Aktionspotenziale einzelner Zellen zu messen. Bei acht Elektroden, die jedem Patienten normalerweise implantiert werden, haben wir nunmehr vierundsechzig Mikroelektroden, die die Aktivität einzelner Zellen aufzeichnen können. Leider werden nicht alle Mikroelektroden dies auch wirklich tun, alles hängt davon ab, wo im Gehirn ihre Spitze letztlich landet, das ist etwas, das der Chirurg – und hat er auch noch so viel Erfahrung nicht hundertprozentig kontrollieren kann. Der Chirurg kann nur bestimmen, wo er die Elektrode im Gehirn platzieren will. Wenn die Spitze einer Mikroelektrode an ihrem Ende in die Nähe eines Neurons zu liegen kommt, dann zeichnet sie dessen Aktivität auf. Liegt sie weit entfernt von einem Neuron, dann eben nicht. Im Regelfall vermögen zwanzig bis vierzig Mikroelektroden zelluläre Aktivität aufzuzeichnen, und häufig kann mit einer Mikroelektrode mehr als eine Zelle – meist sind es zwei oder drei – gemessen werden. Damit liegt es im Bereich des Möglichen, fünfzig Zellen pro Sitzung abzuleiten, vorstellbar wäre das Doppelte, aber so viel Glück hat niemand.

Mit dieser einzigartigen Anordnung sind Fried und seine Mitarbeiter in der Lage, mit bislang ungekannter Präzision die Reaktion des menschlichen Gehirns auf eine ganze Palette an Reizen und Situationen zu testen. Einer der ersten Forscher, die sich diesen Durchbruch zunutze machten, war Roy Mukamel, ein Postdoc-Student in meinem Labor, der mithilfe von Itzhaks Elektroden ein geniales »transatlantisches« Experiment durchführte, um weitere Belege für die enge Korrelation zwischen der Aktivität einzelner Zellen und der größerer Zellgruppen im menschlichen Gehirn beizubringen. Zunächst führte Roy gesunden Probanden am Weizmann-Institut in Israel (an dem er seine Dissertation geschrieben hatte) Ausschnitte aus *Zwei glorreiche Halunken,* jenem unvergessenen Italowestern von Sergio Leone, vor und zeichnete deren Gehirnaktivität mittels funktioneller Kernspintomografie auf. Dann flog er nach Los Angeles und zeigte zwei Epilepsiepatienten, denen Itzhak Fried seine Mikroelektroden ins Gehirn implantiert hatte, dieselben Filmausschnitte. Anschließend verglich er die bei den Epilepsiepatienten in den Einzelzellen des auditorischen Cortex (oder der »Hörrinde«, die, wie ihr Name sagt, auf Geräusche und Laute reagiert) gemessene Aktivität mit der, die er bei seinen fMRT-Probanden in Israel gemessen hatte, und suchte nach Korrelationen. In Anbetracht dessen, dass die Neurologiepatienten an der UCLA in ruhigen Zimmern gelegen hatten, wohingegen sich die gesunden Freiwilligen in Israel im Inneren eines lärmenden fMRT-Scanners befunden hatten, schien es nahezu unmöglich, dass Roy Mukamels Experiment funktionieren würde. Würden die radikal unterschiedlichen Geräuschpegel nicht mit den »auditorischen« Ableitungen kollidieren, die er aufgezeichnet hatte, als die Versuchspersonen den Film anschauten? Erstaunlicherweise war dies nicht der Fall. Roy stellte eine sehr enge Korrelation fest zwischen der Einzelzellaktivität im auditorischen Cortex der Epilepsiepatienten in Los Angeles und der größerflächigen, die er mittels funktioneller Kernspintomografie im auditorischen Cortex seiner gesunden Probanden in Israel gemessen hatte.[4] Seine Ergebnisse bestätigten die von Nikos Logothetis und wiesen eine direkte Korrelation zwischen der Aktivität einzelner Zellen und der durch funktionelle Kernspintomografie ermittelten Aktivität von Zellgruppen aus. Beide Forscher hatten allerdings vor allem sensorische Areale untersucht: Bei Logothetis war es der visuelle, bei Roy der auditorische Cortex. Können wir von diesen Befunden auf die komplexeren cortikalen Areale des menschlichen Gehirns – zum Beispiel auf die Spiegelneuronen enthaltenden Stirnlappenareale oder die Schläfenlappenareale, die Aufbewahrungsorte unserer Erinnerungen, verallgemeinern? Einige brandneue Ergebnisse, die Einzelzellableitungen und funktionelle Kernspintomografie während einer Aufgabe zur Gedächtnisleistung zueinander in Bezug setzen sollten, deuten darauf hin, dass in diesem Fall die Einzelzellaktivität und die mittels fMRT gemessene Aktivität *nicht* deckungsgleich sind. Bat man die Versuchspersonen, sich an Personen und Orte zu erinnern, feuerten für eine spezielle Person oder einen speziellen Ort nur einzelne Neurone, während die fMRT-Aktivität für eine große Zahl an Orten und Personen zunahm. Wie ist das möglich? Die Antwort hält ein neuronales Phänomen parat, für das die Neurowissenschaftler eine ganze Reihe (zum Teil recht amüsanter) Begriffe wie »Großmutterzelle« oder »Jennifer-Aniston-Zelle« geprägt haben.

Die Jennifer-Aniston-Zelle

Ein in der Neurowissenschaft relativ weitverbreiteter Begriff ist der der »Großmutterzelle«.[5] Dahinter verbirgt sich die knappe Zusammenfassung der Theorie, dass das Gehirn sich möglicherweise einzelner Neuronen bedient, um vertraute Objekte zu repräsentieren, zu erkennen und zu identifizieren. In ihrer extremsten Ausformung fordert diese Theorie eine Eins-zu-Eins-Zuordnung zwischen Zelle und Gegenstand, demnach fände sich die Kodierung für Ihre Großmutter mütterlicherseits in einer bestimmten Zelle ihres Gehirns, die für Ihre Großmutter väterlicherseits in einer anderen. Die Großmutterzelltheorie krankt an einem großen Manko, welchem ist leicht einzusehen: Wenn Ihre Großmutterzelle durch irgendein unglückseliges Ereignis abstürbe, wäre ihre gesamte Beziehung zu dem von ihr kodierten Etwas – in dem Fall Ihrer Großmutter – komplett dahin! Sie wären unfähig, sie zu erkennen oder sich an sie zu erinnern. Andererseits können Großmutterzellen auch mit theoretischen Vorzügen aufwarten. Einer der Wichtigsten hat mit dem Gedächtnis zu tun. Wenn Sie nur eine Zelle brauchen, um sich das Bild Ihrer Großmutter ins Gedächtnis zu rufen, können Sie sich mit der Vielzahl an Zellen in Ihrem Gehirn auch an eine Vielzahl von verschiedenen Dingen erinnern.

In ihrer radikalsten Form ist die Großmutterzelltheorie beinahe eine Karikatur der ihr zugrundeliegenden Vorstellung. Die gegenwärtige Version dieses Konzepts bezeichnet man als *sparse coding* (zu deutsch etwa »sparsame oder komprimierte Kodierung«). Wie der Name sagt, liegt dieser Vorstellung die These zugrunde, dass durch einen bestimmten Reiz, beispielsweise der Anblick oder die Stimme der Großmutter, nur einige wenige Neuronen selektiv aktiviert werden. Damit ruht die Gesamtverantwortung für die Erinnerung an die Großmutter nicht mehr allein auf einer einzelnen Zelle, eine weit effizientere Möglichkeit, vertraute Personen und Gegenstände zu kodieren. Der Tod einer Zelle aus einer kleinen Population, die für die Kodierung desselben Reizes verantwortlich zeichnet, wäre keine Katastrophe.

Eine der ersten Beschreibungen der Eigenschaften von Spiegelneuronen wies ebenfalls auf ein gewisses Maß an *sparse coding* in diesem neu entdeckten System hin. Ja, der von Vittorio Gallese und seinen Mitarbeitern in Parma veröffentlichte Artikel, 1996 erschienen in *Brain*, berichtet über eine ganze Palette an verschiedenen Zellen mit selektiven Eigenschaften.[6] Obschon die Mehrzahl der beschriebenen Spiegelneuronen auf beobachtete und ausgeführte Greifbewegungen ansprachen, reagierte etwa die Hälfte davon nur auf spezielle Handlungen wie das Hinstellen oder das Festhalten von Gegenständen, das Hantieren mit Gegenständen oder das Ineinanderarbeiten beider Hände und so weiter. Der empirische Beweis aber, der das *sparse coding* am solidesten untermauert und in der Tat recht überzeugend für die Vorstellung von einer Großmutterzelle spricht, sind die von Itzhak Fried und seinen Kollegen kürzlich mithilfe ihrer Mikroelektroden am Gehirn von Epilepsiepatienten gewonnenen Befunde. Die Wissenschaftler hatten einen Laptop verwendet, um ihren Patienten eine Reihe von Aufnahmen berühmter Persönlichkeiten, Gebäude, Gegenstände und Tiere vorzuführen. Was sie entdeckten, war verblüffend. Es gab eine Zelle, die selektiv auf Bilder von Bill Clinton reagierte, eine für Bilder von den Beatles, wieder eine für Michael Jordan und schließlich eine allein für Cartoons von den Simpsons. Die »Jennifer-Aniston-Zelle« – wie man sie sofort nannte – sprach auf mehrere verschiedene Bilder von der Schauspielerin an, auf eine Vielzahl anderer Reize, die diesen Bildern optisch zum Teil wirklich sehr ähnlich waren, hingegen überhaupt nicht.[7] Julia Roberts zum Beispiel vermochte die Jennifer-Aniston-Zelle nicht zur Reaktion zu bewegen. Erstaunlicherweise versagte auch ein Bild, auf dem Jennifer und Brad Pitt gemeinsam zu sehen waren.

Damit nicht genug. Fried und seine Kollegen fanden überdies eine Zelle, die spezifisch auf Halle Berrys Anblick *und* auf den Schriftzug ihres Namens reagierte. Solche Reaktionen lassen vermuten, dass diese Zellen wohl eher im Dienste des Gedächtnisses stehen, als dem Sehsinn zuzuarbeiten. Tatsächlich sprach die Jennifer-Aniston-Zelle auch auf Bilder an, auf denen Jennifer Aniston und Lisa Kudrow gemeinsam zu sehen waren, schien demnach die beiden Schauspielerinnen aufgrund ihres gemeinsamen Auftretens in der Sitcom *Friends* miteinander zu verknüpfen.[8] Ein Ende der faszinierenden Ergebnisse aus dieser Forschung an Epilepsiepatienten scheint nicht abzusehen. Die Gruppe von der UCLA konnte sogar Entladungen einzelner Zellen im Verlauf visueller Imaginationen (wenn Sie nur daran denken, einen Ort oder eine Person zu betrachten) und während des Erinnerns an einen bestimmten Ort nachweisen.[9] Zellen, die auf bestimmte Arten von visuellen Reizen – beispielsweise die Konfrontation von Angesicht zu Angesicht – reagieren, feuern auch, wenn ein Patient sich ein Gesicht nur vorstellt.

Der Zufall will es, dass Itzhak und ich Mitte der Neunzigerjahre gemeinsam an einer Studie gearbeitet hatten, die sich mit der Frage befasste, wie visuelle und motorische Informationen über das Corpus callosum, jenes große, flache Bündel aus vielen hundert Millionen Axonen, das die beiden Großhirnhemisphären miteinander verbindet, aus der linken in die rechte Hirnhälfte gelangen und umgekehrt. Das war gewesen, bevor Itzhak angefangen hatte, Epilepsiepatienten mit Tiefenelektroden zu untersuchen, und ich mich für Spiegelneuronen zu interessieren begann. Natürlich wusste ich von seinen neuen Arbeiten und er von meinen, und rückblickend betrachtet hat es wohl so kommen müssen, dass wir an irgendeinem Punkt beschlossen, erneut zusammenzuarbeiten, dieses Mal, um den Versuch zu unternehmen, Ableitungen an einzelnen *Spiegelneuronen* vorzunehmen, wobei wir die Idee, als sie uns zum ersten Mal kam, zunächst für ein paar Jahre auf Eis legten, schien doch eine fatale Unstimmigkeit zu bestehen, was unser beider Wünsche anbelangte. Ich wollte Areale im menschlichen Gehirn betrachten, von denen wir wussten, dass sie Spiegelneuronen beinhalten sollten, weil sie Homologe von Spiegelneuronenarealen bei Affen darstellten. Zu meinem Pech implantierte Itzhak seine Elektroden in der Regel in eine der paar Hirnregionen, die »epileptogen« – das heißt mit erhöhter Wahrscheinlichkeit Entstehungsort epileptischer Krampfanfälle – waren. Unsere Ziele kollidierten. Seine bevorzugten Regionen waren nicht meine bevorzugten Regionen, und er implantierte seine Elektroden so gut wie nie dort, wo ich glaubte, sie zu brauchen. Die Zusammenarbeit schlief allmählich ein, und wenn so etwas in der Wissenschaft passiert, ist es meist sehr schwer, sie wieder in Gang zu bekommen. Man steckt häufig bis über beide Ohren in eigenen Projekten und bestehenden Arbeitsgruppen, sodass neue, die vielleicht naheliegend oder offensichtlich wirken mögen, nur durch irgendeinen Auslöser oder eine glückliche Fügung zustande kommen.

In unserem Falle hatte der glückliche Zufall die Gestalt von Arne Ekstrom, einem Postdoc, der mit Itzhak zusammen an menschlichen Gehirnzellen arbeitete, die von Bedeutung für das Ortsgedächtnis sind. Arne hatte soeben eine Aufgabe entworfen, bei der Patienten in einer ihnen unbekannten Stadt mit dem Taxi fahren sollten – virtuell, versteht sich –, und ihm fiel bei einem seiner Patienten auf, dass bestimmte Zellen im Stirnlappen starke Aktivität zeigten, wenn er zur Erledigung der Aufgabe eine Taste drückte. Es schien sich dabei definitiv um motorische Zellen zu handeln. Arne wusste auch von meiner Arbeit an Spiegelneuronen und fragte sich, ob wir die von Itzhak bei den Epilepsiepatienten abgeleiteten Zellen im Stirnlappen nicht auf ihre Spiegelneuroneneigenschaften hin untersuchen könnten. Darüber hinaus interessierte sich Arne für die Diskrepanz zwischen der Einzelzellforschung mittels intrakranieller Elektroden und den Ergebnissen an Nervenzellverbänden, wie man sie mittels bildgebender Verfahren erhält. Bei der Diskussion über dieses mögliche Projekt ging mir mit einem Mal auf, wie uns Itzhaks Elektroden trotzdem nützen konnten.

Auf der Suche nach den Superspiegelneuronen

Wenn Spiegelneuronen wirklich solche mächtigen neuronalen Elemente sind, die uns helfen, in unserem Gehirn nachzuspielen, was andere Menschen tun, und ich glaube, dem ist so, dann muss der Evolutionsprozess, der einen solchen neuronalen Mechanismus hat entstehen lassen, auch irgendeine Form der Kontrolle darüber hervorgebracht haben. Schließlich wäre es überaus ineffizient, würden wir nichts anderes tun, als ständig beobachtete Handlungen nachzuahmen. Hinzu kommt, dass Imitation viele Formen annehmen kann und manche davon höchst komplex sind. Ap Dijksterhuis, ein Sozialpsychologe aus den Niederlanden, trifft eine Unterscheidung in komplexe Formen des Imitierens, die er als »Hauptstraße« bezeichnet, im Gegensatz zu den »Nebenstraßen« der schlichten motorischen Nachahmung (etwa das Greifen nach einer Tasse). Im Hinblick auf seine Hauptstraße trug Dijksterhuis eine beeindruckende Sammlung an Verhaltensbefunden zusammen, die verschiedene Formen von komplexer Mimikry im menschlichen Verhalten bestätigten. Lassen Sie mich nur eines dieser faszinierenden Beispiele beschreiben. Bei einer Versuchsreihe wurde eine Gruppe von Teilnehmern gebeten, an Hochschulprofessoren zu denken – Menschen, die man gemeinhin mit Intelligenz in Verbindung bringt – und alles aufzuschreiben, was ihnen dazu einfiel, eine zweite Gruppe wurde gebeten, dasselbe für Hooligans – jene ungebärdigen und oft zerstörungswütigen Fußballfans, die man gemeinhin mit Torheit (oder zumindest mit extrem törichtem Verhalten) gleichsetzt – zu tun. Dann wurde beiden Gruppen ein Katalog an Fragen zur »Allgemeinbildung« vorgelegt, eine Aufgabe, die allem Anschein nach mit der ersten absolut nichts zu tun hatte. Aber es stellte sich heraus, dass es durchaus eine Verbindung zwischen beiden gab: Die Teilnehmer, die sich im ersten Teil auf Professoren konzentriert hatten, schnitten durchweg deutlich besser ab als diejenigen, die an Hooligans gedacht

hatten. Ja, die »Professoren-Gruppe« stach sogar eine Kontrollgruppe aus, die für den zweiten Fragenteil neu zu dem Experiment hinzugestoßen war, und diese Kontrollgruppe ihrerseits
schnitt besser ab als die »Hooligan-Gruppe«.

Schlussfolgerung: An Professoren denken macht Sie schlauer,
an Hooligans denken macht Sie dümmer! Ap Dijksterhuis fasst
die Ergebnisse seiner Forschung mit den Worten zusammen:
»Seriöse Forschung hat inzwischen gezeigt, dass Imitieren uns
langsam, schnell, klug, dumm, gut in Mathematik, schlecht in
Mathematik, hilfsbereit, rüpelhaft, höflich, weitschweifig, feind-
lich, aggressiv, konservativ, vergesslich, bedachtsam, unbeküm-
mert, ordentlich und schlampig machen kann.«[10] Das ist eine
ganz schön lange Liste, und ich glaube, dass dieses unablässige
sige automatische einander Angleichen in der Tat Ausdruck
irgendeiner Form von neuronaler Spiegelung ist. Gleichzeitig
gehört zu einer solchen Form von »Hauptstraßen-Imitation«
eine Reihe ziemlich komplexer und diffiziler Verhaltensweisen,
und es fällt schwer zu glauben, dass dies alles tatsächlich durch
die in Parma entdeckten »Nachäffneurone« geleistet werden soll.
Es mag ja sein, dass manche Spiegelneuronen bei Affen eine
komplexere Art des Feuerns aufweisen mögen als andere – erinnern Sie sich an die »logisch verknüpften« Zellen, die nicht nur
beim Ausführen und Beobachten derselben Handlung feuern,
sondern auch bei solchen, die in einem logischen Zusammenhang mit ihnen stehen, (Futter auf den Tisch legen, greifen und
zum Mund führen zum Beispiel). Aber man hat dennoch das
Gefühl, dass sogar dieses Muster kaum hinreichen dürfte, die
komplexeren Aspekte menschlichen Verhaltens zu imitieren.

Ich kam zu dem Schluss, dass das unablässige zwanglose Imitieren komplexer Verhaltensweisen, das wir Menschen ganz en
passant an den Tag legen, sehr wahrscheinlich eine komplexere
Vorstellung vom Spiegelneuronensystem voraussetzt, eine, die
Zellen einschließt, deren Aufgabe in Kontrolle und Modulation
der klassischeren und einfacher strukturierten Spiegelneuronen

besteht. Diese übergeordneten Spiegelneuronen könnte man als Superspiegelneuronen bezeichnen, nicht weil sie übernatürliche Kräfte in sich tragen, sondern weil sie vorstellbar wären als neuronale Instanz, die eine Ebene über den klassischen Spiegelneuronen angesiedelt ist. Als mir dieses Konzept der Superspiegelneuronen erstmals in den Sinn kam, fragte ich mich natürlich wie jeder unverbesserliche Hirnforscher zuerst einmal, wo im Gehirn diese Zellen ihren Sitz haben könnten. Mir fielen dazu drei Regionen ein, die allesamt zum Stirnlappen gehören und gleichzeitig mit dem frontalen Spiegelneuronenareal verknüpft sind. Die Namen dieser Regionen lauten: orbitofrontaler Cortex, anteriorer cingulärer Cortex und prä- bzw. supplementärmotorische Rindenregionen. Als ich mit Arne Ekstrom über diese Überlegungen redete, ging mir auf, dass diese Regionen tatsächlich genau dort im Stirnlappen zu finden sind, wo Itzhak Fried seine Elektroden platziert. Wir konnten, so wurde mir klar, damit zwar vielleicht nicht nach den klassischen Spiegelneuronen suchen, dafür aber nach diesen hypothetischen Superspiegelneuronen. Die Fried-Iacoboni-Kooperative war wieder auf Kurs! Bis jetzt haben wir in diesen Stirnhirnarealen mit mutmaßlicher Spiegelneuronenaktivität Ableitungen von ungefähr sechzig Einzelzellen zusammengetragen, die tatsächlich diese Spiegelneuroneneigenschaften aufweisen. Einige dieser Zellen zeigen ein überaus interessantes Entladungsmuster. Genau wie bei Affen erhöht sich die Feuerungsrate, wenn der Patient die Handlung selbst ausführt. Im krassen Gegensatz zu den Spiegelneuronen bei Affen aber sind diese Zelle komplett inaktiv, wenn der Patient die Handlung nur beobachtet.[11] Ein solches Aktivitätsmuster legt den Verdacht nahe, dass diese Zellen möglicherweise während des Beobachtens eine hemmende Rolle spielen könnten. Indem sie sich selbst abschalten, teilen sie den eher klassischen Spiegelneuronen oder anderen Motorneuronen womöglich mit, dass die beobachtete Handlung nicht imitiert werden sollte. Hinzu kommt, dass diese Form der unterschiedlichen Kodierung für das Handeln des eigenen Selbst (erhöhte Feuerungsrate) und für das Handeln eines fremden Selbst (verminderte Feuerungsrate) eine wunderbar einfache Unterscheidung zwischen dem Selbst und dem Nichtselbst auf neuronaler Ebene böte, die durch diesen speziellen Typ von Spiegelneuronen umgesetzt wird. Am Ende von Kapitel 5 hatte ich gemutmaßt, dass Spiegelneuronen womöglich dazu beitragen, aus einem primär intersubjektiven ursprünglichen *Wirgefühl* heraus ein angemessenes Gefühl für das eigene Selbst im Unterschied zum fremden Selbst zu entwickeln. Geleistet wird dies höchstwahrscheinlich durch diese speziellen Superspiegelneuronen. Tatsächlich sind die Hirnareale, an denen wir unsere Einzelzellableitungen vorgenommen haben, im frühen Kleinkindalter am wenigsten entwickelt und weisen später höchst dramatische Veränderungen auf.

Prä- bzw. supplementär-motorische Rindenregionen sind bekanntermaßen wichtig dafür, einfache Aktionen zu komplexeren motorischen Sequenzen zusammenzusetzen. Die Aufzeichnungen der Reaktionen bei einigen dieser Zellen faszinierten mich besonders. Spiegelneuronen in dieser Region (oder besser: Superspiegelneuronen in dieser Region) schienen die idealen Hirnzellen für das Organisieren einfacher imitierender Handlungen – der Nebenstraßen – zu komplexen Formen von Imitationsverhalten – der Hauptstraße.

Leider sind nicht alle komplexen Formen von Imitationsverhalten gut für Sie oder für uns (die Gesellschaft insgesamt). Es ist an der Zeit, Spiegelungsprozesse einmal als soziales Phänomen zu betrachten, welches unter anderem auch das auslösen kann, was man mit wissenschaftlichen Worten als »problematisches Verhalten« umschreibt.

Kapitel 8

Die weniger glorreichen Seiten

Gewalt in den Medien – eine Kontroverse[1]

Im Frühjahr 2002 wurde eine vierzehnjährige Schülerin an einer katholischen Privatschule in Frankreich von zwei Klassenkameradinnen gefoltert, weil diese sie für »zu hübsch« hielten. Das Messer, das die Mädchen benutzt hatten, ähnelte dem aus dem Film *Scream*, den die Ältere von beiden offenbar kurz zuvor gesehen hatte. Dann, ein paar Wochen später, standen auf einem anderen Kontinent halbwüchsige Jungen vor Gericht, angeklagt des Mordes an den Professoren Half und Susan Zantop. Die Zantops waren mit mehreren Messerstichen in ihrem Haus ermordet worden, offenbar handelte es sich um einen versuchten Raubüberfall. Während des Gerichtsverfahrens stellte sich heraus, dass die Jungen ein besonders realistisches interaktives Computerspiel besaßen und mit Vorliebe spielten, in dem der Spieler seine Opfer ersticht und zusieht, wie sie verbluten.[2]

Ist die »Nachahmung von Gewalt« in diesen beiden Fällen durch Gewalt in den Medien verursacht? Natürlich kann niemand dies letztlich beantworten. Ursache und Wirkung können in komplexer Weise miteinander verwoben sein, und inzwischen gibt es zu dieser Frage einen Riesenberg an Literatur, in der ein breites Spektrum an Ansichten vertreten wird. Die zugehörigen Studien fallen in drei Hauptkategorien. In einer geht es um die Konfrontation mit Gewalt unter verschiedenen experimentellen Bedingungen. Die Stärke dieser Studien ist darin zu sehen, dass sie sehr gut kontrolliert sind, und die Wirkung der Konfrontation mit Gewalt auf nachfolgende Manifestationen von Gewalt relativ präzise einschätzen können. Ihre Schwäche ist die künstliche Laborumgebung, die der Komplexität realer Lebenssituationen nur unvollkommen gerecht zu werden vermag. Eine zweite Kategorie sind Korrelationsstudien, bei denen gewalttätiges Verhalten und die Konfrontation mit medialer Gewalt bei einer großen Anzahl Personen bestimmt wird. Ihre Stärke besteht darin, dass sie nach Beziehungen zwischen Gewalt in den Medien und gewalttätigem Verhalten im wirklichen Leben schauen. Ihre Schwäche darin, dass sie nicht völlig schlüssig beweisen können, ob die Beziehung zwischen Gewaltkonsum und Gewaltausübung wirklich ursächlich auf den Einfluss der Medien zurückzuführen ist oder vielmehr darauf, dass von sich aus gewaltbereite Personen verstärkt den Hang haben, Gewalt in den Medien beziehungsweise Gewalt verherrlichende Videospiele zu konsumieren. Die dritte Kategorie an Studien versucht die Probleme, die die beiden anderen mit sich bringen, anzugehen, indem man in sehr großen Gruppen von Versuchspersonen (im Regelfall sind es Hunderte) über einen langen Zeitraum hinweg immer wieder die Konfrontation mit Gewalt in den Medien und gewalttätiges Verhalten abzufragen und einzuschätzen sucht. Aus diesen Studien lässt sich daher bestimmen, ob gewalttätigem Verhalten tatsächlich die Konfrontation mit medialer Gewalt vorausgeht.

Vielleicht besteht der beste Weg, in dieser komplexen und wichtigen Frage zu irgendeiner Art von Schlussfolgerung zu kommen, darin, die Informationen aus all diesen Studien zusammenzubringen und die jeweiligen Befunde auf Parallelen abzuklopfen. Ich will das im Folgenden tun und mich dabei vor allem der Frage widmen, die für dieses Buch am relevantesten ist: Kann es sein, dass Spiegelneuronen Teil des Problems sind?

Die Ergebnisse aus den kontrollierten Experimenten mit Kindern in Laborumgebung könnten klarer und eindeutiger nicht sein: Die Konfrontation mit Gewalt in den Medien hat massive Auswirkungen, was die Nachahmung von Gewalt angeht. Im

Regelfall gehört zu diesen Experimenten, dass man Kindern einen kurzen Film zeigt. Manche dieser Filme enthalten gewalttätige Szenen, andere nicht. Anschließend werden die Kinder dabei beobachtet, wie sie miteinander oder mit einer lebensgroßen Plastikpuppe umgehen, die immer wieder hochschnellt, wenn sie zu Boden geschlagen wird. In diesen Experimenten ergibt sich typischerweise mit großer Beständigkeit derselbe Befund: Die Kinder, die die Filme gesehen haben, in denen es gewalttätig zuging, zeigen anschließend ein sehr viel aggressiveres Verhalten als Kinder, die gewaltfreie Filme gesehen haben. Diese Auswirkung von Mediengewalt auf die Nachahmung von Gewalt ist zu beobachten bei Kindern im Vorschulalter bis hinauf zur Pubertät, bei Jungen genauso wie bei Mädchen, bei von Natur aus aggressiven Kindern und bei nicht aggressiven gleichermaßen, ebenso bei den unterschiedlichsten ethnischen Zugehörigkeiten. Die Ergebnisse sind absolut überzeugend.[3]

Was diese Studien nicht beantworten, ist die Frage, welche Konsequenzen die in den Medien beobachtete Gewalt auf das reale Verhalten der Menschen (darunter auch älterer Personen) im täglichen Leben hat. Halten die in dieser Versuchsanordnung nachgewiesenen Effekte lange an oder sind sie vorübergehend? Sind sie nur unter künstlichen Bedingungen zu beobachten oder auch in der Realität? Die Ergebnisse der Korrelationsstudien legen den Verdacht nahe, dass es eine lang anhaltende kausale Beziehung gibt, die in der Realität spürbar wird. So ergab eine Studie, die rückblickend das Aufkommen von Bomben- und anderen Androhungen von Gewaltdelikten in den Schulbezirken des Bundesstaats Pennsylvania im Anschluss an das Massaker an der Columbine High School auswertete, dass in den fünfzig Tagen nach dem Massaker über dreihundertfünfzig Androhungen von Gewaltdelikten eingegangen waren. Davor hatten die Schulleitungen über eine oder zwei solcher Drohungen pro Jahr berichtet. Dazu kommt, dass Kinder, die mit mehr Gewalt in den Medien konfrontiert werden, den Hang haben, aggressiver zu sein als andere. Diese Befunde lassen sich quer durch alle Studien und auch quer durch alle Länder sehr verlässlich reproduzieren.[4] Gleicht man die Ergebnisse aus den Korrelationsstudien mit denen aus den Laboruntersuchungen an Kindern ab, muss uns das zu dem Schluss verleiten, dass Mediengewalt die Nachahmung von Gewalt anregt. Die besten empirischen Daten müssten sich jedoch aus den langfristigen Beobachtungen oder Longitudinalstudien ergeben, die die Korrelation zwischen dem Anschauen von Gewalt und der Ausübung von Gewalt über einen längeren Zeitraum verfolgen.

Eine der Frühesten dieser Studien wurde in den Sechzigerjahren vom Staat New York in Auftrag gegeben. Fast tausend Kinder waren daran beteiligt. Auch bei sorgfältiger Berücksichtigung der vorhandenen Ausgangsaggressivität und anderer wichtiger Variablen wie Bildungs- und Gesellschaftsschicht, zeigte diese Studie, dass das Anschauen von Gewalt in den Medien in der frühen Kindheit noch näherungsweise zehn Jahre später, nach der Entlassung aus der Highschool, mit aggressivem und antisozialem Verhalten korrelierte. Diese Ergebnisse sind wirklich beeindruckend, aber das ist noch nicht alles: Man hat dieselben Jungen noch weitere zehn Jahre bis zu einer Gesamtdauer von zweiundzwanzig Jahren seit der Aufnahme in die Studie verfolgt, und wieder lassen die Ergebnisse keine Zweifel zu: Sowohl das Anschauen von Gewalt als auch aggressives Verhalten in jungen Jahren korrelierte mit kriminellem Verhalten Anfang dreißig!

In einer späteren Studie ging es in puncto Gewaltnachahmung bei Konfrontation mit Gewalt in den Medien um Unterschiede zwischen verschiedenen Nationen. Trotz aller kulturellen Unterschiede und der stilistischen Abweichungen zwischen den Fernsehprogrammen in den an der Studie beteiligten Ländern – den Vereinigten Staaten, Australien, Israel, Finnland und Polen – wurden quer durch alle Nationen ähnliche Auswirkungen einer frühen Konfrontation mit medialer Gewalt festgestellt. Es gab jedoch auch gewisse Unterschiede zwischen den Nationen, die vermuten ließen, dass das kulturelle Umfeld die Folgen einer Konfrontation mit Gewalt zu beeinflussen vermag. Ein verblüffendes Ergebnis stammt aus Israel, wo sich die Folgen des Anschauens von Gewalt wohl bei Kindern in Städten nachweisen ließen, nicht aber bei Kindern, die im Kibbuz lebten.[5]

Auch eine noch neuere Longitudinalstudie an amerikanischen Kindern stützt die Hypothese, der zufolge Gewalt in den Medien die Nachahmung von Gewalt schürt, mit einem unerreicht beeindruckenden empirischen Ergebnis. Es handelte sich um eine Fünfzehnjahresstudie über die Konfrontation mit Gewalt in den Medien. Verschiedene Methoden zur Einschätzung von Gewaltbereitschaft und Aggression wurden angewandt, um das Verhalten der Probanden mit einundzwanzig bis fünfundzwanzig Jahren zu ihrer Konfrontation mit Gewalt in den Medien im Alter von sechs bis neun Jahren in Bezug zu setzen. Die Studie ergab starke Korrelationen, auch bei penibler Berücksichtigung überlappender Faktoren wie individuelle Aggressivität, Intelligenz, mangelnde elterliche Fürsorge und soziale Stellung.

Zusammengenommen stützen die Befunde aus Laborstudien, Korrelationsstudien und Longitudinalstudien sämtlich die Hypothese, dass die Konfrontation mit Gewalt in den Medien zur Nachahmung von Gewalt führt. Ja, die Größe des statistischen »Effekts« – die statistische »Effektgröße« ist ein Maß für die Stärke einer Beziehung zwischen zwei Variablen – in Bezug auf die Korrelation zwischen Gewalt in den Medien und Aggressivität übertrifft bei Weitem die Effektgrößen für die Korrelation zwischen Passivrauchen und Lungenkrebs, Calciumaufnahme und Knochenmasse oder Asbestverseuchung und Krebs.[6] *Dennoch* wird solchen eindrucksvollen Ergebnissen aus Verhaltensstudien zumeist mit gewisser Skepsis, wenn nicht gar mit ausgemachter Feindseligkeit begegnet, oftmals mit dem Argument, dass Korrelation, mag sie auch noch so stark sein, nicht notwendigerweise auch Kausalität bedeutet. Dieser theoretische Einwand ist natürlich korrekt – mit demselben Argument hat auch die Tabakindustrie den größten Teil des 20. Jahrhunderts hindurch die Verknüpfung zwischen Rauchen und Lungenkrebs anzuzweifeln versucht. Skepsis und Feindseligkeit mögen ehrlich empfunden oder ein rhetorisches Manöver sein, entgegengekommen ist ihnen bisher der Mangel an soliden wissenschaftlichen Ergebnissen, was die neurobiologischen Mechanismen des Imitierens betrifft. Dank der Auffindung der Spiegelneuronen schließt sich diese Lücke nun rasch. Die Konsequenzen dieser Entdeckung sind weitreichend, nicht nur, was das Verstehen von kopierter Gewalt und mögliche Entscheidungen, wie man diese anzugehen hat, betrifft, sondern auch auf philosophischer Ebene. Viele lieb gewordene Vorstellungen über die menschliche Autonomie oder Willensfreiheit werden durch die neurowissenschaftliche Neugier an den biologischen Wurzeln menschlichen Verhaltens klar gefährdet. Unsere Vorstellung von einem »freien Willen« ist für unsere Weltsicht von fundamentaler Bedeutung, doch je mehr wir über Spiegelneuronen lernen, desto mehr realisieren wir, dass wir nicht die rationalen, frei waltenden Herren der Welt sind, für die wir uns halten. Spiegelneuronen in unseren Gehirnen bringen automatisch imitatorische Reaktionen hervor, deren wir uns großenteils nicht bewusst sind, und die unsere Autonomie mittels machtvoller Einflüsse auf unser Sozialverhalten beträchtlich einschränken. Wir Menschen sind sozial lebende Tiere, doch unser Sozialsein macht uns zu sozialen Akteuren mit eingeschränkter Autonomie. Sollten wir diese biologische Realität leugnen mit der Begründung, dass das Erklären von sozialen Einflüssen, die Böses hervorbringen, dazu führt, dass wir dieses letztlich hinnehmen? Ich bin der Ansicht, es wäre logischer, unser Wissen um die biologischen Wurzeln unserer eingeschränkten sozialen Autonomie zu verwenden, um Böses zu *verhindern*. Um das tun zu können, müssen wir uns von der liebgewordenen Überzeugung verabschieden, die diesem »Autonomiestreit« zugrunde liegt, und darum geht es im nächsten Abschnitt.

Sind wir als Akteure autonom?
Spiegelneuronen und freier Wille

Die meisten Diskussionen zum Thema Nachahmung von Gewalt unterscheiden zwischen den kurzfristigen Wirkungen der Konfrontation mit medialer Gewalt und den langfristigen Folgen daraus. Es leuchtet ein, dass Spiegelneuronen und Superspiegelneuronen an zwei der kurzfristigen Wirkungen beteiligt sind: der umgehend erfolgenden Imitation von gewalttätigem Verhalten und einer allgemeinen Hochstimmung, die sich beim Anschauen von Gewalt einstellt. Wir haben bereits zuvor bei verschiedenen Gelegenheiten gesehen, wie allumfassend menschliches Imitationsverhalten ist und was für eine entscheidende Rolle Spiegelneuronen bei diesem Verhalten spielen. Die neuronalen Eigenschaften dieser Zellen vermögen die unmittelbare Imitation von gewalttätigem Verhalten, vor allem einfache Akte der Gewalt, problemlos zu begründen, genauso wie sie, wie wir erfahren haben, das Spiegeln von Lächeln, Fußwippen, Kinnreiben und Ähnlichem erklären können. Wenn der Chamäleoneffekt uns dazu bringt zu imitieren, was wir sehen, dann brauchen wir irgendeine Möglichkeit, solches Imitieren zu unterbinden. Anderenfalls steckten wir bis zum Kragen in Schwierigkeiten. Wie wir in Kapitel 7 gelernt haben, besteht eine der wichtigsten Rollen von Superspiegelneuronen vielleicht gerade in der Hemmung der Aktivität von eher klassischen Spiegelneuronen, sodass wir, wenn wir jemanden bei einer Handlung beobachten, diese Handlung eben nicht zwanghaft nachahmen müssen. Das Beobachten von Gewalt sorgt, so nimmt man an, für Anspannung und Erregung. Diese Erregung wiederum könnte das Imitieren von Gewalt erleichtern, indem sie der inhibitorischen Wirkung der Superspiegelneuronen so weit entgegenwirkt, dass das Imitieren von gewalttätigem Verhalten weniger wirksam unterbunden wird. Zwar hat noch niemand ein Experiment durchgeführt, um den neuronalen Mechanismen auf die Spur zu kommen, über die ich hier spekuliere, aber im Lichte dessen, was wir über das menschliche Spiegelneuronensystem wissen, erscheint dieses Szenario durchaus plausibel, und man könnte ihm in absehbarer Zukunft mit bildgebenden Verfahren nachgehen.

Betrachten Sie nun die langfristigen Auswirkungen von Gewaltdarstellungen in den Medien. Klassischerweise werden diese mit komplexen Formen von Nachahmungsverhalten in Zusammenhang gebracht, bei denen Personen, die aggressives Verhalten beobachten, nicht nur komplex koordinierte motorische Verhaltensweisen an den Tag legen, die sie aggressiv und gewalttätig machen, sondern bei alledem auch – unbewusst – zu der Überzeugung gelangen, dass ein solches Verhalten eine gute Möglichkeit ist, soziale Probleme zu lösen. Ich habe die Hypothese aufgestellt, dass Superspiegelneuronen für solcherlei komplexe Imitationsprozesse verantwortlich sein könnten, da sie ganz allgemein die Fähigkeit verleihen, einfachere Handlungen zu einem komplexen koordinierten Verhaltensmuster zusammenzufügen. Somit scheint sich durch die Konfrontation mit medialer Gewalt sowohl kurzfristig als auch langfristig ausgelöstes Imitationsverhalten recht gut mit den Funktionen von Spiegelneuronen und Superspiegelneuronen vereinbaren zu lassen. Wir haben zuvor bereits erfahren, inwiefern Spiegelneuronen Gutes für uns leisten können, unser Fühlen und unsere Empathie für andere ermöglichen, aber sie stellen auch einen machtvollen neurobiologischen Mechanismus dar, der die Nachahmung von Gewalt in Reaktion auf den Konsum von Gewalt über die Medien begünstigt. Wie ich im Vorhergehenden jedoch bereits angemerkt habe, will es der Beweislast für diese Verknüpfung nicht so recht gelingen, breite Aufmerksamkeit zu erregen, und das Argument, dass der Kausalitätsnachweis angeblich noch aussteht, ist ein hervorragender Vorwand für alle möglichen Sorten von Motiven – darunter die machtvollen finanziellen Interessen der Medienindustrie. Gewalt verkauft sich, daher ist es natürlich bequem, die kausale Verknüpfung zwischen Gewalt in den Medien und gewalttätigem Verhalten zu leugnen. Es besteht überdies die Befürchtung, dass das Hervorheben der Rolle von medialer Gewalt zu gewissen Formen von Zensur führen könnte – eine wirklich ernst zu nehmende Sorge. In Amerika fürchten vehemente Befürworter des Zweiten Zusatzartikels zur Verfassung der Vereinigten Staaten, der jedem Staatsbürger das Recht auf den Besitz und das Tragen einer Waffe garantiert, überdies, dass diese Frage in die amerikanische Debatte über eine künftige Kontrolle des Waffenbesitzes hineinspielen könnte. Und schließlich und endlich sind wir von Natur aus nur zu geneigt, uns für autonome Existenzen zu halten, die nicht durch alles, was sie sehen, in irgendeiner Weise zu etwas angeregt werden, das an sklavisches Nachäffen gemahnt. Die Befunde zur Nachahmung von Gewalt stellen für diese lieb gewordene Vorstellung eine klare Bedrohung dar.

Ja, man hat den Standpunkt vertreten, dass selbst in Anbetracht aller Befunde, die eine enge Beziehung zwischen Mediengewalt und der Nachahmung von Gewalt zeigen, das Argument der Willensfreiheit jedwede Form der Intervention verbietet. Auch Äußerungen von problematischem Inhalt – hier in einem sehr breiten Sinne gemeint, unter anderem dem, was in Filmen, Fernsehen und Videospielen stattfindet – sind im Regelfalle gesetzlich geschützt, weil die Rechtsprechung davon ausgeht, dass die Auswirkungen jeder Art von Äußerung grundsätzlich der mentalen Zensur durch den Zuhörer oder Zuschauer unterliegt. Dieser Begründung zufolge sind Personen, die sich mit großer Sicherheit der Nachahmung von Gewalt »schuldig gemacht« haben, für ihr Handeln voll verantwortlich, wohingegen die Medien, die die Gewalt, die Vorlage für sein Verhalten war, in Umlauf gebracht haben, in keiner Weise zu belangen sind. Vehementen Verfechtern absoluter Meinungsfreiheit zufolge sind wir alle rationale, autonome und bewusst entscheidende Wesen. Die Befunde jedoch, die wir in diesem Buch zusammengetragen haben – angefangen von unbewussten Formen des Imitierens im täglichen sozialen Umgang miteinander bis hin zu den neurobiologischen Spiegelungsmechanismen, deren Schlüsselinstanzen die Spiegelneuronen sind –, lassen ein Maß an unkontrollierter biologischer Aktivität vermuten, das die klassische Sichtweise der autonomen Entscheidung als Basis allen freien Willens möglicherweise infrage stellt.[7]

Die Tragweite dieser Überlegungen ist für jede Gesellschaft wichtig. Sie rücken fundamentale Fragen der Ethik, der Gerechtigkeit innerhalb des bestehenden Rechtssystems und der allgemeinen politischen Vorgehensweise in den Blickpunkt. Die Fragen, die durch die Entdeckung der Spiegelneuronen aufgeworfen wurden, zwingen uns, einige unserer Grundüberzeugungen neu zu überdenken oder zumindest mit anderen Augen zu betrachten. Ja, um diese Fragen herum ist in den letzten Jahren sogar eine neue Disziplin entstanden, der man den Namen Neuroethik gegeben hat.[8] Tagungen zu den Themen dieser jungen Forschungsrichtung tragen Titel wie »Our Brain and Us: Neuroethics, Responsibility and the Self« (zu Deutsch: »Unser Gehirn und wir: Neuroethik, Verantwortung und das Selbst«; Konferenz am Massachusetts Institute of Technology 2005 in Boston).

Der klassische Konflikt zwischen denjenigen, die den biologischen Determinismus menschlichen Verhaltens hervorheben, und jenen, die auf der Ansicht beharren, dass unsere Vorstellungen und unser Sozialverhalten uns über unser neurobiologisches Gefüge erheben, hat nie die Möglichkeit in Erwägung gezogen, dass unsere Neurobiologie unser Sozialverhalten überhaupt erst bedingen könnte. Ich glaube, dass ein besseres Verständnis der neurobiologischen Mechanismen, die menschliches Sozialverhalten formen – und dazu trägt die Forschung an Spiegelneuronen in besonderem Maße bei –, direkten Einfluss haben sollte auf die Formulierung unserer gesellschaftlichen Kodices. Dies möchte ich im letzten Kapitel dieses Buches im Detail ausführen. Unsere instinktive Fähigkeit zum Mitempfinden ist Teil der guten Nachrichten, die Spiegelneuronen uns bescheren. Die Nachahmung beobachteter Gewalt könnte durchaus zu den schlechten gehören – und möglicherweise ist das noch nicht alles. Eine weitere möglicherweise negative Konsequenz, die Spiegelneuronen auf unser Verhalten haben könnten, besteht in ihrer Rolle bei einer ganzen Palette von Suchtverhalten sowie den anschließenden Rückfällen, gegen die wir in so vielen Fällen nicht gefeit sind.

Sucht und Rückfall nach dem Ausstieg

Eines der Hauptprobleme bei der Behandlung von Drogensucht ist die Gefahr des Rückfalls. Es gibt eine Fülle an Studien zur Abhängigkeit von Tabak, Alkohol und Drogen und die Rückfallzahlen nach einer gewissen Zeitspanne der Enthaltsamkeit schwanken zwischen 30 und 70 Prozent. Das sind Zahlen von beachtlicher Höhe. Was kann getan werden, um sie zu senken? Logisch betrachtet müsste ein erster Schritt unweigerlich darin bestehen, irgendwelche Marker ausfindig zu machen, die uns im Voraus sagen können, welche Personen mit größerer Wahrscheinlichkeit rückfällig werden als andere. Eine solche Identifizierung von Risikopersonen würde individuellere und effizientere Maßnahmen zur Verhinderung von Rückfällen möglich machen.

Mindestens einen Marker gibt es, und er liegt mehr oder minder auf der Hand: Das Verlangen nach dem Drink, der Zigarette, der Nadel. Es mag verwundern, aber nicht alle Süchtigen erleben dasselbe Ausmaß an Begehrlichkeit (oder berichten zumindest nicht darüber). Nicht verwunderlich ist demnach, dass die Rückfallwahrscheinlichkeit umso größer ist, je stärker das Verlangen während der Suchttherapie erhalten geblieben ist. Im täglichen Leben könne Gelüste durch eine Fülle an sozialen

Signalen ausgelöst werden, beispielsweise durch Signale, die ein eingefleischter Raucher von anderen Rauchern empfängt. Unter Rauchern, die aufzuhören versuchen oder eine gewisse Zeit erfolgreich aufgehört haben, ist der Umgang mit anderen Rauchern, vor allem mit solchen im eigenen sozialen Umfeld, einer der Faktoren mit der höchsten Vorhersagekraft in Bezug auf einen potenziellen Rückfall.[9]

In Zusammenarbeit mit Edythe London, einer weltbekannten Persönlichkeit auf dem Gebiet der Neurobiologie von Drogenabhängigkeit, und John Monterosso, einem weiteren Experten auf diesem Gebiet, versucht mein Labor an der UCLA gegenwärtig der Hypothese nachzugehen, dass Spiegelneuronen etwas mit der Rückfallhäufigkeit bei Rauchern zu tun haben könnten, die zunächst erfolgreich mit dem Rauchen aufgehört hatten. Unsere Überlegung dabei ist die Folgende, und wir glauben, dass sie sich auch auf andere Suchterkrankungen anwenden lässt. Wenn ehemalige Raucher andere Leute beim Rauchen beobachten, werden automatisch ihre Spiegelneuronen aktiviert, denn die Begünstigung einer Art von innerer Nachahmung der Handlungen anderer ist, wie wir inzwischen ein ums andere Mal gesehen haben, nun einmal *das, was Spiegelneuronen tun*. Als einstiger Raucher haben Sie mit Ihren Händen Tausende Male eine Zigarette angezündet, und Sie haben das getan, wenn Sie rauchen wollten. Die Aktivierung Ihrer Spiegelneuronen aktiviert daher gleichzeitig die assoziierten motorischen Schaltpläne, die nötig sind, um die Zigarette anzuzünden und zum Mund zu führen. Der Raucher, der gerade aufgehört hat und völlig ungerührt bleibt, wenn jemand anderer sich eine anzündet und jenen ersten genüsslichen Zug tut, ist wirklich eine Seltenheit. Nach allem, was wir über Spiegelneuronen wissen, ist solche Gleichgültigkeit schlicht ein Ding der Unmöglichkeit.

Diese Gedanken bringen uns nahtlos zu zwei weiteren betreffs der Verknüpfung zwischen Spiegelneuronen und Rauchen. Erstens: Die Spiegelneuronenareale bei Rauchern werden mit

Sicherheit sehr viel stärker durch den Anblick anderer Raucher aktiviert als dieselben Areale bei Nichtrauchern. Zweitens: Je höher die Aktivität in den Spiegelneuronenarealen von Rauchern, desto intensiver das Verlangen nach einer Zigarette. Keine dieser beiden Hypothesen wird den Leser überraschen. Sie ergeben sich zwangsläufig aus dem, was wir gelernt haben. In Kapitel 1 hatte ich experimentelle Belege für die Vermutung vorgestellt, dass Spiegelneuronen bei Affen durch Erfahrung geformt werden und neue Eigenschaften dazulernen können. Ursprünglich reagierten diese Zellen beim Beobachten von Handlungen, die nicht zum motorischen Repertoire von Affen gehörten – beispielsweise auf das Verwenden von Werkzeugen, um ein Futterstückchen aufzunehmen – *nicht*. Später hingegen taten sie das sehr wohl, und diese neuartige Reaktion einiger Spiegelneuronenzellen ist vermutlich darauf zurückzuführen, dass der betreffende Affe wiederholt Menschen dabei zugesehen hatte, wie sie im Labor mit Werkzeugen hantierten (und seien dies auch nur die unermüdlichen Versuche des Experimentators gewesen, die Neuronen seines Versuchstiers zur Entladung zu bringen).

Es gibt Beweise dafür, dass auch das menschliche Spiegelneuronensystem durch Erfahrung geformt wird. Bei einer berühmten Versuchsreihe mit bildgebenden Verfahren wurde mittels funktioneller Kernspintomografie die Gehirnaktivität bei zwei Gruppen von Tänzern in London gemessen, denen man Videoaufnahmen vorspielte. Im ersten Experiment verglichen die Wissenschaftler die Gehirnaktivität von klassischen Balletttänzern mit der von Capoeiraexperten, beide hatten Videoaufzeichnungen von beiden Kunstformen anzuschauen. Capoeira ist ein Kampftanz aus Brasilien, bei dem sich die Ausführenden zu einer charakteristischen Musik von ganz besonderer Rhythmik unbeschreiblich akrobatisch bewegen. Die Bewegungen der Capoeira sind völlig andere als die im klassischen Ballett, und die Londoner Wissenschaftler hatten die schlaue Idee, diesen Umstand für ihre Spiegelneuronenforschung zu nutzen. Sie stellten fest, dass klassische Tänzer beim Anschauen von Videoaufnahmen klassischer Ballettaufführungen eine höhere Spiegelneuronenaktivität aufwiesen als beim Anschauen von Capoeiravideos. Bei den Capoeirakundigen war es umgekehrt. Doch waren diese Unterschiede wirklich nur auf die Identifikation des Betrachters mit den beobachteten Bewegungen zurückzuführen, oder konnten sie am Ende auch bloße Reaktionen auf kulturelle Unterschiede sein? Eine zweite Studie, an der nur die klassischen Tänzer teilnahmen, nahm sich dieser Frage an, wobei man sich die Tatsache zunutze machte, dass Tänzern und Tänzerinnen bestimmte geschlechtsspezifische Bewegungen exklusiv eigen sind. (Zum Beispiel heben in der Regel nur Männer ihre Partnerin, und Spitzentanz wird meist nur von Frauen getanzt.) Bei diesem Experiment schauten Tänzer und Tänzerinnen Bewegungen an, die nur entweder vom eigenen oder vom anderen Geschlecht getanzt wurden. Die Ergebnisse korrelierten mit denen der ersten Reihe: Die Tänzerinnen wiesen eine höhere Spiegelneuronenaktivität auf als die Männer, wenn sie typisch weibliche Bewegungen sahen, die Männer zeigten höhere Aktivität, wenn sie ihre eigenen Bewegungen betrachteten.

Ein Experiment mit bildgebenden Verfahren aus jüngster Zeit, bei dem erfahrene Pflegekräfte und Anfänger Videoaufzeichnungen von Pflegetätigkeiten anzuschauen hatten, zeigte ebenfalls, dass der Grad an Erfahrung die Hirnaktivität des Beobachtenden beeinflusst. All diese Ergebnisse aus bildgebenden Verfahren zeigen eindeutig, dass, während wir andere dabei beobachten, wie sie eine Handlung durchführen, Erfahrung unsere Spiegelneuronenaktivität formt.[10] Allein auf dieser Basis leuchtet die Vorhersage ein, dass Raucher eine höhere Spiegelneuronenaktivität haben sollten als Nichtraucher, wenn sie andere Leute beim Rauchen oder beim Anzünden einer Zigarette beobachten, und unsere vorläufigen Ergebnisse bestätigen diese Prognose.

Wir zeigten unseren Probanden (die sämtlich mindestens fünfzehn Zigaretten pro Tag rauchten) für dieses Experiment eine Reihe von Zehnsekundenfilmen. In der Hälfte davon öffnete die beobachtete Person ein Päckchen Zigaretten oder rauchte eine Zigarette (dies in verschiedener Umgebung, mal draußen, mal drinnen). Bei der anderen Hälfte öffnete die gezeigte Person eine Dose Limonade oder eine Wasserflasche und trank daraus. Natürlich wurden bei beiden Handlungen – Rauchen und Trinken – Spiegelneuronen aktiviert, doch beim Betrachten von Handlungen, die mit dem Rauchen in Verbindung standen, zeigten die Spiegelneuronen eine weit höhere Aktivität.

Die Zeit wird die Antwort darauf bringen, ob unsere zweite Vorhersage – je höher die Aktivität der Spiegelneuronenareale beim Betrachten anderer Raucher, desto stärker das Verlangen, selbst zu rauchen – durch empirische Daten gestützt wird. Wenn die Vorhersage korrekt ist, hätten wir damit womöglich einen potenziell bedeutsamen Biomarker für Verlangen und damit vielleicht auch für die Wahrscheinlichkeit von Rückfällen nach dem Ausstieg. Ein solcher Biomarker könnte denjenigen, die mit Suchtpatienten arbeiten, dabei helfen, Personen ausfindig zu machen, die eine etwas anders geartete Form der Therapie benötigen, welche besser auf ihre individuellen Bedürfnisse zugeschnitten ist. Anders herum könnte auch diesen Personen damit geholfen sein, indem sie die Chance bekommen, aktiv auf ihre Umgebung einzuwirken, um die sozialen Signale zu verbannen, die sie zu einem Rückfall provozieren könnten. In Anbetracht der hohen Rückfallrate für praktisch jede bekannte Form von Sucht, könnte sich ein besseres Verständnis der Rolle von Spiegelneuronen bei Rückfällen zur Behandlung von Suchtverhalten als extrem wichtig erweisen. Und wenn Spiegelneuronen uns potenziell sagen können, ob jemand mehr oder weniger anfällig dafür ist, seiner Sucht erneut anheimzufallen, fragt man sich, ob sie uns nicht noch viel mehr darüber sagen können, wie wir alle so unsere täglichen Entscheidungen treffen.

Kapitel 9

Gespiegelte Vorlieben und Wünsche

Die Neurowissenschaft des Kaufens

Waren Sie je Teilnehmer einer Fokusgruppe (das ist eine Gruppe, die eine moderierte Diskussion zum Zwecke der Markt- und Sozialforschung führt)? Ich auch nicht, aber ich weiß, wie diese funktionieren, und ich weiß, dass sie aus verschiedenen Gründen nicht verlässlich sind. Zum einen haben Menschen die Tendenz zu sagen, was der Interviewer oder Moderator ihrer Ansicht nach hören will, und nicht das, was sie wirklich meinen. Der soziale Druck, das Richtige sagen zu müssen, dominiert nur zu häufig über die wahre Meinung. Zum anderen ist die Dynamik einer Fokusgruppe von Natur aus »mit sehr viel Rauschen behaftet«, und wir wissen heute von der Macht des Imitierens bei sozialen Interaktionen unter Menschen. Wenn ein Alphatier unter den Teilnehmern einer Fokusgruppe seine Meinung mit besonderem Nachdruck vertritt, haben die anderen den Hang, sich in diese Richtung zu wenden. Es ist das Wesen des Menschen, und ich bin nicht der Einzige, der weiß, wie dieses Wesen Fokusgruppen beeinflusst. Professionelle Marktforscher kennen die Fußangeln klassischer Marktforschungsinstrumente, bei denen sie darauf angewiesen sind, dass eine Person einer anderen Person Fragen stellen muss, nur zu gut, aber womit sollten sie sonst arbeiten? Bisher gab es da nicht allzu viel.

Tatsächlich glaube ich, dass das Problem der Fachleute noch viel größer ist, als sie denken. Es gibt noch einen weiteren einflussreichen Aspekt am menschlichen Verhalten, der die Vorstellung, man könne sich auf das verlassen, was Menschen sagen, wenn man ihre Entscheidungsprozesse verstehen will, erheblich verkompliziert. Manchen Lesern mag nicht ganz gefallen, wohin diese Diskussion gerade führt, denn natürlich möchten wir uns alle als autonome Akteure sehen, die die Kontrolle über ihr Leben haben und imstande sind, Entscheidungen in rationaler und bewusster Art und Weise zu fällen. Es gibt jedoch jede Menge Hinweise darauf, dass dies nicht unbedingt der Fall ist. Eine Fülle an psychologischen Studien hat gezeigt, dass unsere Fähigkeit, unsere tatsächlich gemachten Erfahrungen und unsere Entscheidungsprozesse nachzuvollziehen, höchst beschränkt sein könnte.[1] Jonathan Schooler fordert auf der Basis empirischer Befunde aus verschiedenen Labors zwei Dissoziationsebenen zwischen bewusst erfahrenen mentalen Prozessen und mentalen Prozessen auf der Ebene des Metabewusstseins (das heißt nachvollzogenen eigenen mentalen Prozessen: Wenn beispielsweise jemand erklärt, warum er der Ansicht ist, dass irgendetwas besser sei als etwas anderes). Die erste Art von Prozessen bezeichnet er als temporäre Dissoziation. Ein typisches Beispiel für diesen Fall ist die Situation, dass wir beim Lesen anfangen uns geistig auszuklinken und unseren Sinn dann irgendwann dabei ertappen, wie er umherschweift und dem Gedruckten auf der Seite keine Aufmerksamkeit mehr schenkt. Die plötzliche Erkenntnis, dass unser Geist abgeschweift ist, entlarvt einen vorübergehenden eklatanten Mangel an Bewusstsein dafür, abgeschweift zu sein.

Die zweite Art nennt Schooler translationale Dissoziation. Diese Art von Dissoziation ist für meine Ausführungen von größerer Bedeutung. Die Hauptidee hierbei ist, dass Information, sobald jemand versucht, seine Erfahrung mit Worten zu beschreiben, verloren geht oder verzerrt wird. Solche translationalen Dissoziationen werden besonders augenfällig, wenn die Versuchsperson über Erfahrungen berichtet, die notorisch schwer in Worte zu fassen sind – Gesichter, Farben, Autos, Stimmen, Weine und so weiter. Studien haben gezeigt, dass detaillierte verbale Beschreibungen von verschiedenen Erfahrungen die Gedächtnisleistung beeinträchtigen. Dieses Phänomen nennt man verbale Überschattung. Bei den entsprechenden Experimenten betrachten die Probanden zuerst ein Porträtfoto, und dann wird ein Teil von ihnen gebeten, das abgebildete Gesicht genau zu beschreiben, während der andere Teil eine völlig anders geartete verbale Aufgabe zu erledigen. Bei einem anschließenden Erkennungstest mit einem anderen Porträt desselben Gesichts schneiden Versuchspersonen, die das Gesicht im Detail beschrieben hatten, schlechter ab als die anderen Versuchspersonen.

Es gibt verschiedene Formen von translationaler Dissoziation. Lassen Sie mich nur zwei experimentell belegte Beispiele geben: Beim Lösen eines Problems laut zu denken schmälert nachweislich die Leistung. Suggeriert man jemandem unterschwellig die Begriffe »Durst« und »trocken«, so kann man zeigen, dass derjenige mehr trinkt, gleichzeitig wird aber das von dem Betreffenden selbst empfundene und zu Protokoll gegebene Durstgefühl in keiner Weise verändert.

Eine Untersuchung aus jüngster Zeit hat das Auseinanderdriften zwischen verbalen Darstellungen und Wahrnehmung in dramatischer Weise vorgeführt. Männliche Probanden wurden gebeten, die Attraktivität zweier Frauengesichter zu beurteilen, es handelte sich um Porträtfotos, und sie sollten das attraktivere Gesicht auswählen. Unmittelbar nachdem der Proband seine Entscheidung getroffen hatte, nahm der Experimentator ihm die Aufnahmen rasch weg. Ein paar Sekunden später legte er den Versuchspersonen eine der Karten wieder vor und bat den Betreffenden zu erklären, warum er dieses Gesicht für das attraktivere halte. Der Kniff bei diesem Experiment bestand allerdings darin, dass der Experimentator seiner Versuchsperson in manchen Fällen das von dieser *nicht* gewählte Bild vorlegte – das heißt das Bild der Frau, die diese für die weniger attraktive hielt. Sie würden doch annehmen, dass diejenigen, die das Bild der von ihnen *nicht* ausgewählten Frau vorgelegt bekommen, den Betrug sofort bemerken würden. Erstaunlicherweise aber flogen nur 10 Prozent der Manipulationen auf. Eine von zehn! Wir bezeichnen das Phänomen inzwischen als »choice blindness« (zu Deutsch etwa »Entscheidungsblindheit«). Es hat den Anschein, als seien wir Menschen in Bezug auf unsere eigenen Entscheidungen wahrlich verblendet. Diese Befunde sind allerdings schwer in Einklang zu bringen mit der Vorstellung, dass wir unsere Entscheidungen rational fällen und stets die Kontrolle über unsere Entscheidungsfindung haben. Es mutet beinahe peinlich an, wie die Versuchspersonen, die den Trick nicht durchschauten, im Folgenden mit guten Gründen dafür aufwarteten, weshalb dieses ursprünglich von ihnen nicht gewählte Gesicht das eindeutig attraktivere sei. Ja es gab genau genommen keinerlei Unterschiede zwischen den Erklärungen, die für die in Wirklichkeit gewählten Gesichter und denen, die für die vertauschten präsentiert wurden.[2] Ist es möglich, dass den Versuchspersonen ihr Fehler bewusst wurde und sie schlicht beschlossen, den Mund zu halten, weil ihnen dies unangenehm war? Unwahrscheinlich. Denn in dem Augenblick, in dem die Versuchspersonen bemerkten, dass sie getäuscht worden waren, wurden sie zutiefst misstrauisch gegenüber dem ganzen Experiment, und die anschließenden Versuche mussten allesamt aus der Auswertung genommen werden.

Wie kann man in Anbetracht dieser Beweislage unserer verbalen Darstellung dessen, wie wir zu einer Entscheidung gelangen, jemals wirklich trauen? Neuromarketingexperten plädieren dafür, sich der Neurowissenschaften zu bedienen, um menschliches Verhalten besser zu verstehen und vorhersagen zu können. Für eine Vielzahl von Aspekten unserer Gesellschaft scheint die Zeit reif für die Anwendung von bildgebenden Verfahren zur Darstellung von Hirnaktivität. Unser Wissen um die neuronalen Mechanismen, die mit unserem Verhalten assoziiert sind, wächst mit ungeahnter Geschwindigkeit. Bildgebende Verfahren werden immer leichter verfügbar. Wenn wir mit ihrer Hilfe

Hirnprozesse sichtbar machen, bekommen wir eine weit bessere Vorstellung von dem, was sich da in uns wirklich abspielt, wenn wir Entscheidungen fällen oder beschließen, was wir kaufen wollen.

Aus unerfindlichen Gründen setzen Leute, die das Wort Neuromarketing hören, dieses gerne mit einer ausgeklügelten Form der Bewusstseinskontrolle gleich. Ich bin nicht sicher, welche Logik hinter einer solchen Behauptung steckt, aber ich weiß, dass die Behauptung selbst auf einem Missverständnis basiert. »Bewusstseinskontrolle« erfordert irgendeine Form von Manipulation. Neuromarketing tut genau das Gegenteil: Es verrät Verbrauchern und Marktexperten, was Menschen wirklich mögen. Es lässt auch die Verbraucher die eigenen, tief innewohnenden Motive bewusster werden – Motive, die der Konsument selbst, wie wir soeben im Falle der translationalen Dissoziation gesehen haben, nicht erschöpfend verbalisieren kann.

Das neuronale System, auf das sich die Neuromarketingstrategen bislang in der Regel konzentriert haben, ist das sogenannte Belohnungssystem. Mit diesem Begriff umschreiben Neurowissenschaftler eine Reihe von Hirnarealen, die Bezug zu belohnungsassoziiertem Verhalten haben. Natürlich ist dieses Verhalten komplex und lässt sich in verschiedene Subkomponenten aufteilen, wobei unter anderem der Anreizwert von Belohnungen, belohnender Reize, Ansatz und Konsumverhalten zur Erlangung von Belohnungen, die mit einer Belohnung assoziierten Emotionen, die »Erwartung« von Belohnungen und Ähnliches eine Rolle spielen.[3] Nicht alle Aspekte dieses komplexen Systems sind bis ins Einzelne aufgedröselt, aber es gibt inzwischen zahlreiche Arbeiten, die es möglich machen, zumindest einige der wichtigsten Konzepte, die sich aus dieser Arbeit ergeben, auf andere Gebiete – zum Beispiel im Bereich des Marketing – anzuwenden.

Vom Standpunkt der Evolution aus betrachtet, hat sich das Belohnungssystem vermutlich aus einem System entwickelt, das primär arterhaltende Anliegen wie Nahrung und Sex bewertet hat, und ist zu einem System geworden, das nunmehr im Wesentlichen kulturelle beziehungsweise kulturell beeinflusste Stimuli taxiert, die vom modernen Menschen als Belohnung empfunden werden. Vor dem Hintergrund dieser plausiblen Überlegung sollte es sowohl für die akademische Forschung als auch für Marketingexperten ein lohnendes Unterfangen sein, sich dieses System mit bildgebenden Verfahren – zum Beispiel funktioneller Kernspintomografie – anzuschauen, während sie ihre Probanden mit verschiedenen Produkten und Werbemitteln konfrontieren. Die wohl erste Studie dieser Art galt männlichen Versuchspersonen, die man verschiedene Autotypen betrachten ließ. Bei dieser deutschen Studie präsentierte man zwölf Probanden, die ihr Interesse an Autos selbst als »sehr hoch« einschätzten, Aufnahmen von drei Kategorien von Fahrzeugen: Sportwagen, Limousinen und Kleinwagen. Um die Vielfalt an »untergeordneten« visuellen Aspekten bei diesen Stimuli so weit wie möglich zu drosseln, legte man den Versuchspersonen Schwarz-Weiß-Fotos vor, auf denen die Fahrzeuge überdies allesamt in immer derselben Ansicht abgebildet waren. Sogar die Markennamen waren entfernt worden. Nach den Bildern in dem Artikel über die Ergebnisse der Studie zu urteilen, ließen diese Manipulationen zur Glättung des Reizes die Autos ziemlich langweilig aussehen (wenigstens für mich, der ich definitiv kein Autofreak bin). Wie dem auch sei, den Probanden wurden die einzelnen Aufnahmen jeweils sechs Sekunden lang gezeigt, dann wurden sie gebeten, die Attraktivität des Wagens auf einer Skala von eins bis fünf zu beurteilen. Ich nehme an, es überrascht niemanden, dass das Urteil der Versuchspersonen in Bezug auf die Attraktivität des Reizes – das heißt, die Benotung der Autos – den Sportwagen um Längen den Vorzug gab. Bei der Auswertung der Daten zur Gehirnaktivität stellten die Forscher fest, dass beim Anschauen von Sportwagen der ventrale Bereich des Corpus striatum und der mediale Bereich des orbitofrontalen Cortex – zwei Hirnregionen, die zum Belohnungssystem gehören – aktiver waren als beim Betrachten von Kleinwagen. Ich hoffe, es verwundert überdies niemanden, dass diese Belohnungsareale auch aktiviert sind, wenn männliche Probanden Porträtfotos von attraktiven Frauen anschauen. Damit ergeben sich für uns zwei Schlüsse: Die attraktivsten Autos für Autofreaks sind tatsächlich Sportwagen, und: Autofreaks bringen Sportwagen fast dieselbe liebevolle Zuneigung entgegen wie einer attraktiven Frau!

Solche Daten bestärken einen in der Überlegung, dass sich die Aktivität im Belohnungssystem des Gehirns verwenden lassen müsste, um die Anziehungskraft bestimmter Produkte für den Verbraucher zu ermitteln. Nun sind Entscheidungen im wirklichen Leben jedoch oftmals komplexer als das, was uns die Aktivität irgendwelcher Areale des Belohnungszentrums mitteilen kann. So mag mir ein teurer Sportwagen zwar vielleicht gefallen, aber er bleibt trotzdem teuer. Wenn ich ihn mir nicht leisten kann, muss ich einen Weg finden, den Impuls, ihn zu kaufen, zu überwinden, sonst verschulde ich mich (beziehungsweise verschulde mich unbotmäßig). Prinzipiell werden diese Kontrollmechanismen von Rindenbereichen des Stirnhirns geleistet. Der Wunsch, ein Auto zu kaufen, von dem ich weiß, dass es zu teuer für mich ist, lässt in mir – das heißt in meinem Gehirn – einen inneren Konflikt entstehen. Eine der beiden Seiten wird nachgeben müssen. Die Hirnaktivität in diesen Hirnbereichen könnte Neuromarketingexperten vielleicht sagen, welche es sein wird.

Auch andere Areale des Stirnlappens scheinen im Hinblick auf unsere Vorlieben und unser Verhalten als Verbraucher außerordentlich einflussreich zu sein. In einer berühmten Studie ermittelten Read Montague und seine Kollegen vom Baylor College of Medicine in Houston mithilfe der funktionellen Kernspintomografie die neuronale Aktivität bei Versuchspersonen, die sie die beiden populärsten Softdrinks der Welt miteinander vergleichen ließen, Coca-Cola und Pepsi-Cola. Zuerst wurde noch außerhalb des Tomografen mithilfe eines Blindtests ermittelt, welches von beiden die Probanden lieber tranken. Dann wurden die Betreffenden in den Scanner gefahren. Für den nun folgenden Teil des Experiments hatte Montague und seine Gruppe einen speziellen Apparat konstruiert, mit dem man den Versuchspersonen das Getränk in sorgsamer Dosierung zuführen konnte. Schließlich war es nicht möglich, einfach eine Dose aufzureißen und die Leute daraus zu trinken lassen. Ihre Lösung war extrem elegant. Sie verwendeten eine computergesteuerte Dosierpumpe für intravenöse Injektionen, die das Cola in gekühlte Plastikröhrchen mit Mundstück pumpte, die die Versuchspersonen im Mund hielten. Die Menge war klein genug, dass man sie auch im Liegen noch bequem schlucken konnte. Wichtig ist noch, dass dem Getränk die Kohlensäure entzogen worden war, um zu gewährleisten, dass die Menge an Cola, die über die Dosierpumpe verabreicht wurde, bei jedem Versuch dieselbe war. (Ich weiß, man mag nun argumentieren, dass das Prickelnde für den Gesamtgeschmack der Getränke von Bedeutung sein könnte, aber diese Spitzfindigkeit wollen wir für den Moment beiseitelassen.)

Der Apparat funktionierte reibungslos, und die Ergebnisse waren eindeutig. Wussten die Versuchspersonen nicht, welche Sorte sie gerade probierten, korrelierte die Aktivität im medialen orbitofrontalen Cortex mit der jeweiligen Entscheidung der Versuchsperson. Es war dies dieselbe Region, die auch beim Blindtest zu Beginn des Experiments das Sagen gehabt hatte. Und nun wird der Test richtig interessant, vielleicht weil Montague schlagartig die Tragweite jener berühmten Geschmackstests mit Cola und Pepsi erkannte, die viele Jahre zuvor durchgeführt worden waren. Damals hatte bei den *Blindtests* Pepsi vorne gelegen. War die Marke bekannt, gewann Coca-Cola. Dieser »Markeneffekt«, der Coca-Cola schlagartig zur besseren Limonade machte, ist ohne Frage einer von vielen kulturbedingten

Einflüssen, die unsere Vorlieben für bestimmte Nahrungsmittel und Getränke diktieren. Diese frühen Ergebnisse wurden in zahllosen unabhängigen Tests überprüft und, unvermeidlich fast, von Pepsi zu einer Werbekampagne herangezogen, die den Titel Pepsi Challenge trug. Die Blindtests gingen immer an Pepsi.

Montague muss fasziniert von der Vorstellung gewesen sein, das Geheimnis der neuronalen Wurzeln von Markenpräferenzen ein für alle Mal zu ergründen. In einem zweiten Teil des Experiments ließ das Baylor-Team seinen Probanden zusammen mit der Limonade per Computerbildschirm die Information zukommen, ob es sich nun um Coca- oder um Pepsi-Cola handelte, und verglich dann die Gehirnaktivität unter der Bedingung, dass die Marke bekannt war, mit der Aktivität bei unbekannter Marke. Ihre Überlegung war einfach: Eine Aktivitätserhöhung in einem oder mehreren Hirnarealen, die sich nur zeigte, wenn die Versuchspersonen beim Trinken die Marke kannten, würde diese Areale als möglichen Sitz unserer kulturell vermittelten Markenpräferenz markieren. Würden es dieselben sein wie beim Blindversuch?

Es fand sich bei diesem Experiment in der Tat ein Areal, das aktiver war, wenn die Probanden die Marke kannten, und zwar den dorsolateralen Teil des präfrontalen Cortex (einem Teil des Stirnhirns). Das Ergebnis war eigentlich nicht sonderlich überraschend, denn dieses Areal ist wohlbekannt dafür, dass es die »Handlungskontrolle« über andere neuronale Systeme ausübt. Allerdings handelt es sich bei ihm nicht um dasselbe Areal, das während des Blindversuchs aufgefallen war. Wir schließen daraus, genau wie Montague und seine Mitarbeiter, dass die Aktivität im medialen Teil des orbitofrontalen Cortex, wo das Bewertungszentrum für Geschmack ohne Überlagerung durch die Kenntnis des Markennamens seinen Sitz zu haben scheint, an die Wand gespielt wird durch die Aktivität im dorsolateralen Teil des präfrontalen Cortex, sobald Markennamen herumgeistern.[4]

Diese Coca-gegen-Pepsi-Cola-Studie macht ebenso wie die Autofreakstudie deutlich, dass die Neurowissenschaft in der Tat in effizienter Weise dazu dienen kann, unsere Bewertung von Produkten und Markennamen genauer zu beleuchten. Und sie lässt vermuten, dass die Aktivität in Hirnarealen, die dem Belohnungssystem zugehören, zusammen mit der in Regionen, die bekanntermaßen die Kontrolle über gewisse Formen von Hirnaktivität ausüben, aussagekräftige Biomarker für die Produktbeurteilung eines Menschen zu sein scheint. Auf der anderen Seite vermisse ich an diesen Studien etwas: Sie setzen sich nämlich nicht mit der Tatsache auseinander, dass die meisten Werbespots und -anzeigen lebende Personen – irgendwelche Berühmtheiten oder Schauspieler – zu uns sprechen und irgendwelche Dinge auf Leinwand und Bildschirm tun lassen. Ich würde gerne wissen, was geschieht, wenn der Betrachter diese Personen in Aktion sieht. Was passiert mit seinen Spiegelneuronen? Diese Frage hatte bis vor Kurzem noch nie jemand gestellt, wir haben sie beantwortet.

Blitzangriff: »Instant-Wissenschaft« und der Super Bowl

Meine Überlegungen im Zusammenhang mit Spiegelneuronen und Werbung sind relativ schlicht. Wenn wir die Hirnaktivität von Versuchspersonen betrachten, die Werbespots anschauen, finden wir in den Spiegelneuronenarealen zwangsläufig eine gewisse Aktivität, zumindest bei Werbespots, in denen Menschen eine Rolle spielen. Diese erhöhte Aktivität repräsentiert, so behaupte ich, eine gewisse Form von Identifikation und Zugehörigkeitsgefühl, denn wie Sie wissen, lautet eine meiner Hypothesen zum Thema Spiegelneuronen und Sozialverhalten, dass die Aktivität im Spiegelneuronensystem ein Maßstab für den Grad unseres Gleichklangs mit einem anderen Menschen ist. Wir haben gesehen, auf welche Weise diese Zellen uns dabei helfen, die Handlungen anderer Menschen zu verstehen, und zwar, indem sie über die Aktivierung der dazu erforderlichen motorischen Schaltpläne eben diese Handlungen in unserem Gehirn simulieren. Dadurch, dass sie das tun, helfen Spiegelneuronen uns auch zu fühlen, was andere Menschen fühlen. Hinzu kommt, wie wir in Kapitel 5 gesehen haben, dass Spiegelneuronen auch mit unserer Fähigkeit zur Selbsterkenntnis zu tun haben. Kurz, diese Zellen scheinen zwischen eigenem Selbst und fremdem Selbst eine Art von »intimer Nähe« zu schaffen, und es erscheint logisch anzunehmen, dass die Aktivität des Spiegelneuronensystems auch für das Gefühl der Zugehörigkeit zu oder der Identifikation mit einer bestimmten sozialen Gruppe von Bedeutung sein könnte, von deren Mitgliedern wir finden, dass sie uns ähnlicher sind als andere Menschen.

Im modernen Leben kann eine solche »Verbrüderung« oder »Affiliation« viele Formen annehmen. Natürlich fällt einem sofort die ethnische Zugehörigkeit ein, ebenso die Nationalität. Nach fünfzehn Jahren in Los Angeles ist meine Selbstwahrnehmung als gebürtiger Italiener stärker denn je. Es gibt jedoch noch eine Menge andere durch unsere Kultur definierte Formen von Affiliation. Ich fühle mich als Angehöriger der weltumspannenden Gemeinde der Neurowissenschaftler und vielleicht noch (wenngleich vielleicht ein bisschen weniger ausgeprägt) als Angehöriger verschiedener sozialer Gruppen, die sich auf verschiedenste Weise definieren – angefangen bei den Macintosh-Nutzern über die iPod-Hörer, fanatische Tennisfans und Opernfreaks bis hin zu Weingenießern und Sushi-Liebhabern. Innerhalb einiger dieser spontan entstehenden sozialen Gruppen ist das Zugehörigkeitsgefühl – oder zumindest das Gefühl geteilter Erfahrungen – sicher tiefer und nachdrücklicher als in anderen. So ist es zum Beispiel wahrscheinlich, dass das Gefühl, »Eltern eines Heranwachsenden« zu sein, von den meisten von uns, die wir dieser Gruppe angehören, sehr viel intensiver empfunden wird als das Gefühl, der Gemeinde der Suhsi-Genießer anzugehören. Ich glaube, dieses Phänomen verstärkt sich noch, wenn es um wichtige gesellschaftliche Themen geht: ein Liberaler zu sein und nicht etwa ein Konservativer, jemand, der im Falle von Abtreibungen für Entscheidungsfreiheit plädiert, gegenüber strikten Abtreibungsgegnern. Manche Menschen empfinden solche Gruppenidentifikationen ungemein stark. Mit diesem letzten Satz greife ich mir allerdings einmal mehr selbst voraus – politische Lagerbildung und ihren Bezug zu Spiegelneuronen werden wir im nächsten Kapitel unter die Lupe nehmen. Bis dahin möchte ich mich auf Identifikations- und Angliederungsverhalten im Zusammenhang mit Neuromarketing beschränken, und auch hier ist die Grundhypothese einfach: Die Identifizierung mit einem Produkt, wie sie sich in der Aktivität des Spiegelneuronensystems niederschlägt, sollte von sehr guter Vorhersagekraft sein, was künftiges Verhalten, das heißt künftige Entscheidungen und Käufe, angeht.

Im Herbst 2005 grübelte ich gerade an diesen Überlegungen herum, als Joshua Freedman, Psychiater und Miteigentümer von FKF Applied Research, einer Beraterfirma, die neue Instrumente für die Werbungsforschung untersucht, mir ein Experiment vorschlug, bei dem der Super Bowl, die Meisterschaftstrophäe der amerikanischen Footballprofiliga, eine tragende Rolle spielte. »Worin besteht die Super-Bowl-Erfahrung?«, lautete Joshuas rhetorische Frage. Die Antwort: Aus dem Spiel *und der Werbung* zwischen den einzelnen Spielen. Einhundertvierzig Millionen Fans schalten den Fernseher ein – allein in den Vereinigten Staaten –, es kommen noch etliche Millionen andernorts dazu (wenngleich nicht annähernd so viele wie beim Weltmeisterschaftsfinale). Werbeabteilungen geben Millionen Dollar für Spezialspots aus, die teuersten und demzufolge wichtigsten im ganzen Jahr. Manche davon gehen nur einmal über den Sender. Sie alle sind Bestandteil der Gesamtshow. Eine ganze Menge der hundertvierzig Millionen Zuschauer auf den Super-Bowl-Partys interessiert sich mindestens ebenso sehr für die Werbung wie für das Spiel. Am Tag nach dem Spiel gehören die Werbespots zu den meistdiskutierten Ereignissen im Land. Marketingexperten und ihre Fokusgruppen wählen die einflussreichste, amüsanteste, überraschendste – und natürlich schlechteste Werbung. Die Spots laufen am Folgetag rund um die Uhr auf YouTube, und Zuschauer können auf etlichen Internetseiten ihre Stimme abgeben.

Die Super-Bowl-Werbung ist eine große Sache, und Joshua schlug ein Experiment mit bildgebenden Verfahren vor, das während des Spiels stattfinden sollte. Unsere Versuchspersonen sollten die Werbungen anschauen, während wir ihr Gehirn anschauten. Um die Daten rasch analysieren zu können, benötigten wir sämtliche verfügbaren Computerkapazitäten, denn die Datenmengen aus bildgebenden Verfahren sind riesig, und ihre Auswertung macht umfangreiche Berechnungen nötig. Wenn wir das hinbekämen, freute sich Joshua, dann hätten wir anderntags eine ganz andere Art von Ranking, eine, die auf quantifizierbarer Hirnaktivität beruhte und nicht nur auf bloßen *Meinung*säußerungen. Ich fand die Vorstellung amüsant, aber ich gab auch zu bedenken, dass es da ein riesengroßes »Aber« gab. In der Regel kostet es uns Monate, und nicht selten Jahre, ein komplexes Experiment mit bildgebenden Verfahren vom ersten Schimmer einer Idee bis zur Auswertung des letzten Datensatzes zum Abschluss zu bringen, und Joshua wollte das Ganze binnen weniger Monate organisiert haben. Dann – und das war das bei Weitem größere Problem – wollte er die Datenerhebung und Berechnungen zur Verarbeitung der Daten über Nacht abgeschlossen haben! Letzten Endes sagte ich trotzdem zu. In meinem späteren Bericht über diese Aktion für *Edge – The Third Culture*, den »Onlinesalon« von John Brockman (www.edge.org), habe ich das Unterfangen als »Instantwissenschaft« bezeichnet.

Wie um alles in der Welt sollten wir das anstellen? Nun, zunächst einmal sollten wir eine begrenzte Anzahl an Versuchspersonen bemühen – nur fünf. Als Wissenschaftler hätte ich mir viel, viel mehr gewünscht, aber die Zeit war wirklich ein ausschlaggebender Faktor. (Wir haben das Super-Bowl-Experiment 2007 wiederholt und es geschafft, die Probandenzahl zu verdoppeln.) Die Versuchspersonen sollten Ende zwanzig, Anfang dreißig sein, denn das ist die demographische Gruppe, die die Super-Bowl-Werbungen in der Mehrzahl ansprechen, und wir müssten sie von der Liveübertragung komplett abschotten. Sie durften die Spots erst dann zum ersten Mal zu Gesicht bekommen, wenn sie sich bereits im Tomografen befanden. Und, das Wichtigste, wir mussten praktisch zeitgleich eine Kopie der Filme herstellen. Vor dem Spiel waren sie nicht zu bekommen, und bis nach dem Spiel konnten wir nicht warten, um diejenigen herauszusuchen, die wir verwenden wollten, die Zeit wäre uns davongelaufen. Am Ende beschlossen wir, die Werbungen der ersten Spielhälfte aufzuzeichnen und zu digitalisieren, und unsere Versuchspersonen während der zweiten Spielhälfte zu untersuchen. Diese Entscheidung brachte eine weitere Komplikation mit sich: Nicht alle Werbungen innerhalb der Sendung würden neue »Super-Bowl-Spots« sein, und wir hatten keine Idee, wann die gesendet werden würden. Joshua löste das Problem, indem er einen großen Teil des Personals bei FKF Applied Research das Spiel verfolgen ließ und bat, die Einblendungen zu beurteilen und uns das Ergebnis online mitzuteilen. Unser Band lief bei jeder Einspielung mit, und die echten Super-Bowl-Spots wurden zusammen mit ein paar gewöhnlichen »Kontrollspots« sofort digitalisiert und für die Verwendung in unserer Versuchsanordnung aufbereitet. Die Probanden mussten sie wie immer im Scanner mit Spezialbrillen anschauen. (Mit den »Kontrollspots« wollten wir übrigens nur sichergehen, dass an den Super-Bowl-Spots nichts »Magisches« war und sie nicht die Belohnungszentren der Probanden aktivierten, während normale Kontrollspots das nicht taten. Eigentlich glaubten wir zwar nicht daran, hielten es aber trotzdem für eine gute Idee, das mit ein paar Daten zu belegen.)

Dann gab es noch ein weiteres Problem: Die Dateien mit den digitalisierten Spots waren zu groß, um sie per Internet versenden zu können, sodass Joshua kurz nach dem Ende der ersten Spielhälfte mit der Festplatte bei uns im Institut erscheinen musste, um die Daten auf unseren Computer zu laden. Wir hatten noch nie ein Experiment in solcher Eile durchgeführt. Wissenschaftliche Praxis ist normalerweise genau das Gegenteil von Experimenten im Sauseschritt. Wir arbeiteten bei diesem Unterfangen zu acht an den verschiedenen Schritten des Versuchs, normalerweise kommen wir mit zwei bis drei Leuten aus. Jeder außer den Versuchspersonen war restlos mit den Nerven fertig. (Die Probanden hatten schließlich nichts Besonderes zu tun, nur zu warten, bis sie an der Reihe waren, oder, wenn sie im Scanner lagen, die »Übertragung« in ihren Brillengläsern anzuschauen.) Alle möglichen Dinge gingen an jenem Nachmittag und Abend schief und hielten uns über Gebühr auf, und die Anwesenheit eines Fernsehteams von *Good Morning America* und eines Reporters von der *Los Angeles Times* trug nicht eben dazu bei, die Dinge zu entspannen. Sie folgten uns auf Schritt und Tritt und bekamen jedes Problem mit.

Die erste Halbzeit endete an der Westküste gegen fünf Uhr nachmittags. Den MRT-Durchlauf bei unserer ersten Versuchsperson hatten wir gegen halb sieben fertig. Wir hatten uns vorgenommen, mit der Auswertung der Daten des ersten Probanden sofort zu beginnen, während wir den zweiten in den Scanner schoben. Mit diesem Parallelverfahren hofften wir, die Auswertung irgendwann im Laufe der Nacht fertig zu bekommen, und das haben wir tatsächlich geschafft: Ein paar Minuten vor Mitternacht waren wir mit allem durch und völlig erledigt. Wenn ich je irgendwelche Zweifel gehabt hätte, wären sie in dieser Nacht völlig ausgeräumt worden: Es ist sehr viel besser – zumindest für die Wissenschaftler –, Experimente in dem ihnen eigenen Tempo auszuführen, statt sich dieses von externen Erwägungen aufzwingen zu lassen. Instantwissenschaft ist nicht die Lösung. Aber ich hatte auch große Hoffnungen, dass der ganze Unmut bei diesem Mal den Aufwand wert sein würde.

Gespiegelte Werbung

Zuerst ermittelten wir bei den Probanden das Grundniveau an Gehirnaktivität, das heißt das, was sich beim »Nichtstun« (beim Betrachten eines leeren Bildschirms oder beim Fixieren eines Kreuzes, das sich in der Bildschirmmitte bewegte) messen lässt. Dieses »Ruheniveau« diente dann als Vergleichsbasis für die Hirnaktivität, die wir messen, wenn die Versuchspersonen die gestellten Aufgaben erledigen. (Bei den bisher diskutierten Experimenten spielte eine solche Grundaktivität übrigens keine Rolle). Beim Einspielen der Werbung verfolgten wir dann die Aktivität im gesamten Gehirn unter besonderer Berücksichtigung von vier neuronalen Schlüsselmechanismen: dem Spiegelneuronensystem, dem Belohnungssystem, den Hirnzentren für die Handlungskontrolle und den Hirnzentren für die Verarbeitung von Emotionen. Bei der anschließenden Analyse verglichen wir die Gesamtaktivität dieser Systeme beim Betrachten der einzelnen Werbespots mit der Grundaktivität in Ruhe. Wir sahen uns auch die sensorischen Hirnareale für Sehen und Hören an, denn das Betrachten der Spots bestand aus dem *Anschauen* der Werbebotschaft und dem *Anhören* der mit ihr verknüpften Klänge, Sprache und Musik. Nicht, dass wir diese Areale im Rahmen dieses Experiments für theoretisch relevant gehalten hätten, wir hielten es indes für nützlich, die Aktivität dort mit der in den uns interessierenden Arealen zu vergleichen. Und was wir fanden, war ebendas: keinerlei Besonderheiten in den Hirnarealen für die Verarbeitung von Gesehenem und

Gehörtem. Sie wurden bei jeder Person von jedem Werbespot aktiviert. Das war keine Überraschung, aber es war beruhigend zu wissen. Schließlich hatten wir noch nie ein dermaßen verrücktes Experiment durchgeführt, und es war gut, in unseren Daten Gegebenheiten zu sehen, die wir unter konventionelleren Bedingungen typischerweise auch beobachtet hätten.

Als wir uns der Aktivität der vier neuronalen Systeme zuwandten, die uns besonders interessierten, stellten wir fest, dass bei einem Teil der Werbespots weder das Belohnungssystem noch das System für die Handlungskontrolle, noch die für die Verarbeitung von Emotionen zuständigen Hirnbereiche irgendwelche Änderungen gegenüber dem Grundniveau an Aktivität aufwiesen. Das war bei jeder unserer Versuchspersonen so und stellte doch eine gelinde Überraschung dar, wenn man bedenkt, dass solche Spots durchaus begehrenswerte Objekte oder Dienste in vermeintlich ansprechender Weise präsentierten. Das war sicher nicht das, wofür die Sponsoren solche Unsummen ausgaben. Nur ein einziges System feuerte im Vergleich zum Ruheniveau bei jeder Versuchsperson und bei jedem Spot mit schöner Regelmäßigkeit mit erhöhter Aktivität – das Spiegelneuronensystem. Es ruhte nie. Ohne Frage war die Anwesenheit von Menschen (Schauspielern) in den Filmen der Hauptgrund dafür. Faszinierend fand ich allerdings die Variabilität im Aktivitätsmuster des Spiegelneuronensystems. Bei manchen Werbefilmen schien die Aktivität nicht mit augenfälligen physischen Aspekten der jeweiligen Werbung (Handgesten zum Beispiel oder vielen Menschen, die ganz unterschiedlich agierten) in Relation zu stehen. Mein Tipp wäre, dass die höhere Spiegelneuronenaktivität, die sich bei bestimmten Werbefilmen beobachten ließ, auf ein höheres Maß an Identifikation mit deren Inhalten zurückzuführen war. Die Super-Bowl-Daten vermögen nicht allzuviel zu dieser Hypothese zu sagen, doch andere Ergebnisse aus bildgebenden Verfahren, die wir in unserem Labor zusammengetragen haben, scheinen dafür zu sprechen: In einem völlig anderen Experiment zeichneten wir die Hirnaktivität von Personen auf, die Inhaber einer bestimmten Kreditkarte waren beziehungsweise nicht waren. Allen Probanden wurden verschiedene Bilder von Menschen gezeigt, die eifrig einkauften. Einige (darunter Karteninhaber und Nichtinhaber) sahen die Bilder mit dem Logo der Kreditkarte in der unteren rechten Ecke. Andere sahen die Bilder ohne das Logo. Die Ergebnisse waren verblüffend: Bei den Nichtinhabern wirkte sich das Vorhandensein des Logos in keiner Weise auf die neuronale Aktivität aus, sie scherten sich absolut nicht darum und identifizierten sich nicht damit. Bei den Karteninhabern hingegen war die Aktivität in den Spiegelneuronenarealen erhöht, wenn die Versuchspersonen Bilder mit dem Logo ihrer Kreditkarte sahen, bei Bildern ohne das Logo hingegen nicht. Könnte es sein, dass die Aktivität in den Spiegelneuronenarealen schlicht die Simulation der Handhaltung beim Verwenden der Kreditkarte reflektierten – nach dem Motto: »Ich halte meine Karte genauso?« Eigentlich nicht, denn die Bilder zeigten keine Personen, die eine Kreditkarte in der Hand hielten. Wir hatten es bei diesen Personen vermutlich mit dem neuronalen Korrelat eines Phänomens der »Identifikation« zu tun, das über Spiegelneuronen vermittelt wird. Es wirkt, als dächten die Probanden beim Betrachten der Bilder mit »ihrem« Logo: »Die Leute sind wie ich.«

Das andere erstaunliche Phänomen an den Befunden aus dem Super-Bowl-Experiment waren die abweichenden Aussagen der Daten aus Gehirn und Verhalten (jede Versuchsperson wurde unmittelbar nach dem Verlassen des Scanners befragt). Bat man die Probanden, ausdrücklich zu sagen, welche Spots ihnen am besten, welche am wenigsten gut gefallen hatten, warteten sie mit sehr entschiedenen Auskünften auf, ihre Gehirndaten aber erzählten eine völlig andere Geschichte. Die als besonders gut beurteilten Werbespots ergaben in den neuronalen Systemen, die wir im Hinblick auf menschliches Verhalten für besonders einflussreich halten, manchmal so gut wie keine oder nur eine schwache Reaktion. Andere Werbespots, die solide Reaktionen im Spiegelneuronen- und im Belohnungssystem ergaben, wurden von den Probanden nicht einmal erwähnt. Nun könnte man zwar diese Diskrepanz zwischen den Gehirndaten und den mündlichen Aussagen dahingehend interpretieren, dass die Gehirnreaktionen doch keine verlässlichen Indikatoren der künftigen Kaufentscheidungen der Versuchspersonen sind, ich würde dennoch eine andere Deutung favorisieren. Wie wir in dem Experiment mit den Bildern von hübschen Gesichtern und in dem weiter vorne besprochenen Fall von translationaler Dissoziation gesehen haben, scheinen Menschen mit ihren eigenen Entscheidungen nur unzulänglich vertraut, und ihre mündlichen Aussagen über ihre Entscheidungsfindung sind mehr als unzuverlässig. Die Gehirnaktivität in neuronalen Schlüsselregionen, deren große Relevanz für menschliches Verhalten wie Motivation (Belohnungssystem), Empathie und Identifikation (Spiegelneuronensystem) von der Forschung inzwischen hinlänglich bewiesen ist, könnten meiner Meinung nach durchaus die besseren Indikatoren für die künftigen Entscheidungen eines Probanden sein.

Freilich kann ich meine Hypothese nicht beweisen. Die einzige Möglichkeit, sie allen Ernstes zu testen, bestünde in einem Experiment, das, obwohl ohne Frage machbar, doch höchstwahrscheinlich nie zustande kommen wird, denn es würde eine ernsthafte und engagierte Partnerschaft zwischen Neurowissenschaft und der Geschäftswelt erforderlich machen, und dazu wird es in nächster Zukunft wohl nicht kommen. Doch einfach nur zum Spaß mein Vorschlag, wie ich meine Hypothese, dass Gehirnmarker weit verlässlichere Indikatoren für künftige Kaufentscheidungen von Verbrauchern sind als deren mündliche Auskünfte, überprüfen würde. Zunächst einmal müssten wir zwei amerikanische Bundesstaaten auswählen, die relativ deutlich voneinander isoliert sind und trotzdem mindestens eine Bevölkerungsschicht gemein haben, die in den wichtigsten demographischen Faktoren übereinstimmt. Als Nächstes müssten wir ein Zielprodukt herausfinden, dass sich in beiden Staaten an diese eine Bevölkerungsgruppe vermarkten lässt, und dann eine Reihe von dramatisch unterschiedlichen Werbespots für dieses Produkt entwerfen. Schließlich sollten wir in beiden Staaten Fokusgruppen etablieren und an einer großen Zahl von Versuchspersonen bildgebende Gehirnuntersuchungen durchführen, um die Reaktionen auf jeden der Werbespots zu analysieren. Im Anschluss würden wir die Spots herausgreifen, bei denen es wie bei den Super-Bowl-Spots zu beträchtlichen Abweichungen zwischen mündlichem Bericht und Scannerdaten gekommen ist – solche, bei denen sich trotz positiver mündlicher Beurteilung in Belohnungs- und Spiegelneuronensystem nicht viel tut, und solche, bei denen die mündliche Beurteilung negativ ausfällt, die Hirnaktivität jedoch auffallend erhöht ist. In dem einen Bundesstaat würden wir dann *nur* die Spots zeigen, die gute mündliche Einstufungen, aber nur »mangelhafte« Hirnreaktionen erreicht haben, im anderen *nur* diejenigen, bei denen die mündliche Beurteilung schlecht, die Hirnaktivität hingegen »deutlich« war. Wenn meine Hypothese richtig ist – das heißt, wenn Hirnreaktionen die verlässlicheren Indikatoren künftiger Kaufentscheidungen sind als das, was die Leute den Interviewern erzählen – dann sollte das beworbene Produkt sich in dem Staat, in dem die Bewohner die Spots mit den »deutlichen« Hirnreaktionen zu sehen bekommen haben, besser verkaufen.

Ganz einfach, oder? Mir ist es mit dieser Vorgehensweise absolut ernst, und ich glaube auch nicht, dass es sich um ein schwierig durchzuführendes Experiment handelt, so man erst einmal die Gruppen von übereinstimmender demographischer Struktur identifiziert hat. Die einzige echte Hürde, die ich sehe, ist das Problem, ein großes Unternehmen zu finden, dessen Führung versteht, welche Macht dem, was sich da gegenwärtig in den Neurowissenschaften abspielt, innewohnt und daher willens ist, diese Investition zu tätigen – die ein solches Unternehmen ohnehin aus der Portokasse zahlen könnte. Ich wüsste schon jetzt ein paar Neurobiologen, die liebend gerne ihren Teil dazu beitrügen. Und es gibt sicher noch eine Menge mehr.

Eine weitere Frage, die ein solches Experiment beantworten würde, ist die, ob Werbespots überhaupt funktionieren. Trotz der Unsummen, die für Werbung ausgegeben werden, glaube ich, dass niemand überzeugend für sich in Anspruch nehmen kann, die Antwort wirklich zu kennen. Ein Gebiet gibt es allerdings, das hier eine Ausnahme macht, denn auf ihm sind die Leute absolut sicher, dass Werbung funktioniert, oder wenigstens eine spezielle Art von Werbung. Die Rede ist von politischer Beratertätigkeit, bei der die Fachleute einhellig der festen Überzeugung sind, dass negative Werbung greift, und mit ein paar klassischen Beispielen für diese Überzeugung aufwarten können. Eins davon ist die berühmte Werbung für Lyndon B. Johnson im Präsidentschaftswahlkampf 1964 gegen Barry Goldwater, die zunächst ein kleines Mädchen zeigte, das die Blütenblätter von einer Margerite zupft, und dann in Aufnahmen von einem aufsteigenden Atompilz übergeht. Unausgesprochene Botschaft: Goldwater ist ein waffenlüsterner Kriegstreiber. Ergebnis: Erdrutschsieg für Johnson. Ein anderes ist der berühmte »Drehtürspot« für George H. W. Bush im Präsidentschaftswahlkampf 1988 gegen den Demokraten Michael Dukakis, den Gouverneur von Massachusetts. Irgendwann in jenem Sommer hatten die Umfragen Dukakis 17 Punkte vorne gesehen. Dann ließ das Wahlkampfteam von Bush die Werbung mit Willie Horton anrollen, einem Schwarzen, der in Massachusetts mehrfach inhaftiert gewesen war. Der Spot spielte unverhohlen mit Rassenvorurteilen und der Angst vor Verbrechen. Ergebnis: George Bush gewann die Wahl locker. Es gibt jede Menge andere Beispiele, die zu der mittlerweile verbreiteten Weisheit beigetragen haben, dass es sich in der Politik definitiv auszahlt »auf negativ zu setzen«, weil Menschen – egal, was sie Meinungsforschern und Wahlanalytikern über die Gründe für ihre Entscheidung sagen mögen – bei Wahlen im Grunde ihren Ängsten und ihrem Zorn Luft machen.

Ob es Ergebnisse aus der Hirnforschung gibt, die diese Vorstellung stützen? Ich glaube, wir haben sie in unserem Labor gefunden, obwohl wir, streng genommen, nicht direkt danach gesucht haben. Viel wichtiger noch, ich glaube, dass diese Ergebnisse die Leute über den langfristigen Wert von Werbespots zweimal nachdenken lassen sollten.

Negativwerbung und was sie bewirkt

Im Frühjahr 2004 machten wir uns an ein Experiment, bei dem wir die Hirnaktivität im »Parteigenossenhirn« untersuchen wollten. Dazu ließen wir Personen, die sich bei den Demokraten beziehungsweise bei den Republikanern als Wähler hatten registrieren lassen, Bilder der drei Präsidentschaftskandidaten aus jenem Jahr anschauen: den amtierenden Präsidenten George W. Bush, den Demokraten John Kerry und den unabhängigen Kandidaten Ralph Nader. Etwa die Hälfte der zwanzig Versuchspersonen hatten wir im Frühjahr untersucht, nachdem Kerrys Siege in den Vorwahlen dessen Nominierung besiegelt hatten. Als John Tierney, Reporter bei der *New York Times,* von der Sache Wind bekam, tauchte er zu einem Gespräch bei uns auf. Sein Artikel über das Experiment erschien auf Seite eins und trug die Überschrift: »Using M.R.I.'s To See Politics On the Brain« (zu Deutsch etwa: »Mit bildgebendem Verfahren Politik im Gehirn sichtbar machen«). Auf einmal war unser Experiment die wohl am häufigsten in den Medien breitgetretene Hirnstudie aller Zeiten. Große Fernsehsender nahmen die Story auf. Das war umso erstaunlicher, als wir mit dem Experiment noch gar nicht fertig waren. Die »Instantwissenschaft« ließ grüßen!

Medieninteresse ist für einen Wissenschaftler im Allgemeinen eine gute Sache. Es bedeutet, dass die Experimente, die wir durchführen, für die Bevölkerung im Ganzen von Interesse sind, und dass man keinen Doktortitel in Neurowissenschaften braucht, um zu verstehen, was wir machen. Wir in unserem Labor an der UCLA waren von der Aufmerksamkeit erst einmal höchst angetan. Zu dem Zeitpunkt hatten wir allerdings noch nicht realisiert, dass eine hoch gehängte Story ein zweischneidiges Schwert sein kann (Ganz schön naiv, nehme ich an). Ja, die Berichterstattung machte es so gut wie unmöglich, neue Probanden zu finden, die nichts über das Experiment und, wichtiger noch als das, nichts von unseren vorläufigen Ergebnissen wussten, über die Tierney in seinem Artikel für die *New York Times* berichtet hatte. So etwas ist ein echtes Problem für das, was wir als metakognitiven Prozess bezeichnen. Einfach ausgedrückt: Das Vorwissen der Versuchsperson kann das ganze Experiment verderben. Was konnten wir tun? Warten. Eine Weile keine Versuchspersonen rekrutieren. Die Leute haben kein Langzeitgedächtnis für solche Dinge, und die Medien würden sie schon mit einem endlosen Strom an neuen Geschichten und neuen Diskussionsthemen versorgen. Wir glaubten, dass wir unser Metakognitionsproblem wirksam umgehen konnten, indem wir die Rekrutierung von Versuchspersonen für drei Monate ruhen ließen. Und tatsächlich hatten die Leute, als wir unser Experiment im Sommer wieder aufnahmen, mehr oder minder vergessen, was in der Zeitung gestanden hatte. Bestenfalls war noch eine vage Resterinnerung an irgendwelche Gehirnexperimente an der UCLA vorhanden.

Während des Sommers begann das politische Interesse der Allgemeinheit angesichts der nahenden Wahlen wieder zuzunehmen. Aber ich hatte meine Lektion gelernt. Dieses Mal vereinbarte ich Stillschweigen mit jedem, der um ein Gespräch bat. Die Story sollte erst an die Öffentlichkeit, wenn wir die Daten vollständig beisammen hatten, das war Anfang September der Fall. Zu diesem Zeitpunkt war das Experiment, wie es ursprünglich geplant war, abgeschlossen – mit der einzigen Besonderheit, dass die Hälfte der Versuchspersonen zu Beginn des Frühjahrs und die andere Hälfte im Spätsommer untersucht worden war. Die Probanden in dieser zweiten Studie hatten sich nicht nur als Wähler für die eine oder die andere Partei eintragen lassen, sondern waren überdies bereits entschlossen, für wen sie stimmen würden, was nicht überrascht, da es sich doch um eine der am stärksten polarisierenden Wahlen der amerikanischen Geschichte handelte. Solche Parteianhänger sind imstande, dieselben Daten anzuschauen und dabei zu komplett gegensätzlichen Schlussfolgerungen zu gelangen. Das wissen wir alle. Aber *wie* machten sie das? Das wissen wir nicht – oder wussten es nicht, als wir das Experiment durchführten. Wir hofften, mit sehr einfachen Reizen – den Gesichtern der drei Kandidaten – zu einer Antwort beitragen zu können, einfach deshalb, weil wir die komplexen Faktoren minimieren wollten, die in eine politische Debatte hineinspielen würden, und an den Kern des Zugehörigkeitsgefühls zu einer Partei und ihrem Kandidaten herankommen wollten. Meine Hypothese besagte im Wesentlichen, dass durch die Aktivität von Spiegelneuronen und Superspiegelneuronen Empathie und ein Gefühl der Identifikation mit dem eigenen Kandidaten vermittelt werden sollte.

Bei den im Frühjahr untersuchten Personen stand die beobachtete Hirnaktivität völlig im Einklang mit dieser Hypothese. Sowohl Demokraten als auch Republikaner zeigten erhöhte Aktivität im medialen orbitofrontalen Cortex, sobald sie ihren eigenen Kandidaten betrachteten. Wie wir wissen, wird dieses Hirnareal typischerweise durch belohnende Reize aktiviert, zum Beispiel durch das eigene Lieblingsessen. Unsere Kandidaten waren Personen, kein unbeseeltes Essen, aber dieses Areal ist auch mit positiven Emotionen wie Glücksempfinden assoziiert. Den eigenen Kandidaten zu betrachten ist offensichtlich mit angenehmen Gefühlen assoziiert. Das Wichtigste aber ist, dass sich, wie wir aus unseren Ableitungen mit Tiefenelektroden bei Epilepsiepatienten wissen, in diesem Areal Superspiegelneuronen befinden. Die in dieser Region beobachtete neuronale Aktivität steht demnach im Einklang mit der Hypothese, dass das Betrachten des eigenen Kandidaten über das Spiegelneuronensystem Empathie und Identifikation auslöst.

So weit so gut. Zu unserer Riesenüberraschung aber wiesen die Versuchspersonen, die wir im Spätsommer untersuchten, durchweg keine Aktivität mehr in den medialen orbitofrontalen Regionen auf, wenn sie die eigenen Kandidaten beobachteten. Wie war das möglich? Wir gingen die Daten noch einmal sehr sorgfältig durch, aber die Zahlen wollten sich nicht ändern. Der einzig verlässliche Unterschied zwischen den Hirnreaktionen im Frühjahr und im Spätsommer war tatsächlich in dieser einen Region zu beobachten, dem medialen orbitofrontalen Cortex. Im Frühjahr war sie noch aktiviert worden, im Spätsommer lag sie in tiefem Schlummer. Diese mangelnde Aktivität bei den Spätsommerprobanden sah zudem danach aus, als finde nicht einfach nur keine Aktivierung statt, sondern eher, als finde beim Betrachten der Bilder ihrer Kandidaten ein aktiver Prozess der Deaktivierung, ja des Abschottens dieser Region statt.

Ich glaube, diese dramatische Veränderung der Reaktion im medialen orbitofrontalen Cortex könnte durchaus auf das veränderte politische Klima zurückzuführen sein und auf den massiven Einsatz von Negativwerbung und persönlichen Angriffen, mit denen beide Seiten den jeweiligen Gegner bombardiert hatten. Wie kann man sich in einer derart vergifteten Atmosphäre überhaupt noch mit seinem Kandidaten identifizieren, auch wenn man ihm am Ende doch die Stimme geben wird? Es war so gut wie unmöglich. Der Wahlkampf hatte bei allen Kandidaten unschöne Spuren hinterlassen, sogar in den Augen ihrer Parteianhänger.

Natürlich ist eine solche Interpretation im Nachhinein völlig spekulativ. Wenn wir jedoch einmal daran denken, was in jenem Wahlkampf passiert ist, und daran, was wir über den medialen orbitofrontalen Cortex wissen, scheint meine Erklärung plausibel. Und wenn sie stimmt, dann halte ich sie für eine schlechte Nachricht für unsere Gesellschaft insgesamt. Sie zeigt unmissverständlich, dass negative Werbung funktioniert (für politische Berater keine Neuigkeit), und sie zeigt auch, dass negative Werbung einen gefährlichen emotionalen Keil zu treiben vermag zwischen Wähler und diejenigen, die sie repräsentieren sollten. Eine gesunde Demokratie aber benötigt meiner Meinung nach funktionierende Mechanismen der Empathie und der Identifikation zwischen Menschen und ihren politischen Vertretern. Ohne diese Einheit stiftenden Emotionen gehen wir das Risiko einer immer größer werdenden Entfremdung zu unserem politischen System ein, die Menschen empfänglicher für andere Regierungsformen machen könnte. Und bislang haben sich die Alternativen zur modernen Demokratie als weit schlechter erwiesen als das, was wir heute haben.

Kapitel 10

Neuropolitik

Ende der Neunzigerjahre trat Darren Schreiber, damals Doktorand der Politischen Wissenschaften an der UCLA, inzwischen Politikprofessor an der University of California in San Diego, an unser Institut mit der Idee heran, gewisse Theorien zur politischen Meinungsbildung mittels bildgebender Verfahren zu untersuchen. Zu jener Zeit hatte man vom Einsatz solcher Verfahren für diesen Zweck mehr oder minder noch nichts gehört. Heute ist das zwar immer noch nicht gerade gang und gäbe, aber auch nichts Ungewöhnliches mehr. Es gibt mehrere Labors, die diese Art von Forschung betreiben, darunter auch unseres. Natürlich konnte ich, als Darren seine Idee in die Tat umsetzte und weitere Experimente folgten (darunter das soeben beschriebene zur Präsidentenwahl 2004), nicht umhin, mich zu fragen, ob Spiegelungsprozesse und damit Spiegelneuronen bei alledem nicht auch eine Rolle spielten. Studenten der Politik, die sich ernsthaft mit ihrem Fach befassen, glauben im Regelfall gerne, dass politisches Denken ein zutiefst rationaler Prozess sei, in dem automatische und autonome Reaktionen des Gehirns nichts zu suchen haben sollten. Nun haben wir aber gesehen, was für eine einflussreiche Form der Kommunikation und der sozialen Interaktion zwischen Menschen Spiegelungsprozesse sind. In Anbetracht dessen, dass die Etablierung eines Zugehörigkeitsgefühls zu anderen Menschen, mit denen wir Werte und Ansichten über die wünschenswerte Gestaltung unserer Gesellschaft teilen, wesentlicher Bestandteil der Politik ist, glaube ich, dass an manchen Aspekten politischen Denkens mit an Sicherheit grenzender Wahrscheinlichkeit Spiegelungsprozesse beteiligt sind.

Und vor allem: Wie rational ist politisches Denken überhaupt? Das war es, was Darren herausfinden wollte, denn die Ergebnisse nationaler Umfragen hatten in der politikwissenschaftlichen Literatur eine lang anhaltende Debatte losgetreten. Stellte man Bürgern eine bunte Reihe an Fragen zu politischen Themen, ergab sich ein klares Muster. Bei denjenigen, die mit der Antwort rasch bei der Hand waren, fielen die Antworten, was die politische Haltung betraf, ausgesprochen homogen aus. Sie »waren in sich logisch«. Wenn zum Beispiel einer dieser rasch antwortenden Probanden eine »liberale« Haltung zum Thema Abtreibung an den Tag legte, dann reagierte der oder die Betreffende auch auf Fragen zur Bildung oder den Rechten Homosexueller mit liberaler Haltung. Eine zweite Gruppe von Versuchspersonen hingegen benötigte im Schnitt eine relativ lange Zeit, um auf Fragen zu antworten, und die Antworten waren in sich weit weniger konform. Bei manchen Fragen zeigten sie eine »liberale« Attitüde, bei anderen eine »konservative«. Auch gab es keinerlei Homogenität innerhalb der langsamer reagierenden Gruppe: Dieselbe Frage konnte bei einigen Probanden mit einer liberalen, bei anderen mit einer konservativen Antwort quittiert werden. Alles in allem schienen die Ergebnisse dieser Umfragen auf zwei verschieden Arten von Bürgern hinzudeuten. Gab es eine Hauptvariable, anhand deren sich die beiden leicht würden unterscheiden lassen? Die Antwort darauf schien ja zu lauten. Versuchspersonen, die viel über Politik wussten, waren diejenigen, die rasch antworteten und eine unverrückbare politische Orientierung zeigten. Diejenigen, die nicht annähernd so viel wussten, brauchte lange, um zu antworten, und dann waren ihre Antworten inhomogen. Der Politikwissenschaftler Philip Converse fasste seine Analyse dieses Phänomens in der These zusammen, dass politisch Gebildete über eine fundierte, allerdings auch relativ starre politische Ansicht verfügten, wohingegen politische Laien überhaupt keine vorgefertigte Meinung haben und bei ihren Antworten in politischen Umfragen mehr oder minder eine Münze warfen. Diese Zusammenfassung mag dieser Tage fast ein wenig trivial klingen, aber sie löste in der politikwissenschaftlichen Literatur eine heftige Kontroverse aus. Etwa zehn Jahre nach Converses Analyse vertrat ein anderer Politikwissenschaftler, Chris Achen, den Standpunkt, dass politische Laien schlicht nicht imstande seien, in solchen Umfragen ihre wahre Haltung adäquat darzulegen. Ihre anscheinend so unwägbaren, inkonsistenten Antworten seien nicht mit einem Mangel an politischer Haltung zu begründen, sondern vielmehr mit unvollkommenen, mangelhaften Umfragemethoden. Und in jüngerer Zeit wurde von John Zaller (Darren Schreibers Betreuer während dessen Dissertation) und Stanley Feldman eine dritte Hypothese aufgestellt. Sie mutmaßten, dass die inkonsistenten Antworten politischer Laien weder auf einen kompletten Mangel an politischer Haltung noch auf mangelhafte Umfragen zurückzuführen sei. Vielmehr sei es ihrer Ansicht nach so, dass hinter der starren Meinung politisch gebildeter Personen ein nahezu automatisch ablaufender Rückgriff auf Tatsachen und frühere Erwägungen steht, wohingegen politische Laien im Laufe der Bearbeitung des Fragenkatalogs immer wieder aufs Neue Informationen abrufen müssen, die für das jeweilige Thema von Belang sind. Ihre Antworten werden nur durch die besonders gewichtigen Informationen – mit anderen Worten die neuesten Nachrichten – bestimmt. Die Angehörigen dieser Gruppe brauchen einen Wetterhahn, der ihnen zeigt, woher der Wind weht! Deshalb wirkt es so, als losten sie bei Umfragen ihre Antworten aus.[1]

Wenn die Hypothese von Zaller und Feldman korrekt ist, dann ist der Unterschied zwischen politisch Gebildeten und politischen Laien hauptsächlich auf kognitive Unterschiede zurückzuführen, die sich aus einem unterschiedlichen Erfahrungsniveau herleiten, dieselben Unterschiede, die man zwischen Fachleuten und Laien auf jedem beliebigen Gebiet feststellen sollte. Experten erledigen eine gut eingeübte Aufgabe, Laien packen etwas Neues an. Tatsächlich liegen seit Jahren die Ergebnisse von Studien mit bildgebenden Verfahren vor, die beim Erledigen einer geübten, gewohnten Aufgabe und beim Erledigen einer neuen verblüffend unterschiedliche Aktivierungsmuster aufweisen.[2]

Darren Schreiber hatte sich nun also vorgenommen, all diese Fragen zur politischen Meinungsbildung mittels bildgebender Verfahren am Gehirn zu untersuchen. Ich fand seine Idee ausgesprochen clever, muss allerdings zugeben, dass mein Interesse daran auch durch meine Forschungen zu Spiegelungsprozessen motiviert war. In der Politik sind Experten fast schon Junkies. Sie sind abhängig, was zum großen Teil den endlosen Möglichkeiten des Internets zu verdanken ist. Ich wollte wissen, ob das Gehirn eines Politikjunkies beim Betrachten von Politikern stärkere Spiegelneuronenreaktionen hervorbrachte als beim Betrachten anderer Berühmtheiten. Meiner Ansicht nach sollte dem so sein. Darren, sein Betreuer John Zaller und ich trafen uns im Laufe eines Jahres mehrmals, um eine Versuchsreihe zu planen, die Antworten geben sollte auf die verschiedenen Fragen, die uns interessierten. Wir wagten uns auf unbekanntes Terrain. Zu Fragen der Politischen Wissenschaften hatte es diese Art von Untersuchungen am Gehirn noch nie gegeben. Es dauerte eine Weile, bis wir unsere jeweiligen Interessen und Überlegungen in praktikable experimentelle Entwürfe gefasst hatten. Als diese endlich standen, hatten wir noch das ewige Problem aller Neurowissenschaft (und so gut wie jeder anderen Forschung) zu lösen. Wie sollten wir das Projekt finanzieren? Bildgebende Verfahren sind ein teures Unterfangen. Allein der Einsatz der Kernspintomografie kostet ohne die laufenden Kosten, Gehälter, Gebühren und Ähnliches in der Regel 600 Dollar pro Stunde. Die Gesamtkosten für unsere Versuche schwanken zwischen zehn- und mehreren hunderttausend Dollar. Darrens Studie war angelegt, die Kosten auf einem Minimum zu halten, aber das war immer noch eine Menge Geld, und interdisziplinäre Projekte wie unseres sind fast ausnahmslos besonders schwer zu finanzieren, weil es schwierig ist, Fördereinrichtungen zu finden, die bereit sind, Grenzen zu überschreiten. Die meisten geben ihr

Geld nach sehr eng gefassten Förderregeln aus. An der UCLA haben wir zum Glück eine Möglichkeit, die eigens dafür gedacht ist, interdisziplinäre Projekte zu finanzieren, den Chancellor's Fund for Academic Border Crossing, bei dem zwei Professoren aus zwei verschiedenen Forschungsgebieten gemeinsam einen Studenten betreuen, der ein interdisziplinäres Projekt bearbeiten möchte. Im Sommer 2000 bewarben wir uns, und der Zufall oder wer auch immer wollte es, dass uns die Zusage am Wahltag jenes Herbstes auf den Tisch flatterte. Wir fanden, das war ein gutes Omen. Dann zog sich das Wahlchaos von Florida endlos hin, und wir konnten nur hoffen, dass unser Experiment rascher vonstatten gehen würde.

Spiegelungsprozesse und das Politikjunkiegehirn

Um Darrens Chancen für einen sichtbaren Effekt zu erhöhen hielten wir es für sinnvoll, Probanden an den beiden äußeren Enden des Spektrums auszuwählen. Bei den Experten wollten wir diejenigen haben, die über politische Themen am allermeisten wussten, bei den Laien die Personen mit der wenigsten Ahnung, Leute, die nichts von Politik wussten und damit vollauf zufrieden waren. In den ersten Monaten des Jahres 2001 ging Darren an die Arbeit und fing an, Versuchspersonen zu rekrutieren. Er hatte dazu eine extrem detaillierte Reihe von Fragen ausgearbeitet, um die Probanden einzustufen. Das Auswahlgespräch nahm bei jedem Probanden mehrere Stunden in Anspruch. Um die idealen Fachleute zu finden, interviewte er Anhänger der demokratischen und der republikanischen Studentenorganisationen, und hatte bald die »Politjunkies«, die wir haben wollten, beisammen. Diese jungen Männer und Frauen waren gut informiert, und ihre politische Haltung war radikal und unverrückbar. Darrens Experten sahen schwer nach Ideologen aus.

Die Rekrutierung der Laien gestaltete sich ebenfalls nicht allzu mühsam. Darren warb über die normalen Wege um Studienteilnehmer, und ich nehme an, es wundert niemanden allzu sehr, wenn er erfährt, dass eine Menge Studenten an der UCLA nicht viel von Politik verstanden (und immer noch nicht verstehen). Sie wussten, dass der neue Präsident Bush hieß, dass es am Wahltag irgendein Problem gegeben hatte, hätten möglicherweise sogar auf die Erwähnung von »unvollständig gestanzten Stimmzetteln« reagiert, aber das war es auch schon. (Heute wüssten sie vielleicht noch, dass Schwarzenegger Gouverneur von Kalifornien ist).

Ein zweites Ziel der Interviews mit Laien bestand darin, die notwendigen Informationen zusammenzutragen, die nötig sind, um ein Experiment zu entwerfen. Eines der Kriterien bei Darrens Entwurf verlangte, dass die Probanden die Gesichter der Politiker mindestens erkennen mussten, auch wenn sie so gut wie nichts über sie wussten. Also fragte er seine potenziellen Versuchspersonen ausdrücklich danach, ob sie bestimmte Personen erkannten. Das Gesicht von Joe Lieberman zum Beispiel, der weniger als ein Jahr zuvor bei jener berühmten umstrittenen Wahl als Al Gores Vizepräsident angetreten war, war bei der Masse der Studenten so gut wie unbekannt. Außerdem brachten wir noch eine weitere Variable unter, das brisante Dauerthema der amerikanischen Politik: die Frage der ethnischen Zugehörigkeit. Die Versuchsanordnung bestand somit aus drei verschiedenen Arten von Gesichtsvergleichen: politisch – nicht politisch, berühmt – nicht berühmt und weiß oder afroamerikanischer Herkunft.

Am Versuchstag wurden die Versuchspersonen lediglich gebeten, sich die Gesichter anzuschauen, während wir ihre Hirnaktivität mittels funktioneller Kernspintomografie aufzeichnen. Wie unsere Theorie vorausgesagt hatte, stellten wir fest, dass Spiegelungsprozesse tatsächlich ein guter Affiliationsindikator sind, ein Maß für das Zugehörigkeitsgefühl zu einer bestimmten

Gruppe aus der übergreifenden Gemeinschaft einer Gesellschaft insgesamt. Politisch gebildete Versuchspersonen wiesen in den Spiegelneuronenarealen eine höhere Aktivität auf, wenn sie berühmte Politikergesichter als wenn sie Gesichter von Nichtpolitikern oder unbekannte Gesichter betrachteten. Die politischen Laien zeigten bei der Betrachtung von Politikergesichtern keinen solchen Unterschied gegenüber Nichtpolitikergesichtern. Als wir die Ergebnisse, die wir bei den politisch Informierten gewonnen hatten, mit denen verglichen, die wir in unseren zurückliegenden, in Kapitel 4 beschriebenen Studien über das Imitieren und Beobachten von Gesichtsausdrücken gewonnen hatten, stellten wir fest, dass die Aktivierung an sehr ähnlichen Orten stattgefunden hatte. Diese anatomische Kongruenz legt den Verdacht nahe, dass das Spiegelneuronensystem selbst bei den abstrakteren Spiegelungsprozessen, die wir als Grundlage solcher Aktivierung vermutet hatten – dem Gefühl einer speziellen Gemeinschaft oder Gruppering anzugehören –, doch immer dieselben grundlegenden neuronalen Mechanismen verwendet, die auch bei schlichteren Spiegelungsvorgängen aktiviert werden.[4]

Neben dem Experiment mit den Fotografien zum Nachweis der Spiegelneuronenaktivität bei politisch versierten Personen führte Darren mit denselben Versuchspersonen noch ein weiteres Experiment durch. Bei diesem untersuchte er, ob Experten und Laien unterschiedliche Hirnregionen bemühen, wenn sie über politische Fragen nachdenken. Seine »Erfahrungshypothese« forderte dies, denn frühere Ergebnisse aus Experimenten mit bildgebenden Verfahren, bei denen man die Hirnaktivität bei eingeübten Tätigkeiten mit der bei neu erlernten verglichen hatte, hatten gezeigt, dass in beiden Fällen großenteils unterschiedliche Areale aktiviert wurden. Das Aktivierungsmuster bei neuartigen Aufgaben ließ vermuten, dass diese mit einem hohen Maß an kognitiven Leistungen, insbesondere einer erhöhten Aktivierung im dorsolateralen präfrontalen Cortex einhergehen, einer Region, die für ihre Rolle bei der Handlungsausführung bekannt ist. Auf der anderen Seite scheinen gut eingeübte Tätigkeiten vor allem unter Verwendung von Informationen abzulaufen, die vom Gedächtnis gestellt werden, es werden verschiedene Bereiche des Schläfenlappens aktiviert, der für das Speichern von Informationen besondere Bedeutung hat. Darrens Hypothese zufolge sollten politische Laien und Experten dementsprechend unterschiedliche Aktivierungsmuster zeigen: Kognitive Areale bei den Laien, für die das Nachdenken über Politik eine kognitive Leistung ist, Gedächtnisareale bei den Experten, die ihre Antworten auf politische Aussagen längst parat haben und nur darauf zugreifen müssen.

Bei dieser Versuchsanordnung hatten die Probanden eine Reihe von digital aufgezeichneten Aussagen anzuhören, die Hälfte davon politischen Inhalts, die andere Hälfte unpolitisch. Die politischen Statements betrafen typische Dauerbrenner der amerikanischen Politik, und die Versuchspersonen wurden gebeten, der jeweiligen Aussage zuzustimmen oder sie abzulehnen. Die Aussagen waren sorgsam formuliert, die Eingangsphrase war stets dieselbe. Die politischen Aussagen begannen zum Beispiel immer mit den Worten »Die Regierung in Washington ...« Im Schlussteil des Satzes wurde dann die jeweils neue Wendung untergebracht – zum Beispiel: »... sollte für mehr Adoptionen sorgen, indem sie Abtreibung verbietet.« Diese politisch befrachteten Aussagen ähnelten ihrer Struktur nach stark den Fragen, die Darren verwendet hatte, um nach Verhaltensunterschieden zwischen politisch Informierten und politischen Laien zu schauen. Durch diese normierte Form der Fragestellung war es möglich, die Aussage in einem relativ engen Zeitfenster anzubieten, sodass wir die Veränderungen der Hirnaktivität zwischen der Präsentation des Inhalts und der Reaktion der Versuchsperson, die im Drücken eines Knopfes bestand, ziemlich exakt verfolgen konnten.

Die Antwort, die Darren bekam, war an Deutlichkeit nicht zu überbieten: Das Aktivierungsmuster im Gehirn von politischen

Experten und Laien zeigte frappierende Unterschiede – allerdings andere, als wir erwartet hatten. Zu jedermanns Überraschung zeigten die Ergebnisse *nicht* die erwartete Unterscheidung in kognitive Leistung und Gedächtnisleistung. Die beiden Areale, die einen so deutlichen Unterschied zwischen Experten und Laien zeigten, waren der Precuneus und der dorsomediale präfrontale Cortex. Beide gehören zu einem neuronalen Netzwerk, das vor nicht allzu langer Zeit von Marcus Raichle und seinen Kollegen von der Washington University in St. Louis entdeckt worden war, und dem man den Namen »default state network« gegeben hat, so etwas wie die Leerlauf- oder Standardeinstellung unserer Gehirnaktivität.[5] Dieses Netzwerk besteht aus einer Reihe spezieller Rindenbereiche, die hohe Aktivität aufweisen, wenn die Versuchsperson ruht und mehr oder minder nichts tut, und die ihre Aktivität herabsetzen, sobald jemand kognitive Leistungen erbringt. Diese Herabsetzung der Aktivität war grundsätzlich zunächst einmal unabhängig von der Sorte von kognitiven Aufgaben, die die Versuchsperson zu leisten hatte. Alles in allem war dies eine bizarre neuronale Reaktion, die schwierig zu interpretieren war. Raichle und seine Mitarbeiter hatten mittels Positronen-Emissions-Tomografie (PET), jener vorhin bereits erwähnten, heute ein bisschen aus der Mode geratenen Technik, bei der man mit radioaktiven Substanzen arbeiten muss) verschiedene physiologische Parameter unter die Lupe genommen und gezeigt, dass diese Regionen bei einer Vielfalt an kognitiven Leistungen *sich selbst herunterfahren*. Nach sorgfältigen Erwägungen gelangten sie zu der Annahme, dass es sich bei diesen Arealen um eine Art Leerlaufeinstellung des Gehirns handeln muss, die regiert, wenn gerade nichts Spezielles anliegt – wenn etwa die Versuchspersonen, das heißt wir Menschen, tagträumen, nichts tun. Sobald eine Aufgabe unsere Aufmerksamkeit erfordert, wird dieser Nullzustand überwunden, und das Netzwerk schaltet sich ab.

Diese Analyse passt perfekt zu den Ergebnissen aus Darrens Versuch. Während der politischen Fragen blieben diese »Leerlaufareale« bei den politisch Interessierten, die ohnehin nichts als Politik im Kopf haben und auf politische Aussagen keine Aufmerksamkeit verschwenden müssen, ungestört (ihre persönliche Standardeinstellung sozusagen). Sie benötigen lediglich ihre Gedächtnisdatenbank. Die Laien hingegen mussten über ein politisches Statement zuerst einmal nachdenken, daher schalteten sie auf Kognition, das heißt sozusagen aus dem Leerlauf in den nächsten Gang.[6]

Eine Aktivitätserhöhung in diesen »Leerlaufarealen« im Verlauf einer Aufgabe kommt der einschlägigen wissenschaftlichen Literatur zum Thema Hirnaktivität zufolge äußerst selten vor. Zufällig hatten wir gerade eine ausgesprochen deutliche, wenn nicht gar die deutlichste Erhöhung aller Zeiten, in unserem Labor beobachtet.[7] Aufreizenderweise ging mit dieser Aktivitätserhöhung im »Leerlaufnetzwerk« gleichzeitig eine Aktivitätserhöhung im Spiegelneuronensystem einher. Und nun war bei den Experten in Darrens Experiment eine erhöhte Aktivität im Leerlauf festzustellen gewesen. Gibt es eine Verbindung zwischen diesen beiden Experimenten? Oder, allgemeiner: In welcher Beziehung stehen Spiegelneuronenareale und »Leerlaufareale«? Bevor wir uns dieser Frage zuwenden, lassen Sie uns jene frühere Studie anschauen, die nicht nur von ihren Ergebnissen her einzigartig war. Denn die treibende Kraft dahinter war ein Anthropologe – nicht gerade die Art Forscher, die sich normalerweise mit bildgebenden Verfahren zur Hirnforschung befasst.

Gehirnpolitik

Alan Fiske ist Professor für Anthropologie an der UCLA und hat eine ausführliche ethnographische Analyse der Mossi, eines Volkes im westafrikanischen Burkina Faso, vorgenommen. Aus seinen Studien vor Ort und Forschungsarbeiten in verschiedenen Disziplinen zu einer ganzen Reihe unterschiedlicher Kulturen gelangte Alan zu einem Modell für Sozialbeziehungen innerhalb einer menschlichen Gesellschaft, dem zufolge wir generell über vier elementare Formen von Beziehungen miteinander verbunden sind: Das Teilen von gemeinsamem Besitz, aus dem Menschen ein Gefühl gemeinsamer Identität erwächst; eine autoritäre Rangordnung, die unter den Menschen der jeweiligen Gemeinschaft eine Hierarchie entstehen lässt; ein Gleichheitsprinzip, das den einzelnen Mitgliedern der Gemeinschaft gleiche Rechte und Pflichten zuerkennt; und schließlich einen Markt als Austauschplattform, dessen Beziehungsstrukturen über den Marktwert von Dingen und Leistungen definiert sind. Alan ist der Ansicht, dass diese vier Grundformen von Beziehungsstrukturen samt ihren Spielarten sämtliche Sozialbeziehungen zwischen Menschen in allen denkbaren Kulturen erklären.[8]

Alan hatte diese Arbeit 1991 publiziert. Vor acht Jahren (ungefähr ein Jahr bevor Darren in mein Büro marschiert kam), rief er mich an und schlug ein gemeinsames Projekt mit bildgebenden Verfahren zu seinem inzwischen weithin bekannten Modell vor. Ich fand die Idee ungemein spannend, denn mir ging bei dem Ganzen auf, dass die Handlungen, die wir unsere Versuchspersonen im Labor beobachten oder imitieren ließen, um dabei die Spiegelneuronenaktivität zu untersuchen, eigentlich in der Regel jeglichen sozialen Kontext vermissen ließen. In den wenigen Momenten, in denen wir die Handlung in einen sozialen Kontext eingebettet hatten – beispielsweise in dem Experiment in Kapitel 2 –, bestand dieser lediglich aus Gegenständen, jedoch nicht aus anderen Menschen. In Anbetracht unserer Behauptung, dass Spiegelneuronen wichtige neuronale Elemente für das Sozialverhalten sind, war mir durchaus klar, wie wichtig es sein würde, die Gehirnaktivität von Spiegelneuronenarealen in einem Experiment zu messen, bei dem die beobachteten Handlungen in engem Zusammenhang mit menschlichen Sozialbeziehungen standen. Aus Gesprächen mit Alan ergab sich schließlich eine

Versuchsanordnung für eine Studie, die uns beiden von Nutzen sein würde: Die Aufgabe der Probanden im Scanner sollte darin bestehen, Sozialbeziehungen zwischen anderen Menschen zu beobachten. Natürlich konnten wir nicht einen Haufen Leute im Versuchslabor aufmarschieren und sie verschiedene Situationen darstellen lassen, während unsere Versuchspersonen ihnen dabei zusahen. Also bereiteten wir eine Reihe von Videoclips vor, die alltägliche soziale Interaktionen darstellten. Um die Versuchsanordnung zu vereinfachen, beschlossen wir überdies, uns auf zwei der vier Beziehungsstrukturen aus Alans Modell zu beschränken. Wir wandelten einmal mehr auf unbeackertem Feld, in solchen Fällen ist ein möglichst einfaches Versuchssystem ausgesprochen ratsam.

Wie bei dem Politikexperiment von Darren Schreiber, bei dem wir unsere Probanden an den beiden äußersten Rändern des Spektrums ausgewählt hatten, entschieden wir uns auch dieses Mal für zwei Beziehungsstrukturen, die möglichst weit auseinanderzuliegen schienen: Zum einen das Teilen von gemeinsamem Besitz, zum anderen die durch eine Hierarchie diktierte autoritäre Rangordnung. Der entscheidende Aspekt bei dem Ganzen war der Umstand, dass das Teilen von gemeinsamem Besitz als Beziehungsstruktur von Natur aus als positiv gewertet wird, wohingegen eine autoritäre Rangordnung – vor allem von nordamerikanischen Versuchspersonen – im Regelfall als negativ empfunden wird. Das war ein »Störfaktor«, den wir eliminieren mussten, wenn wir ein Aktivitätsmuster erhalten wollten, das wahrhaft Unterschiede in unserer Art und Weise der Verarbeitung von Sozialbeziehungen reflektiert und nicht etwa die unterschiedlichen Einstellungen von Nordamerikanern gegenüber Autoritätspersonen! Am Ende hatten wir sechsunddreißig Videoclips, eine ziemlich große Anzahl für ein solches Experiment – die Hälfte davon zeigte Beziehungen vom Typ des Teilens von Dingen, die andere Hälfte Beziehungen vom Typ der autoritären Rangfolge. Manche der Clips lösten eindeutig positive Emotionen aus, die anderen negative, womit wir eine Kontrolle für die »emotionale Valenz« des Clips hatten.

Wir hatten Drehbuchschreiber, Schauspieler und einen Regisseur verpflichtet, die uns diese Filme drehen sollten. Profis zu finden, war kein Problem, leben wir doch in der Welthauptstadt des Unterhaltungsgeschäfts. Einer der vielen faszinierenden Aspekte bei diesem Experiment bestand darin, den Drehbuchautoren das anthropologische Modell nahezubringen, das dem Ganzen zugrunde lag, und mit ihnen zusammen realistische Vorlagen zu entwickeln, die Sozialbeziehungen in einer Fülle von Alltagssituationen authentisch wiedergaben. Der »Entwicklungsprozess«, wie die Filmexperten es nannten, war ziemlich kompliziert, aber nach etwa sechs Monaten waren wir mit den Drehvorlagen zufrieden. Wir engagierten Regisseur und Schauspieler und drehten eine Reihe sehr kurzer Filme. Jede Geschichte war gleich strukturiert, es trat zunächst ein Darsteller auf, der das Szenario sozusagen definierte, dann erst kam der zweite Akteur als interagierende Person dazu und brachte so das »Beziehungselement« ein. Die dargestellten Situationen waren völlig unterschiedlich, es gab Büroszenen und solche auf dem Baseballfeld, zwei Verliebte, die sich neckten, und schließlich einen Richter bei der Urteilsverkündung.

Bei der Auswertung der Gehirndaten der Versuchspersonen, die diese Szenen anzuschauen hatten, stießen wir wie erwartet auf solide Aktivität in den Spiegelneuronenarealen, denn die beobachteten Personen vollführten im Laufe einer Szene alle möglichen Handlungen. Ja, die Spiegelneuronenaktivität bei dieser Studie schien stärker als alles, was wir bis dahin gemessen hatten, und besonders stark war sie während der Beziehungssequenzen in den Clips. Diese Korrelation bestätigte, dass Spiegelneuronen besonders heftig auf Handlungen ansprechen, die sich im Laufe sozialer Wechselbeziehungen ergeben, und das ist vermutlich so, weil diese Handlungen für unser Verstehen der Beziehung unerlässlich sind. Auch andere Hirnbereiche wiesen deutliche Aktivität auf, während die Probanden die gefilmten sozialen Interaktionen betrachteten, hier insbesondere das erwähnte »Leerlaufareal«, das in Darrens Experiment mit Politikexperten beim Beantworten politischer Fragen eine so wichtige Rolle gespielt hatte. Meine Interpretation dieser Befunde lautet, dass die meisten Menschen, so wie Politikjunkies (getreu ihrer »Standardeinstellung«) ständig politisch denken, unausgesetzt in sozialen Beziehungen denken (und dies unser aller »Standardeinstellung« ist). Wer bin ich? Ich bin Ehemann meiner Frau, Vater meiner Tochter, Sohn meiner Eltern, bin der Betreuer meiner Studenten, Kollege im Kreis der anderen und dergleichen mehr. Ich werde unablässig in Relation zu anderen definiert. Es sieht so aus, als gäbe es neben dem Spiegelneuronensystem ein weiteres neuronales Netzwerk im Gehirn – besagtes »Leerlaufnetzwerk« –, das sich unablässig mit eigenem Selbst und fremdem Selbst auseinandersetzt, und für das das Ich und das andere in gegenseitiger Abhängigkeit stehen.[9] Während Spiegelneuronen sich mit den physischen Aspekten von Selbst und Nichtselbst befassen, nimmt sich das »Leerlaufsystem«, vermute ich, der abstrakteren Aspekte der Beziehung zwischen eigenem und fremdem Selbst an – dessen jeweiliger Rolle in der Gesellschaft oder Gemeinschaft, der sie angehören.

Ich bin davon überzeugt, dass das Verstehen der fundamentalen Zusammenhänge zwischen Selbst und Nichtselbst für ein Verstehen unseres eigenen Wesens unverzichtbar ist – mein zuvor schon geäußertes Argument von den zwei Seiten einer Medaille. Spiegelneuronen sind die Gehirnzellen, die die Lücke zwischen eigenem und fremdem Selbst füllen, indem sie eine gewisse Form der Simulation oder inneren Imitation der Handlungen anderer ermöglichen. Uns bleibt die letzte Frage: Warum, um alles in der Welt, müssen wir überhaupt simulieren?

Kapitel 11

Existenzialistische Neurowissenschaft und die Gesellschaft

Spiegelneuronen als Mittler

Den größten Teil dieses Buches hindurch habe ich über Einzelheiten der empirischen Forschung an Spiegelneuronen und über die Konsequenzen berichtet, die sich aus dieser Forschung ergeben. Wir haben gesehen, dass Spiegelneuronen im Affengehirn mit der Kontrolle gewisser fundamentaler Handlungen im »motorischen Repertoire« des Tiers – wie dem Greifen von Objekten, dem Heranführen von Futterstückchen an den Mund und kommunikativen Gesichtsausdrücken – befasst sind. Sie verfügen außerdem über die überraschende Eigenschaft zu feuern, wenn der Affe sich selbst überhaupt nicht bewegt – sondern nur jemand anderem bei diesen Aktionen zusieht. Spiegelneuronen reagieren außerdem auf Laute, die mit solchen Handlungen assoziiert sind – dem Aufbrechen einer Erdnuss zum Beispiel, auch wenn die Handlung selbst nicht zu sehen ist. Spiegelneuronen feuern sogar, wenn die Handlung sich großenteils im Verborgenen abspielt, und sie sind in der Lage, zwischen zwei identischen Handlungen – dem Greifen zum Beispiel – zu unterscheiden, wenn diesen ein unterschiedlicher Vorsatz zugrunde liegt. Alles in allem scheinen diese Zellen die Handlungen und Absichten anderer Individuen im Gehirn des beobachtenden Affen »nachzuspielen«.

Aufbauend auf und parallel zu den Forschungen an Affen haben Studien mit bildgebenden Verfahren und transkranieller Magnetstimulation beim Menschen gezeigt, dass auch wir über ein Spiegelneuronensystem verfügen und dass dieses bei uns dieselben Funktionen innehat wie bei Affen. Beim Menschen scheint seine Rolle beim Imitieren von Handlungen jedoch sogar noch um einiges gewichtiger, weil die Fähigkeit zur Nachahmung ein so entscheidender Faktor für unsere im Vergleich zu Affen ungemein größeren Kapazitäten zum Lernen und zur Weitergabe von kulturell Erworbenem ist. Spiegelneuronenareale scheinen beim Menschen überdies im Dienste von Empathie, Selbstbewusstsein und Sprache zu stehen. Kaum fünfzehn Jahre arbeiten wir nun an Spiegelneuronen, dennoch wissen wir bereits, dass diese Zellen höchstwahrscheinlich von essenzieller Bedeutung für unser Gesamtbild vom menschlichen Gehirn, von unserem Verstand und damit uns selbst sind.

All das entspringt jenem »simplen« Mechanismus, der Spiegelneuronen nicht nur im Laufe unserer eigenen Handlungen, sondern auch beim Beobachten ebendieser Handlungen bei anderen feuern lässt. Das Spiegelneuronensystem scheint jene anderen Menschen nach innen, in unser Gehirn zu projizieren (ein Psychoanalytiker würde dies als »Introjektion« bezeichnen). Sollten wir uns wirklich über diese Befunde wundern? Mein Kollege Itzhak Fried, der jene bahnbrechenden Arbeiten mit implantierten Tiefenelektroden im Gehirn von Epilepsiepatienten durchgeführt hatte, erzählte mir auf einer von uns beiden besuchten Konferenz folgende Anekdote: Itzhak arbeitet sowohl mit Patienten in Israel als auch mit Patienten in Los Angeles. Ein paar Sommer ist es her, da sah er im israelischen Fernsehen die Verleihung eines Preises an einen berühmten israelischen Schauspieler. In seiner Dankesrede erwähnte der Mann Spiegelneuronen. So, wie Itzhak mir die Geschichte erzählte, berichtete der Darsteller, dass Neurowissenschaftler diese Gehirnzellen gefunden hätten, die feuern, wenn man eine Handlung ausführt oder eine bestimmte Miene aufsetzt, aber auch, wenn man jemand anderen bei derselben Handlung oder demselben Gesichtsausdruck beobachtet – mit anderen Worten, er beschrieb die grundlegenden Tatsachen. Und dann sagte er: Die Neurowissenschaftler, die diese Eigenschaft so außergewöhnlich finden, hätten »uns Schauspieler« fragen sollen, die schon immer gewusst – oder, besser, »gefühlt« – hätten, dass sie so etwas wie diese Zellen im Kopf haben müssten! Wenn er jemanden mit schmerzverzerrtem Gesicht sehe, so der Schauspieler, dann fühle er in sich ebenfalls Schmerz.[1]

Wenn man einmal darüber nachdenkt, so hat der israelische Schauspieler eindeutig recht. In vielen Fällen scheint diese Wahrheit wirklich auf der Hand zu liegen. Wenn wir introspektiv in uns hineinblicken, finden wir diese unmittelbare Wahrnehmung der Handlungen und Emotionen anderer. Warum also fanden (und finden) Neurowissenschaftler diese Zellen so außergewöhnlich? Ich glaube, das alles geht zurück auf die Annahmen, die wir zu Beginn dieses Buches diskutiert haben, grundsätzliche Ausgangshypothesen, die wir alle machen und die bestimmen, wie wir die Phänomene vor unseren Augen betrachten. Zumindest im westlichen Kulturkreis ist eine Sichtweise des Geistes vorherrschend, die zurückgeht auf den französischen Philosophen René Descartes und als Ausgangspunkt von Geist und Selbst einen von der Außenwelt abgeschlossenen, privaten, individuellen Akt des Denkens annimmt, das berühmte *cogito* aus *cogito ergo sum* (Ich denke, also bin ich). Manche Philosophen haben den Standpunkt vertreten, dass sich, wenn man diese Grundannahmen akzeptiert, alle möglichen Probleme auftun, darunter das berühmte Problem des Fremdbewusstseins (im Englischen *problem of other minds*), das uns hier in verschiedenem Zusammenhang begegnet ist. Allerdings haben andere Philosophen, darunter Ludwig Wittgenstein, gewisse existenzialistische Phänomenologen und einige japanische Philosophen, die Vorstellung angezweifelt, dass das Problem des Fremdbewusstseins ein so harter Brocken sei, und dabei explizit darauf verwiesen, wie natürlich und unmittelbar wir den mentalen Zustand anderer Menschen wahrnehmen. Denken Sie an Merleau-Pontys Ausspruch: »... indem mein Blick sich mit dem eines Anderen kreuzt, vollziehe ich die fremde Existenz in einer Art Reflexion nach«. Und nun dazu Wittgenstein: »Man sieht Gemütsbewegung ... Man sieht nicht Gesichtsverziehungen und schließt *nun*, er fühle Freude, Trauer, Langeweile. Man beschreibt sein Gesicht unmittelbar als traurig, glückstrahlend, gelangweilt, auch wenn man nicht imstande ist, sonst irgendeine Beschreibung der Gesichtszüge zu geben.«[2] Spiegelneuronen scheinen erklären zu können, inwiefern und warum Wittgenstein und die existenzialistischen Phänomenologen die ganze Zeit über recht gehabt hatten.

In diesem letzten Kapitel möchte ich mich einigen der theoretischeren Implikationen der Entdeckung von Spiegelneuronen zuwenden, von denen ich zwei für besonders bedeutsam halte: Die Erste betrifft die Intersubjektivität, zu der es bereits eine Menge Literatur gibt, die Zweite ist weit weniger ausführlich diskutiert worden, doch meiner Ansicht nach vielleicht sogar noch wichtiger. Sie hat zu tun mit der Rolle der Neurowissenschaften bei der Ausgestaltung unserer Gesellschaft und ihrer Veränderung zum Besseren.

Das Problem der Intersubjektivität

Intersubjektivität, ein gemeinsamer Bedeutungshorizont zwischen verschiedenen Menschen, hat innerhalb des klassischen Kognitivismus stets als Problem gegolten. Einfach ausgedrückt (sehr einfach – man hat dem Thema umfangreiche Bücher gewidmet): Wenn ich nur Zugriff auf meinen eigenen Geist habe, der ja eine höchst private Entität ist, zu der nur ich selbst unmittelbaren Zugang habe, wie kann ich dann den Geist eines anderen verstehen? Wie um alles in der Welt kann ich das Diesseits mit anderen teilen, und wie um alles in der Welt können sie ihren Geisteszustand mit mir teilen?

Ein klassisches Argument im Zusammenhang mit diesem Problem folgt einem Analogschluss: Wenn ich meinen eigenen

Geist und dessen Aktivität in Relation zu meinem eigenen Körper und dessen Tun und Wirken analysiere, komme ich zu dem Schluss, dass es zwischen meinem Geist und meinem Körper gewisse Verknüpfungen gibt. Wenn ich nervös bin, schwitze ich vielleicht, auch wenn es gar nicht heiß ist. Wenn ich mir wehtue, schreie ich auf. Und nun schaue ich mit dieser Einsicht jemand anderen an. Ich finde eine Analogie zwischen seinem Körper und meinem. Und auf der Basis dieser Analogie komme ich zu dem Schluss, dass es bei ihm sehr wohl auch eine Beziehung zwischen Körper und Geist geben könnte, die der meinen analog ist. Wenn ich diese andere Person nun aufschreien höre, komme ich daher womöglich zu dem Schluss, dass sie sich wehgetan hat. Durch einen Analogieschluss komme ich zu der Mutmaßung, dass sein Verhalten irgendwie der Schlüssel zum Verständnis seiner Emotionen und dessen, was in seinem Geist vor sich geht, sein muss.

Obschon mich das Ziehen solcher Parallelen nicht mit letzter Sicherheit über den geistigen Zustand eines anderen in Kenntnis setzen und mir auch nicht erlauben mag, dessen Gefühle und Erfahrungen zu teilen, so lässt es doch immerhin mit einigermaßen berechtigter Sicherheit den Schluss zu, dass andere Leute einen Geist haben, der dem meinen ähnelt.

So möchte es zumindest scheinen. Dieser Standpunkt aber wird von einigen Denkern massiv kritisiert mit der Begründung, dass diese Art und Weise, Schlüsse über den Geist anderer Menschen zu ziehen, viel zu komplex sei, als dass sie uns jederzeit auf so natürliche Weise, so anstrengungslos und rasch gelänge. Ja, es erinnert an jenen Ansatz zum Verständnis des geistigen Zustands anderer Menschen, wie ihn die in Kapitel 2 vorgestellte Theorie-Theorie fordert, der ja mehr oder minder ein Element bewussten Schlussfolgerns eigen ist.

Eine andere Kritik an diesem Analogieargument, die weit seltener geäußert wird – ich selbst aber sehr berechtigt finde –, betrifft das Ausmaß an Selbstkenntnis, dass dieses voraussetzt. Wie wir in Kapitel 9 gesehen haben, sind wir weit weniger nahe an unseren eigenen mentalen Prozessen dran, als wir gerne annehmen. Erinnern Sie sich an das Phänomen der translationalen Dissoziation aus Kapitel 9 oder das Experiment zur Blindheit für die eigenen Entscheidungen, in dem die Versuchspersonen die Gründe dafür, warum sie ein Gesicht auf einem Foto attraktiver fanden als ein anderes, buchstäblich erfunden hatten, obwohl sie Letzteres zuvor explizit zum attraktiveren erklärt hatten! Wie können wir das, was wir über uns selbst zu wissen glauben, als Grundlage für das Verstehen anderer Menschen verwenden, wenn wir über eine derart beschränkte Selbstkenntnis verfügen? Logischerweise können wir das nicht – dennoch tun wir es eindeutig, da wir zahllose Male am Tag das Verhalten anderer erfolgreich vorhersagen und erklären. Wir müssen dies über einen anderen Prozess leisten als über das Schlussfolgern aus einer abstrakten Analogie zwischen ihnen und uns.

Eine letzte Kritik am Analogieargument, ebenfalls nicht eben häufig geäußert, aber definitiv treffend im Lichte dessen, was wir über Spiegelneuronen wissen, ist die Unterschätzung unserer Fähigkeit, Zugang zu einem fremden Bewusstsein zu erlangen. Wie wir gesehen haben, ist unser Gehirn ohne jedweden Zaubertrick imstande, ein fremdes Bewusstsein im wahrsten Sinne des Wortes zu verinnerlichen, und zwar durch die neuronalen Mechanismen der Spiegelung und Simulation.

»Simulation« – ich habe diesen Begriff viele Male verwendet, um zu beschreiben, was im Gehirn des Beobachters der Handlungen anderer vor sich geht, und er wird auf dem Gebiet häufig gebraucht, dennoch bin ich nicht ganz glücklich damit. Für mich beinhaltet Simulation irgendeine Ebene der *bewussten* Anstrengung, wohingegen ein Großteil der Spiegelneuronenaktivität höchstwahrscheinlich eine auf Erfahrung gegründete, nicht reflektierte, automatische Form des Verstehens ist. Der Vater der Phänomenologie, Edmund Husserl, beschrieb das

Phänomen (selbstverständlich ohne Bezug zu Spiegelneuronen) und verwendet in seinen Schriften den Begriff Verknüpfung. Mir gefällt dieser Ausdruck, obwohl er vielleicht ein bisschen zu stark ist, weil er impliziert, dass die beiden Individuen zu einer Einheit werden. Erinnern Sie sich an unsere Ergebnisse aus Kapitel 5, die zeigen, dass das Empfinden, Herr des eigenen Handelns zu sein – trotz des Vorhandenseins von Spiegelneuronen –, dadurch erhalten wird, dass die Rückkoppelung, die wir von unserem Körper erhalten, verstärkt wird. Erinnern Sie sich auch daran, dass unsere Einzelzellableitungen bei Neurologiepatienten ergeben haben, dass wir über eine spezielle Klasse von Spiegelneuronen – Superspiegelneuronen – verfügen, die ihre Feuerungsrate für Handlungen des Selbst erhöhen, bei Handlungen anderer Personen hingegen drosseln. Diese beiden neuronalen Mechanismen ermöglichen es uns, trotz aller Spiegelungsprozesse eigenes und fremdes Selbst in unserem Inneren mit einem gewissen Grad an Unabhängigkeit voneinander zu repräsentieren.

Spiegelneuronen lassen sich in ihrer Rolle für das Phänomen der Intersubjektivität statt als Element der Verknüpfung vielleicht besser als Vehikel der gegenseitigen Abhängigkeit oder Interdependenz beschreiben. Wir haben gesehen, dass wir durch Spiegelneuronen die Absichten anderer verstehen und dabei – noch immer in nicht reflektierender Weise – deren künftiges Verhalten vorhersagen können. Die Interdependenz zwischen eigenem und fremdem Selbst, die durch Spiegelneuronen ermöglicht wird, formt die sozialen Interaktionen zwischen den Menschen; die konkrete Begegnung zwischen eigenem und fremdem Selbst lässt einen gemeinsamen Bedeutungsraum entstehen, der beide eng miteinander verknüpft.

Ein neuer Existenzialismus

Meine Vorträge über Spiegelneuronen beschließe ich oftmals mit der Bemerkung, dass man unsere Forschung als existenzialistische Neurowissenschaft bezeichnen sollte. Ich sage das, weil die Themen, die die Forschung an Spiegelneuronen aufwirft, sich sehr gut in das immer wiederkehrende Themenfeld von Existenzphilosophie und Phänomenologie fügen. In der Regel erfährt diese These bei Studenten und Kollegen eine sehr positive Aufnahme, solange es sich um die phänomenologische Seite der Gleichung handelt. Sobald es um den existenzialistischen Teil geht, ist das allerdings weit weniger der Fall. Ich glaube, der Existenzialismus hat auf der Höhe seiner Popularität in den Vierziger- und Fünfzigerjahren eine schlechte Presse gehabt, und hat sie in Teilen der Welt noch heute, weil man seine Ideen mit Angst, Alleingelassensein und Verzweiflung assoziiert. Die Aspekte des Existenzialismus, an die ich im Zusammenhang mit der Forschung an Spiegelneuronen denke, haben jedoch nichts von Angst und Schrecken. Sie sind im Gegenteil zutiefst optimistisch und könnten dazu beitragen, eine empathischere, fürsorglichere Gesellschaft entstehen zu lassen.[3]

Offenbar vertragen sich die Überlegungen der Phänomenologie sehr gut mit der Spiegelneuronenforschung, denn nur durch die unbedingte Konzentration »auf die Sachen selbst« haben die Kollegen in Parma diese Zellen überhaupt finden können. Sogar Theoretiker, die sehr viel hörbarer eine intime Nähe zwischen eigenem und fremdem Selbst postuliert haben, sind nie darauf gekommen, ein natürliches Phänomen wie Spiegelneuronen anzudenken. Interessanterweise waren die einzigen Wissenschaftler, die auch nur den Hauch einer vagen Ahnung von einem Spiegelneuronensystem hatten, bevor dieses entdeckt war, keine Leute, die im Regelfall Theorien aufstellen oder passiv beobachten, sondern Leute, die Dinge bauen. Die Robotikerin Maja Matarić an der University of Southern California hat mir erzählt, dass sie bei ihren Versuchen, Roboter zu bauen, die aus Erfahrungen lernen und Handlungen imitieren können, tatsächlich an so etwas Ähnliches wie Spiegelneuronen gedacht hat. Andere Robotiker ergingen sich ebenfalls in solchen »Ingenieursfantasien«, die sich im Lichte der heutigen Forschung als Treffer von großer Weitsicht erweisen.

Andererseits lädt uns existenzialistisches Denken ein, diese Welt, die Welt unserer Erfahrungen, selbst mit Bedeutung zu füllen, statt Bedeutung als etwas Metaphysisches zu sehen, etwas, das außerhalb unserer selbst existiert.[4] Spiegelneuronen sind die Zellen in unserem Gehirn, die unserer Erfahrung, die ja zumeist aus Interaktionen mit anderen Menschen besteht, Bedeutung verleihen, und das ist der Grund dafür, dass ich die Spiegelneuronenforschung als eine Art existenzialistische Neurowissenschaft bezeichne. Diese Definition mag wie ein Oxymoron klingen, da die Dichotomie zwischen analytischer Philosophie und Kontinentalphilosophie (darunter auch der Existenzialismus) der analytischen Schule traditionellerweise eine distanzierte, zutiefst rationale wissenschaftliche Denkweise zuschreibt, der Kontinentalphilosophie hingegen eine poetische, literarische, ganz allgemein künstlerischere »Kultur«. Eine Lektion aber sollten wir aus unseren Erkenntnissen über Spiegelneuronen bisher gelernt haben: Starren Dichotomien misstrauisch zu begegnen (erinnern Sie sich noch an die Polarisierung in Wahrnehmen und Handeln?).[5] Die Existenzialisten haben uns unablässig daran erinnert, dass das Einzige, das es wert ist, verstanden und erkannt zu werden, unsere ureigene Existenz ist, das menschliche Wesen, und dass Handeln und Engagement einer losgelöst-abgehobenen Haltung überlegen sind. Spiegelneuronen sind Gehirnzellen, die darauf spezialisiert scheinen, unser innerstes Wesen und unsere Beziehung zu anderen zu verstehen. Sie zeigen, dass wir nicht allein sind, sondern biologisch verkabelt und von der Evolution dahingehend geformt, miteinander zutiefst verbunden zu sein.

Es gibt noch ein weiteres existenzialistisches Thema, das sich mit den Eigenschaften von Spiegelneuronen wunderbar verträgt. Diese Frage geht zurück auf denjenigen, der als Ahnherr dieser Denkrichtung genannt wird, Søren Kierkegaard. In *Furcht und Zittern* vertritt Kierkegaard den Standpunkt, dass wir unsere Existenz nur mit Bedeutung füllen können, wenn wir »die ganze Zeitlichkeit … ergreifen«.[6] Die neuronale Resonanz mit unserer Umwelt, die Spiegelneuronen uns ermöglichen, ist meiner Ansicht nach die Verkörperung dieser Verankerung in der Zeitlichkeit. Unsere Neurobiologie – unsere Spiegelneuronen – verbinden uns vor allem mit anderen. Spiegelneuronen reflektieren die innerste Ebene, auf der wir einander begegnen und verstehen: Sie belegen, dass wir zur Empathie geschaffen sind, und das sollte uns dazu anregen, unsere Gesellschaft zu formen und zu einem besseren Ort zum Leben zu machen.

Neurowissenschaft und Gesellschaft[7]

Wenn wir einander begegnen, teilen wir Emotionen und Absichten miteinander. Wir sind einander auf einer grundlegenden Ebene verbunden, die jenseits aller Reflexion liegt. Das wissen wir inzwischen, und diese *Tatsache* scheint mir ein fundamentaler Ausgangspunkt allen sozialen Verhaltens, die durch die analytische Tradition, welche Reflexion und Unterschiede zwischen Menschen in den Vordergrund stellt, in weiten Teilen vernachlässigt wird. Andererseits aber sehen wir tagtäglich einer ganz anderen Tatsache ins Gesicht: einer grausamen Welt voller Rohheiten, man kann es nicht anders sagen – jeder Tag mit neuen Schrecknissen angefüllt –, und das trotz einer Neurobiologie, die uns unserer ganzen Natur nach zur Empathie befähigt sowie auf das Abspulen von Spiegelungsprozessen und einen gemeinsamen Bedeutungshorizont ausgerichtet ist. Warum?

Ich glaube, all das ist auf drei Hauptfaktoren zurückzuführen: Erstens haben wir bei dem Phänomen der Nachahmung von Gewalt gesehen, dass die gleichen neurobiologischen Mechanismen, die Empathie begünstigen, unter bestimmten Umständen und in speziellen Zusammenhängen ein Verhalten hervorbringen können, welches das krasse Gegenteil von empathischem Verhalten darstellt. Gegenwärtig ist dies großenteils eine Hypothese, aber eine, für die sehr viel spricht. Wenn sie sich bestätigt, sollte diese neurowissenschaftliche Tatsache Einfluss auf politische Entscheidungsprozesse haben. Wird sie das? Ich bezweifle es, und zwar aus zwei Gründen: Zum einen ist unsere Gesellschaft alles andere als bereit, wissenschaftliche Erkenntnisse in Politik umzusetzen, vor allem in Angelegenheiten wie der Nachahmung von Gewalt, in denen es um ein kompliziertes Beziehungsgeflecht zwischen finanziellen Interessen und Fragen der freien Meinungsäußerung geht. Es ist dies eine diffizile politische Frage, auf die es keine einfachen Antworten gibt, und ich glaube nicht, dass es hilft, Wissenschaft im Allgemeinen und Neurowissenschaft im Besonderen auf Elfenbeinturm hier und Marktplatz dort zu beschränken: Entdeckungen werden umgesetzt, um medikamentöse Behandlungen für neurologische Erkrankungen zu entwickeln, nicht aber um das Wohlergehen der Gesellschaft insgesamt zu verbessern. Ich würde gerne wenigstens eine offene Diskussion zu der Behauptung erleben, dass neurowissenschaftliche Erkenntnisse politische Entscheidungsprozesse beeinflussen können und sollten. Gegenwärtig ist von dieser Art zu denken wenig zu bemerken, aber ich glaube, wir könnten sie brauchen.

Zum anderen hat die Frage der Nachahmung von Gewalt unserer Vorstellung von einem freien Willen einen vermeintlichen Tiefschlag versetzt. Die Spiegelneuronenforschung hat gezeigt, dass unser soziales Miteinander – die vielleicht größte Errungenschaft des Menschen – für unsere Autonomie als Individuen auch zum limitierenden Faktor werden kann. Es handelt sich dabei um eine größere Umwälzung lang gehegter Überzeugungen. Herkömmlicherweise wird in Bezug auf individuelles Verhalten dem biologischen Determinismus ein Menschenbild entgegengehalten, dem zufolge dieser sich über sein biologisches Sosein zu erheben und durch seine Ideen und seine sozialen Kodices selbst zu definieren vermag. Die Spiegelneuronenforschung hingegen legt den Verdacht nahe, dass unsere sozialen Kodices in hohem Maße durch unsere Biologie definiert werden. Was sollen wir mit diesem neu erworbenen Wissen anstellen? Es leugnen, weil es schwer zu akzeptieren ist? Oder es verwenden, um die Politik sachkundiger und die Gesellschaft besser zu machen? Ich würde eindeutig für Letzteres votieren.

Der zweite Faktor, der den positiven Einfluss unseres elementaren neurobiologisch verankerten Drangs, einander zu verstehen und miteinander zu fühlen, untergräbt, ist die »Ebene«, auf der dieser Drang vor allem wirkt. Spiegelneuronen sind prämotorische Neuronen, vergessen Sie das nicht, und somit Zellen, die unsere Selbstreflexion herzlich wenig kümmert. Ja, durch Spiegelungsprozesse induziertes Verhalten wie der Chamäleoneffekt wirken implizit, automatisch und jenseits aller Reflexion. Unsere Gesellschaft hingegen fußt auf explizitem, vorsatzgesteuertem, reflektorischem Diskurs. Implizite und explizite mentale Prozesse interagieren nur selten, ja, sie können sogar weit auseinanderdriften. Die Entdeckung von Spiegelneuronen durch die Neurowissenschaft aber hat den präreflektorischen neurobiologischen Mechanismus des Spiegelns auf die reflexive Ebene gegenseitigen Verstehens gehoben. Ich hoffe, dieses Buch ist ein willkommener Beitrag zu dieser Diskussion. Die Menschen scheinen ein intuitives Verständnis davon zu haben, wie die neuronalen Mechanismen von Spiegelprozessen funktionieren. Berichtet man ihnen von dieser Forschung, haben sie keine Probleme, zu verstehen, worum es geht – wenigstens ist das meine Erfahrung. Endlich können sie formulieren, was sie auf präreflektorischer Ebene längst »gewusst« haben. Ja, die

Verwendung des Alltagsausdrucks »von etwas oder jemandem bewegt oder gerührt sein« reflektiert mustergültig dieses präreflektorische Wissen um die Wurzeln von Empathie. Die Leute sagen, sie seien zu Tränen gerührt, wenn sie einen Schmachtfilm anschauen, ihnen hüpft das Herz vor Freude, wenn ihr Kind ein Tor schießt und von allen gefeiert wird. In gewissem Sinne sind sie tatsächlich im wahrsten Sinne des Wortes gerührt. Es besteht tatsächlich so etwas wie ein körperlicher Kontakt, wenn sie in ihrem Geist eine Choreografie von Bewegungen ablaufen lassen, sobald sie jemanden bei etwas beobachten. Die Menschen scheinen über das unausgesprochene Wissen zu verfügen, dass »bewegt sein« Grundlage aller Empathie und damit Grundlage aller Moral ist. Meine Hoffnung ist, dass ein explizteres Verstehen unseres empathischen Wesens eines schönen Tages zu einem reflektorischen Diskurs beiträgt, der unsere Gesellschaft formt.

Der dritte Faktor, der dem potenziell positiven Einfluss unseres Spiegelneuronennetzwerks im Wege steht, hat damit zu tun, dass die uns eigenen Spiegelungs- und Imitationsprozesse zwar machtvolle Wirkung bei der Gestaltung des Miteinanders von menschlichen Kulturen haben könnten, diese Wirkung aber nicht entfalten können, weil diese Kulturen oftmals nicht miteinander kommunizieren und deshalb am Ende aufeinanderprallen, wie wir es dieser Tage rund um die Welt so häufig beobachten. In der existenzialistischen und phänomenologischen Tradition wird viel Wert gelegt auf das Übernehmen lokaler Traditionen als wirksames formendes Moment für den Einzelnen.[8] Wir sind Erben kommunaler Traditionen. Wer wollte das bezweifeln? Die machtvollen neurobiologischen Mechanismen von Spiegelungsprozessen aber, die eine solche Assimilation lokaler Traditionen möglich machen, könnten auch andere Kulturen verstehbar machen, solange solche Begegnungen wirklich möglich sind. Stattdessen sehen wir das klare Gegenteil. Echte multikulturelle Begegnungen werden durch den Einfluss betonierter Glaubenssysteme – politischer ebenso wie religiöser – unmöglich gemacht, die unablässig die fundamentalen neurobiologischen Grundlagen verleugnen, die uns miteinander verbinden.[9]

Ich glaube, dass wir an einem Punkt angekommen sind, an dem die Erkenntnisse der Neurowissenschaften unsere Gesellschaft und unser Selbstverständnis in tief greifender Weise beeinflussen und verändern können. Es ist höchste Zeit, dass wir diese Option ernsthaft in Erwägung ziehen. Unser Wissen um die machtvollen neurobiologischen Mechanismen, die menschlichem Sozialverhalten zugrunde liegen, liefert uns eine unschätzbare Quelle, wenn es darum geht, Mittel zu finden, um Gewaltverhalten einzudämmen, Mitgefühl zu verstärken und uns anderen Kulturen zu öffnen, ohne die eigene zu vergessen. Wir sind durch die Evolution zu Wesen geworden, die aufs Engste mit anderen Wesen ihrer Art verknüpft sind. Unser Bewusstsein für diese Tatsache kann und sollte uns einander nur näherbringen.

Nachwort

Dieses Nachwort soll Sie, was die wissenschaftlichen Fortschritte und die Forschung zum Thema Spiegelneuronen aus dem letzten Jahr anbelangt, auf den neuesten Stand bringen. Die Wissenschaft schläft nie, Monat für Monat werden auf wissenschaftlichen Tagungen die Ergebnisse neuer Experimente verkündet, erscheinen in den einschlägigen Fachzeitschriften neue Artikel. Ein Buch aber wird über einen langen Zeitraum verfasst, und die Fülle an neuen Daten, neuen Befunden und Interpretationen, die sich in meinem Fall im Verlauf des Schreibens ergeben hat, war eine echte Prüfung für mich. Viele Male habe ich mich vor der Fertigstellung des Manuskripts gefragt: »Soll ich diese oder jene neuen Ergebnisse mit hineinnehmen, auch um den Preis, dass ich damit womöglich den roten Faden oder den Rhythmus des Buches verändere?« Zum Glück hat diese ziemlich ungemütliche Situation inzwischen ein Ende gefunden, und dieses Nachwort, das ich in sehr kurzer Zeit niederschreibe, soll eine Art Momentaufnahme der wichtigsten Forschungsergebnisse liefern, die sich nach der Fertigstellung des Buchs ergeben haben.

Es hat seither so viele verschiedene Studien gegeben, dass ich sie unmöglich alle aufführen kann, ein vielleicht hinreichend beredtes Zeugnis dafür, dass sich in puncto Spiegelneuronen in den Neurowissenschaften eine Menge tut. So hat man zum Beispiel begonnen, die Forschung an diesen Zellen über die Ordnung der Primaten hinaus auszudehnen. Zwei neuere Artikel in der hoch angesehenen Zeitschrift *Nature* haben vom Vorhandensein auditorisch-vokaler Spiegelneuronen bei Singvögeln berichtet und mutmaßen, dass diese für das Erlernen des Artgesangs von entscheidend wichtiger Bedeutung sein könnten. Ich rechne damit, dass es in der Zukunft mehr solcher Untersuchungen über Spiegelneuronen bei Nichtprimaten geben wird und dass diese Studien extrem wichtig für das Verständnis der Rolle dieser Zellen für tierisches Verhalten sein werden. In diesem Nachwort möchte ich mich jedoch auf Untersuchungen an Affen und Menschen beschränken, insbesondere möchte ich die aktuellen Forschungstrends herausgreifen, die unser Verständnis von Spiegelneuronen und ihrem Einfluss auf unser soziales Wesen darlegen.

In der gegenwärtigen Spiegelneuronenforschung sind drei Haupttrends auszumachen. Einer befasst sich mit dem, was wir Wissenschaftler als »individuelle Unterschiede« bezeichnen. Einige bahnbrechende Studien dieser Art sind in diesem Buch bereits besprochen worden, insbesondere jene, die untersuchen, inwieweit die verringerte Aktivität des Spiegelneuronensystems mit dem Schweregrad der Symptome bei Autismuspatienten korreliert, oder Studien, die die Spiegelneuronenaktivität bei Heranwachsenden oder gesunden Erwachsenen im Visier haben und nach einer Beziehung zu sozialer Kompetenz und Empathie suchen. Viele solche Untersuchungen sind in jüngster Zeit auf Tagungen präsentiert worden, und man hat bei einem breiten Spektrum an Persönlichkeitsmerkmalen und psychologischen Besonderheiten nach einer quantitativen Korrelation mit der Aktivität von Spiegelneuronen geschaut. Je mehr wir über dieses System in unserem Gehirn lernen, desto deutlicher scheint es sich herauszustellen, dass es die Basis unserer Fähigkeit bildet, mit anderen in Beziehung zu treten. Es ist zu früh, endgültige Schlussfolgerungen zu formulieren oder die Befunde mit wenigen markigen Sätzen zusammenzufassen, aber es herrscht definitiv das Empfinden, dass wir die biologischen Grundlagen des komplexesten Sektors in unserem Verhaltensrepertoire – unseres Sozialverhaltens – womöglich bald in ungeahnter Weise verstehen werden.

Der zweite Trend befasst sich mit der Entwicklung des Spiegelneuronensystems. Es ist extrem wichtig, zu verstehen, wie Spiegelneuronen sich entwickeln und welche Faktoren eine gesunde Entwicklung dieser Zellen früh im Leben begünstigen. Viele Kollegen teilen meine Überzeugung und sind dabei, das Spiegelneuronensystem bei Kleinkindern zu untersuchen. Leider ist es aus technischen und ethischen Gründen schwierig, entsprechende Experimente zu ersinnen und durchzuführen. Die meistversprechende Studie zum Spiegelneuronensystem bei Kleinkindern wird gegenwärtig im Labor von Steve Suomi an den National Institutes of Health durchgeführt. Der leitende Wissenschaftler bei dieser Untersuchung ist der Ethologe und Neurowissenschaftler Pier Francesco Ferrari, der das im ersten Kapitel des Buches beschriebene Experiment zur Rolle von Spiegelneuronen im Zusammenhang mit dem Gebrauch von Werkzeug durchgeführt hatte. Ferrari hat Affen von den ersten Lebenstagen an mittels EEG und Verhaltensstudien beobachtet. Zum gegenwärtigen Zeitpunkt haben er, Suomi und ihre Mitarbeiter ihre Ergebnisse noch nicht veröffentlicht, auf zwei kleineren Tagungen, die ich in den vergangenen paar Monaten besucht habe, hat Ferrari jedoch einige vorläufige Ergebnisse präsentiert. Zunächst haben er und seine Mitarbeiter sich angesehen, wie ausgeprägt die Fähigkeit zu imitieren bei Affenbabys ist. In diesem Experiment hatten die Äffchen ähnlich wie in der in Kapitel 2 erwähnten Studie unter Meltzoffs Leitung vorwiegend relativ einfache Gesichtsausdrücke zu imitieren, beispielsweise die Zunge auszustrecken. Ferrari und seine Kollegen stellten fest, dass manche Affenbabys gute Imitatoren sind, andere hingegen überhaupt nicht. Das ist keine sonderlich große Überraschung. Affen unterscheiden sich natürlich genau wie wir Menschen bis zu einem gewissen Grad von einem zum anderen. Die grundlegende Frage aber lautet, ob es das Lernen später im Leben erleichtert, wenn man in jungen Jahren ein guter Imitator ist. Die Wissenschaftler haben festgestellt, dass die guten Imitatoren die Fähigkeit zu greifen eher und besser entwickelten als Äffchen, die weniger gut imitieren konnten. Dieses Ergebnis bestätigt nicht nur, wie wichtig Lernen durch Nachahmung früh im Leben ist, sondern auch, dass Hand und Mund, wie in Kapitel 3 beschrieben, aufs Engste miteinander verknüpft sind.

Der zweite wichtige Befund aus Ferarris Experimenten mit Babyaffen hat mit deren EEG-Daten zu tun. Erinnern Sie sich, dass einer der im Buch diskutierten »Biomarker« der Aktivität von Spiegelneuronen in der Unterdrückung des MU-Rhythmus besteht. Im Gehirn ihrer Affenbabys haben Ferrari und seine Kollegen etwas Ähnliches entdeckt, namentlich die Unterdrückung einer langsamen, im Frequenzbereich von 3 bis 5 Hertz stattfindenden elektrischen Aktivität in manchen motorischen Arealen, während das Äffchen die Bewegungen von jemand anderem beobachtet. Es ist noch zu früh, dieses Phänomen als verstanden zu betrachten, wenn wir jedoch annehmen, dass es ein weiterer Biomarker für die Aktivität von Spiegelneuronen ist, lässt das den Schluss zu, dass das Babygehirn tatsächlich bereits Spiegelneuronen besitzt.

Der dritte und letzte Trend auf dem Gebiet der aktuellen Spiegelneuronenforschung hat mit einer genaueren Beschreibung ihrer Eigenschaften zu tun. Zwei neuere Befunde sind extrem aufregend, und beide erinnern uns an die Vorstellungen und Ideen, die unser alter Freund, der französische Phänomenologe Maurice Merleau-Ponty, seinerzeit entwickelt hat. Es geht um die Vorstellung vom Raum und um Handlungsziele. Sie erinnern sich vielleicht, dass das Areal F5, jene Gehirnregion, in der man Spiegelneuronen entdeckt hat, an das Areal F4 grenzt, in dem für das Individuum Raum in Gestalt zweier Karten kodiert ist, einer, die den peripersonalen Raum (den Teil des Raumes, der den Körper umgibt und in dem wir nach Gegenständen greifen, sie ergreifen können) erfasst, und einer anderen für den extrapersonalen Raum (den Teil, den wir nicht erreichen können). Neue Befunde (Caggiano et al., »Mirror neurons differentially encode the peripersonal and extrapersonal space of monkeys«, *Science* 324, S. 403–406, 2009) zeigen, dass sich bei manchen

Spiegelneuronen die Reaktion auf eine beobachtete Aktion danach richtet, wo die Handlung stattfindet. Bei den alten Studien hatten sich die zu beobachtenden Handlungen sämtlich in großer Entfernung abgespielt (das heißt, alle Aktionen hatten im extrapersonalen Raum stattgefunden). Dahinter stand die Überlegung, dass man auf diese Weise der Kritik vorbeugt, das Feuern der betreffenden Zellen auf das reine Beobachten einer Handlung hin könne auf eine Form von Bewegungsvorbereitung zurückzuführen sein, will sagen, der beobachtende Affe macht sich zum Handeln bereit, weil jemand in seiner Nähe Dinge tut oder ergreift. In einer neuen Studie hat Leo Fogassi erstmals Greifhandlungen im peripersonalen Raum des Affen untersucht. Die Spiegelneuronen feuerten – wen wundert's – beim Anblick der dargebotenen Handlung. Dann hatte er die schlaue Idee, zwischen sich und den Affen einen Glasschirm zu stellen. Nun konnte der Affe die (in seinem peripersonalen Umfeld vollführte) Handlung zwar sehen, aber unmöglich auf das Objekt einwirken (weil ihm der Schirm im Wege stand). Unter diesen Voraussetzungen feuerten einige Neuronen nicht mehr. Diese Zellen reagieren also allem Anschein nach auf die Handlungen anderer in operationaler Weise, das heißt, wenn der Beobachter in die Handlung nicht eingreifen kann, gibt es keine neuronale Aktivität. Bei diesen Neuronen geht es einzig um Engagement, die Möglichkeit einer aktiven Einbindung in soziales Interagieren. Wenn wir nicht intervenieren können, ist diesen Zellen egal, was wir sehen.

Der überzeugendste Befund zur Unterstützung der These, dass Spiegelneuronen (und Motorneuronen im allgemeinen) weniger mit den Einzelheiten und Besonderheiten einer Handlung befasst sind, sondern mehr mit deren Ziel, stammt von einer anderen Studie aus der Gruppe um Rizzolatti (Umiltà et al., »When pliers become fingers in the monkey motor system«, *Proceedings of the National Academy of Sciences (PNAS)* 105: 2209–2213, 2008), die Affen beibrachte, kleine Gegenstände wie Erdnüsse und Rosinen mit Umkehrpinzetten zu greifen. Bei normalen Pinzetten muss der Affe die Finger beugen, um das Objekt zu packen (das heißt die Hand schließen), bei Umkehrpinzetten muss er die Finger spreizen (die Hand öffnen), um zuzupacken. Die beiden Bewegungen waren demnach exakt das Gegenteil voneinander. Erstaunlich ist jedoch, dass im Areal F5 einige der Zellen, die bei der regulären Greifbewegung (Finger beugen zum Zupacken) gefeuert haben, auch aktiv wurden, wenn der Affe die Loslassbewegung (Finger strecken beim Zupacken) machte. Und die Spiegelneuronen feuerten bilderbuchmäßig, wenn der Affe jemanden beobachtete, der normale Pinzetten und Umkehrpinzetten gebrauchte. Diese elegante Studie bestätigte aufs Überzeugendste, dass beide, motorische Zellen im Areal F5 und Spiegelneuronen mehr mit dem Ziel befasst sind, das wir mit einer Handlung anstreben, als mit den motorischen Details, wie wir das bewerkstelligen wollen. Diese Erkenntnis hat fraglos wichtige Konsequenzen für das motorische Lernen und die Rehabilitation und enthüllt obendrein einen wichtigen Aspekt der Informationskodierung im motorischen System und im Spiegelneuronensystem. Diese Kodierung beschränkt sich nicht auf die oberflächlichen Aspekte und Elemente unseres eigenen Handelns beziehungsweise des Handelns anderer, sondern geht tiefer und erlaubt uns daher, die Ziele anderer Menschen in unserem tiefsten Inneren zu erfassen.

Je mehr wir die Eigenschaften von Spiegelneuronen erforschen, desto klarer wird uns, in welchem Maße diese Zellen uns helfen, mitzufühlen und uns auf andere Menschen einzustellen. Dies ist im Zusammenhang mit diesen Zellen vielleicht die wichtigste Erkenntnis von allen, und ihr haftet etwas zutiefst Wunderbares an.

Januar 2009

Dank

Dieses Buch wäre nicht möglich gewesen ohne die Hilfe, Ermunterung und Unterstützung einer ganzen Reihe von Freunden und Kollegen. An allererster Stelle danke ich John Brockman für seinen nimmermüden aufmunternden Beistand. Mein Dank auch an Katinka Matson, Mike Bryan und meinen Lektor Eric Chinsky, die dem Manuskript auf vielfältige Art Gestalt gegeben haben.

Etliche Leute haben die einzelnen Kapitel vom ersten Entwurf bis hin zu den Fahnen des fertigen Buches gelesen. Ich danke George Lakoff, Sam Harris, Annaka Harris, Frank Vincenzi, Sally Rogers, Kelsey Laird, Amy Coplan, Lisa Aziz-Zadeh, Elizabeth Reynolds, Julian Keenan, Alan Fiske, John Mazziotta, Giacomo Rizzolatti und Vittorio Gallese für ihre Kommentare, Vorschläge und Fragen.

Durch das ganze Buch zieht sich wie ein roter Faden die Forschung, die in den vergangenen zehn Jahren in meinem Labor durchgeführt wurde. Diese Arbeit war nur möglich dank der Leidenschaft und Hingabe zahlreicher Kollegen und Studenten. An allererster Stelle schulde ich Giacomo Rizzolatti und Vittorio Gallese großen Dank, zwei wunderbaren Freunden und Kollegen, die an wichtigen Experimenten in meinem Labor beteiligt gewesen sind. Auch John Mazziotta, Roger Woods, Harold Bekkering, Marcel Brass, Andreas Wohlschläger, Eran Zaidel, Gian Luigi Lenzi, Patricia Greenfield und Itzhak Fried haben entscheidende Experimente zum menschlichen Spiegelneuronensystem mit durchgeführt. Mit ihrer eigenen Arbeitsgruppe hat meine Frau und Kollegin Mirella Dapretto bahnbrechende Untersuchungen zur Störung der Spiegelneuronenfunktion bei Autisten geleistet, ich hatte das Glück, an diesen Untersuchungen teilhaben zu dürfen.

Ein Hoch an dieser Stelle auf meine Studenten, die mein Leben in vielfältiger Weise bereichert haben. Sie zu begleiten und Experimente mit ihnen durchzuführen, war gleichermaßen erhellend wie belebend: Lisa Aziz-Zadeh, Laura Carr, Choi Deblieck, Marie-Charlotte Dubeau, Marc Heiser, Jonas Kaplan, Lisa Koski, Ingo Meister, Istvan Molnar-Szakacs, Roy Mukamel, Darren Schreiber, Lucina Uddin, Stephen Wilson und Allan Wu waren an zahlreichen Experimenten und endlosen Diskussionen über die Rolle von Spiegelneuronen bei der Gestaltung unseres Sozialverhaltens beteiligt.

Mit sicherer Hand und großen Visionen hat John Mazziotta eine wunderbare Forschungseinrichtung geschaffen – das Ahmanson-Lovelace Brain Mapping Center, in dem mein Labor angesiedelt ist. Ich bedanke mich bei John und dem Zentrum und schätze mich glücklich, dass ich in einer solchen Institution von Weltrang arbeiten darf. Ich danke dem Semel Institute for Neuroscience and Human Behavior der University of California in Los Angeles (UCLA) sowie dem von der Foundation for Psychocultural Research an der UCLA betriebenen Center for Culture, Brain and Development für die Etablierung einer außerordentlich fruchtbaren Arbeitsatmosphäre, in der ich viel Gelegenheit gehabt habe, die Rolle von Spiegelneuronen für das menschliche Verhalten zu diskutieren.

In den vergangenen zehn Jahren habe ich auf der ganzen Welt Seminare über Spiegelneuronen gehalten. Ich danke allen Leuten, die gekommen sind, um mir zuzuhören, mir Fragen zu stellen und meine Arbeit zu kommentieren. All diese Menschen haben dazu beigetragen, die Argumente und Standpunkte zu formen, die ich in diesem Buch vertrete. Ich bin ihnen zutiefst verpflichtet.

Anmerkungen

Kapitel 1: Nachgeäfft

1 V. S. Ramachandran, »Mirror Neurons and Imitation Learning as the Driving Force Behind ›the Great Leap Forward‹ in Human Evolution«, *Edge* 69, 29. Juni 2000 (www.edge.org/3rd_culture/ ramachandran/ ramachandran_index.html). Anmerkungen wie diese dienen dem Quellennachweis und der Kommentierung von Ergebnissen, richten sich daher hauptsächlich an Fachleute.

2 Um der Wahrheit die Ehre zu geben, standen Rizzolatti und seine Kollegen ihrer neuen Entdeckung definitiv einfach aufgeschlossener gegenüber, als so mancher andere Neurowissenschaftler es wohl getan hätte. Sie waren schlicht bereit dafür, vermutlich haben sie nur deshalb die Spiegelneuronen überhaupt entdeckt. Hätten sich dieselben Ereignisse vor den Augen eines etwas engstirnigeren Wissenschaftlers abgespielt, wären sie vielleicht nie bemerkt worden. Wer weiß, wie oft das Feuern von Spiegelneuronen in den Neurophysiologielabors der Welt bis dahin schon übersehen worden war!

3 Gentilucci, M., L. Fogassi, G. Luppino et al., »Functional Organization of Inferior Area 6 in the Macaque Monkey. I. Somatotopy and the Control of Proximal Movements«, *Experimental Brain Research* 71 (1988): S. 475–490; Rizzolatti, G., R. Camarda, L. Fogassi et al., »Functional Organization of Inferior Area 6 in the Macaque Monkey. II. Area F5 and the Control of Distal Movements«, *Experimental Brain Research* 71 (1998): S. 491–507.

4 Rizzolatti, G., C. Scandolara, M. Matelli und M. Gentilucci, »Afferent Properties of Periarcuate Neurons in Macaque Monkeys. II. Visual Responses«, *Behavioural Brain Research* 2 (1981): S. 147–163; Rizzolatti, G., C. Scandolara, M. Matelli und M. Gentilucci, »Afferent Properties of Periarcuate Neurons in Macaque Monkeys. I. Somatosensory Responses«, *Behavioural Brain Research* 2 (1981): S. 125–146.

5 Gallese, V. und A. Goldman, »Mirror Neurons and the Simulation Theory of Mind-reading«, *Trends in Cognitive Sciences* 2 (1998): S. 493–501.

6 Rizzolatti, G., L. Riggio, I. Dascola und C. Umilta, »Reorienting Attention Across the Horizontal and Vertical Meridians: Evidence in Favor of a Premotor Theory of Attention«, *Neuropsychologia* 25 (1987): S. 31–40; Corrbetta, M., E. Akbudak, T. E. Conturo et al., »A Common Network of Functional Areas for Attention and Eye Movements«, *Neuron* 21 (1998): S. 761–773.

7 Rizzolatti, G. et al., »Functional Organization of Inferior Area 6 in the Macaque Monkey. II«, S. 491–507.

8 Gallese, V., L. Fadiga, L. Fogassi und G. Rizzolatti, »Action Recognition in the Premotor Cortex«, *Brain* 119 (Teil 2) (1996): S. 593–609; Rizzolatti, G. und L. Craighero, »The Mirror-Neuron System«, *Annual Review of Neuroscience* 27 (2004): S. 169–192.

9 Di Pellegrino, G., L. Fadiga, L. Fogassi et al., »Understanding Motor Events: A Neurophysiological Study«, *Experimental Brain Research* 91 (1992): S. 176–180.

10 Arbib, M. A., »From Monkeylike Action Recognition to Human Language: An Evolutionary Framework for Neurolinguistics«, *Behavioral and Brain Science 28 (2005):* S. 105–124; Diskussion S. 125–167.

11 Ferrari, P. F., V. Gallese, G. Rizzolatti und L. Fogassi, »Mirror Neurons Responding to the Observation of Ingestive and Communicative Mouth Actions in the Monkey Ventral Premotor Cortex«, *European Journal of Neuroscience* 17 (2003): S. 1703–1714.

12 Umiltà, M. A., E. Kohler, V. Gallese et al., »I Know What You Are Doing: A Neurophysiological Study«, *Neuron* 31 (2001): S. 155–165.

13 Fogassi, L., P. F. Ferrari, B. Gesierich et al., »Parietal Lobe: From Action Organization to Intention Understanding«, *Science* 308 (2005): S. 662–667.

14 Kohler, E., C. Keysers, M. A. Umiltà et al., »Hearing Sounds, Understanding Actions: Action Representation in Mirror Neurons«, *Science* 297 (2002): S. 846–848; Keysers, C., E. Kohler,

M. A. Umiltà et al., »Audiovisual Mirror Neurons and Action Recognition.« *Experimental Brain Research* 153 (2003): S. 628–636.

15 Rizzolatti, G. und M. A. Arbib, »Language Within Our Grasp«, *Trends in Neuroscience* 21 (1998): S. 188–194.

16 Liberman, A. M. und I. G. Mattingly, »The Motor Theory of Speech Perception Revised«, *Cognition* 21 (1985): S. 1–36.

17 Whiten, A., J. Goodall, W. C. McGrew et al., »Cultures in Chimpanzees«, *Nature* 399 (1999): S. 682–685.

18 Ferrari, P. F., S. Rozzi und L. Fogassi, »Mirror Neurons Responding to Observation of Actions Made with Tools in Monkey Ventral Premotor Cortex«, *Journal of Cognitive Neuroscience* 17 (2005): S. 212–226.

19 Romanes, G. J., *Die geistige Entwicklung im Tierreich* (Leipzig: Günther: 1885); Hurley, S. und N. Chater, *Perspectives on Imitation: From Neuroscience to Social Science* (Cambridge, Mass.: MIT Press, 2005).

20 Ferrari, P. F., E. Visalberghi, A. Paukner et al., »Neonatal Imitation in Rhesus Macaques«, *PLoS Biology* 4 (2006): S. e302.

21 Voelkl, B. und L. Huber, »True Imitation in Marmosets«, *Animal Behavior* 60 (2000): S. 195–202.

22 Paukner, A., J. R. Anderson, E. Borelli et al., »Macaques (Macaca nemestrina) Recognize When They Are Being Imitated«, *Biology Letters* 1 (2005): S. 219–222.

Kapitel 2: Alle Vögel fliegen hoch

1 Ich habe dieses Zitat aus dem bezaubernden Buch *Emotional Contagion* von E. Hatfield, J. T. Cacioppo und R. L. Rapson: *Emotional Contagion* (New York: Cambridge University Press, 1994). Leider ist in diesem Buch die Originalquelle nicht genannt.

2 Meltzoff, A. N. und M. K. Moore, »Imitation of Facial and Manual Gestures by Human Neonates«, *Science* 198 (1977): S. 74–78; Piaget, J., *Nachahmung, Spiel und Traum: die Entwicklung der Symbolfunktion beim Kinde* (Stuttgart: Klett-Cotta, 2003).

3 Nadel, J. »Imitation and Imitation Recognition: Functional Use
   in Preverbal Infants and Nonverbal Children with Autism«, in
   A. N. Meltzoff und W. Prinz, *The Imitative Mind: Development,
   Evolution und Brain Bases* (Cambridge, England: Cambridge Uni-
   versity Press, 2002); Eckerman, C. O. und S. M. Didow, »Nonver-
   bal Imitation and Toddlers' Mastery of Verbal Means of Achieving
   Coordinated Actions«, *Developmental Psychology* 32 (1996):
   S. 141–152.

4 Dawkins, R., *Das egoistische Gen* (Heidelberg New York: Springer,
   1978); Blackmore, S., *Die Macht der Meme* (Heidelberg, Berlin:
   Spektrum Akademischer Verlag, 2000), S. 56, 364, 379.

5 Siehe unter anderem, Dennett, D., *Philosophie des menschlichen
   Bewusstseins* (Hamburg: Hoffmann und Campe, 1994), S. 273;
   Hull, D. L., »The Naked Meme«, in H. C. Plotkin (Hrsg.), *Lear-
   ning Development and Culture: Essays in Evolutionary Epistemolgy*
   (London: Wiley, 1982).

6 Berger, S. M. und S. W. Hadley, »Some Effects of a Model's Perfor-
   mance on an Observer's Electromyographic Activity«, *American
   Journal of Psychology* 88 (1975): S. 263–276.

7 Rizzolatti, G., L. Fadiga, M. Matelli et al., »Localization of Grasp
   Representations in Humans by PET: 1. Observation Versus Exe-
   cution«, *Experimental Brain Research* 111 (1996): S. 246–252;
   Grafton, S. T., M. A. Arbib, L. Fadiga und G. Rizzolatti, »Localization of Grasp Representations in Humans by Positron Emission
   Tomography. 2. Observation Compared with Imagination«, *Experimental Brain Research* 112 (1996): S. 103–111.

8 Fadiga, L., L. Fogassi, G. Pavesi und G. Rizzolatti, »Motor Facilitation during Action Observation: A Magnetic Stimulation Study«,
   Journal of Neurophysiology 73 (1995): S. 2608–2611.

9 Prinz, W., »An Ideomotor Approach to Imitation«, in S. Hurley
   und N. Chater, *Perspectives on Imitation: From Neuroscience
   to Social Science. Band 1: Mechanisms of Imitation and Imitation in Animals* (Cambridge, Mass.: MIT Press, 2005),
   S. 141–156.

10 James, W., *Psychologie* (Leipzig: Quelle und Meyer, 1909).
   Kapitel 24, Gemütsbewegung, S. 373–391.

11 Gleissner, B., A. N. Meltzoff und H. Bekkering, »Children's Coding of Human Action: Cognitive Factors Influencing Imitation in Three-Year-Olds«, *Developmental Science* 3 (2000): S. 405–414; Bekkering, H., A. Wohlschläger und M. Gattis, »Imitation of Gestures in Children Is Goal-Directed«, *Quarterly Journal of Experimental Psychology* A 53 (2000): S. 153–164; Wohlschläger, A. und H. Bekkering, »Is Human Imitation based on a Mirror-Neurone System? Some Behavioural Evidence«, *Experimental Brain Research* 143 (2002): S. 335–341.

12 Koski, L., A. Wohlschläger, H. Bekkering et al., »Modulation of Motor and Premotor Activity During Imitation of Target-Directed Actions«, *Cerebral Cortex* 12 (2002): S. 847–855.

13 Wapner, S. und L. Cirillo, »Imitation of a Model's Hand Movement: Age Changes in Transposition of Left-Right Relations.« *Child Development* 39 (1968): S. 887–894; Koski, L., M. Iacoboni, M. C. Dubeau et al., »Modulation of Cortical Activity During Different Imitative Behaviors«, *Journal of Neurophysiology* 89 (2003): S. 460–471.

14 Hatfield et al., Emotional Contagion; Bavelas, J. B., A. Black, N. Chovil et al., »Form and Function in Motor Mimicry: Topographic Evidence That the Primary Function Is Communication«, *Human Communications Research* 14 (1988): S. 275–299; LaFrance, M., »Posture Mirroring and Rapport«, in M. Davis (Hrsg.), *Interaction Rhythms: Periodicity in Communicative Behavior* (New York: Human Sciences Press, 1982) S. 279–298.

15 Rogers, S. J. und B. F. Pennington, »A Theoretical Approach to the Deficits in Infantile Autism«, *Developmental Psychology* 3 (1991): S. 137–162; Whiten, A. und J. D. Brown, »Imitation and the Reading of Other Minds: Perspectives from the Study of Autism, Normal Children and Non-human Primates«, in S. Braten (Hrsg.), *Intersubjective Communication and Emotion in Early Ontogeny* (Cambridge, England: Cambridge University Press, 1999), S. 260–280; Williams, J. H., A. Whiten, T. Suddendorf et al. , »Imitation, Mirror Neurons and Autism«, *Neuroscience and Biobehavioral Reviews* 25 (2001): S. 287–295.

16 Gallese, V. und A. Goldman, »Mirror Neurons and the Simulation Theory of Mind-reading«, *Trends in Cognitive Science* 2 (1998): S. 493–501; Carruthers, P. und P. Smith, *Theories of Theories of Mind* (Cambridge, England: Cambridge University Press, 1996); Goldman, A. I., »Imitation, Mind Reading und Simulation«, in S. Hurley and N. Chater (Hrsg.), *Perspectives on Imitation: From Neuroscience to Social Science, Volume 2: Imitation, Human Development and Culture* (Cambridge, Massachusetts: MIT Press, 2005), S. 79–94; Gordon, R. M., »Intentional Agents Like Myself«, in Hurley und Chater, *Perspectives on Imitation*, Volume 2, S. 95–106; Goldman, A., *Simulating Minds: The Philosophy, Psychology und Neuroscience of Mindreading* (New York: Oxford University Press, 2006).

17 Iacoboni, M., I. Molnar-Szakacs, V. Gallese et al., »Grasping the Intentions of Others with One's Own Mirror Neuron System«, *PLoS Biology* 3 (2005): e79.

18 Gallese, V. »Intentional Attunement: A Neurophysiological Perspective on Social Cognition and Its Disruption in Autism«, *Brain Research* 1079 (2006): S. 15–24; Merleau-Ponty, M., *Phänomenologie der Wahrnehmung* (Berlin: DeGruyter, 1974), S. 403.

Kapitel 3: Sprache begreifen

1 Napier, J., *Hands* (New York: Pantheon Books, 1980).

2 McNeill, D., *Hand and Mind: What Gestures Reveal About Thought* (University of Chicago Press, 1992).

3 Goldin-Meadow, S., »When Gestures and Words Speak Differently«, *Current Directions in Psychological Science* 6 (1997): S. 138–143; Goldin-Meadow, S., »The Role of Gesture in Communication and Thinking«, *Trends in Cognitive Sciences* 3 (1999): S. 419–429.

4 Alibali, M. W., D. C. Heath und H. J. Myers, »Effects of Visibility Between Speaker and Listener on Gesture Production: Some Gestures Are Meant to Be Seen«, *Journal of Memory and Language* 44 (2001): S. 169–188.

5 Molnar-Szakacs, I., S. M. Wilson und M. Iacoboni, »I See What You Are Saying: The Neural Correlates of Gesture Perception«, *Program No. 128.7. 2005 Abstract Viewer, CD-ROM*. Washington, DC: Jahrestagung der Society for Neuroscience.

6 Rizzolatti, G. und M. A. Arbib, »Language Within Our Grasp«, *Trends in Neuroscience* 21 (1998): S. 188–194; G. von Bonin and P. Bailey, *The Neocortex of Macaca Mulatta* (Urbana: University of Illinois Press, 1947).

7 Iverson, J. M. und E. Thelen, »Hand, Mouth and Brain. The Dynamic Emergence of Speech and Gesture«, *Journal of Consciousness Studies* 6 (1999): S. 19–40; Goldin-Meadow, »The Role of Gesture in Communication and Thinking«, *Trends in Cognitive Science* 3 (1999): S. 419–429.

8 Greenfield, P. M., »Language, Tools and Brain: The Ontogeny and Phylogeny of Hierarchically Organized Sequential Behavior«, *Behavioral and Brain Sciences* 14 (1991): S. 531–595; Molnar-Szakacs, I., J. Kaplan, P. M. Greenfield und M. Iacoboni, »Observing Complex Action Sequences: The Role of the Frontoparietal Mirror Neuron System«, *Neuroimage* 33 (2006): S. 923–935; Greenfield, P, »Implications of Mirror Neurons for the Ontogeny and Phylogeny of Cultural Processes: The Examples of Tools and Language«, in M. A. Arbib (Hrsg.), *Action to Language Via the Mirror Neuron System* (New York: Cambridge University Press, 2006), S. 503–535.

9 Heiser, M., M. Iacoboni, F. Maeda et al., »The Essential Role of Broca's Area in Imitation«, *European Journal of Neuroscience* 17 (2003): S. 1123–1128.

10 Glenberg, A. M. und M. P Kaschak, »Grounding Language in Action«, *Psychonomic Bulletin and Review* 9 (2002): S. 558–565.

11 Ochs, E., P. Gonzales und S. Jacoby, »›When I Come Down I'm in the Domain State‹: Grammar and Graphic Representation in the Interpretive Activity of Physicists«, in E. Ochs, E. A. Schegloff und S. A. Thompson (Hrsg.), *Interaction and Grammar* (New York: Cambridge University Press, 1996), S. 328–369.

12 Gallese, V. und G. Lakoff, »The Brain's Concepts: The Role of the Sensory-Motor System in Conceptual Knowledge«, *Cognitive Neuropsychology* 22 (2005): S. 455–479.

13 Aziz-Zadeh, L., S. M. Wilson, G. Rizzolatti und M. Iacoboni, »Congruent Embodied Representations for Visually Presented Actions and Linguistic Phrases Describing Actions«, *Current Biology* 16 (2006): S. 1818–1823.

14 Garrod, S. und M. J. Pickering, »Why Is Conversation So Easy?« *Trends in Cognitive Sciences* 8 (2004): S. 8–11.

15 Brennan, S. E. und H. H. Clark, »Conceptual Pacts and Lexical Choice in Conversation«, *Journal of Experimental Psychology: Learning, Memory und Cognition* 22 (1996): S. 1482–1493; Schober, M. E und H. H. Clark, »Understanding by Addressees and Over-Hearers«, *Cognitive Psychology* 21 (1989): S. 211–232.

16 Goodwin, C., »Restarts, Pauses und the Achievement of a State of Mutual Gaze at Turn-beginning«, *Sociological Inquiry* 50 (1980): S. 272–302; Kendon, A., »Some Functions of Gaze-direction in Social Interaction«, *Acta Psychologica* 26 (1967): S. 22–63; Goodwin, C. und J. Heritage, »Conversation Analysis«, *Annual Review of Anthropology* 19 (1990): S. 283–307.

17 Kegl, J., »The Nicaraguan Sign Language Project: An Overview«, *Signpost* 7 (1994): S. 24–31.

18 Siehe unter anderem, S. Pinker, *Der Sprachinstinkt* (München: Kindler, 1996)

19 Tomasello, M., »The Item-based Nature of Children's Early Syntactic Development«, *Trends in Cognitive Sciences* 4 (2000): S. 156–163.

20 Clark, H., Using Language (Cambridge, UK: Cambridge University Press, 1996); Garrod, S. und A Anderson, »Saying What You Mean in Dialogue: A Study in Conceptual and Semantic Co-ordination«, *Cognition* 27 (1987): S. 181–218; Galantucci, B., »An Experimental Study of the Emergence of Human Communication Systems«, *Cognitive Science* 29 (2005): S. 737–67.

21 Aziz-Zadeh, L., M. Iacoboni, E. Zaidel et al., »Left Hemisphere Motor Facilitation in Response to Manual Action Sounds«, *European Journal of Neuroscience* 19 (2004): S. 2609–2612; Gazzola, V., L. Aziz-Zadeh und C. Keysers, »Empathy and the Somatotopic Auditory Mirror System in Humans«, *Current Biology* 16 (2006): S. 1824–1829

22 McGurk, H. und J. MacDonald, »Hearing Lips and Seeing Voices«, *Nature* 264 (1976): S. 746–748.

23 Liberman, A. M. und I. G. Mattingly, »The Motor Theory of Speech Perception Revised«, *Cognition* 21 (1985): S. 1–36.

24 Fadiga, L., L. Craighero, G. Buccino und G. Rizzolatti, »Speech Listening Specifical1y Modulates the Excitability of Tongue Muscles, A TMS Study«, *European Journal of Neuroscience* 15 (2002): S. 399–402.

25 Wilson, S. M., A. P. Saygin, M. I. Sereno und M. Iacoboni, »Listening to Speech Activates Motor Areas Involved in Speech Production«, *Nature Neuroscience* 7 (2004): S. 701–702.

26 Meister, I., S. M. Wilson, C. Deblieck et al., »The Essential Role of Premotor Cortex in Speech Perception«, *Current Biology* 17 (2007): S. 1692–1696.

27 Warren, J. E., D. A. Sauter, F. Eisner et al., »Positive Emotions Preferentially Engage an Auditory-Motor ›Mirror‹ System«, *Journal of Neuroscience* 26 (2006): S. 13067–13075.

Kapitel 4: Schau mich an, fühl, was ich fühle

1 Smith, A., *Theorie der ethischen Gefühle,* (Hamburg: Felix Meiner, 2004) 1. Abschnitt, S. 3.

2 Gallese, V., »The ›Shared Manifold‹ Hypothesis«, *Journal of Consciousness Studies* 8 (2001): S. 33–50; Lipps, T., »Einfühlung, innere Nachahmung und Organempfindung«, in *Archiv für die Gesamte Psychologie,* Band I, Teil 2 (Leipzig: W. Engelmann, 1903), S. 193ff.

3 Dimberg, U., »Facial Reactions to Facial Expressions«, *Psychophysiology* 19 (1982): S. 643–647.

4 Hatfield et al., *Emotional Contagion.*

5 Niedenthal, P. M., L. W. Barsalou, P. Winkielman et al., »Embodiment in Attitudes, Social Perception und Emotion«, *Personality and Social Psychology Reviews* 9 (2005): S.184–211.

6 Chartrand, T. L. und J. A Bargh, »The Chameleon Effect: The Perception Behavior Link and Social Interaction«, *Journal of Personality & Social Psychology* 76 (1999): S. 893–910.

7 Zajonc, R. B., P. K. Adelmann, S. T. Murphy et al., »Convergence in the Physical Appearance of Spouses«, *Motivation and Emotion* 11 (1987): S. 335–346; Cole, J., »Empathy Needs a Face«, *Journal of Consciousness Studies* 8 (2001): S. 51–68; Merleau-Ponty, M., *Das Primat der Wahrnehmung* (Frankfurt: Suhrkamp, 2003), S. 51, sowie *Phänomenologie der Wahrnehmung* (Berlin: DeGruyter, 1974), S. 403.

8 Augustine, J. R., »Circuitry and Functional Aspects of the Insular Lobes in Primates Including Humans«, *Brain Research Reviews* 22 (1996): S. 229–294.

9 Poe, E. A., *Sämtliche Erzählungen in vier Bänden*, Hrsg. Günter Gentsch, Band 3, *Streitgespräche mit einer Mumie und andere Erzählungen* (Frankfurt, Leipzig: Insel, 2002), S. 39; Darwin, C., *Der Ausdruck der Gemütsbewegungen bei dem Menschen und den Tieren* (Frankfurt: Eichborn, 2002), S. 404; s. u. a. James, W. (1890), *Psychologie* (Leipzig: Quelle und Meyer, 1909), S. 317ff.

10 Carr, L., M. Iacoboni, M. C. Dubeau et al., »Neural Mechanisms of Empathy in Humans: A Relay from Neural Systems for Imitation to Limbic Areas«, *Proceedings of the National Academy of Sciences of the USA* 100 (2003): S. 5497–5502.

11 Hutchison, W. D., K. D. Davis, A. M. Lozano et al., »Pain-related Neurons in the Human Cingulate Cortex«, *Nature Neuroscience* 2 (1999): S. 403–405.

12 Avenanti, A, D. Bueti, G. Galati et al., »Transcranial Magnetic Stimulation Highlights the Sensorimotor Side of Empathy for Pain«, *Nature Neuroscience* 8 (2005): S. 955–960.

13 Singer, T., B. Seymour, J. O'Doherty et al., »Empathy for Pain Involves the Affective but Not Sensory Components of Pain«, *Science* 303 (2004): S. 1157–1162

14 Antonio Damasios »Als-ob-Schleife« nimmt zwar keinen direkten Bezug auf Spiegelneuronen, plädiert in ihrer ursprünglichen Version, die lange vor der Entdeckung der Spiegelneuronen formuliert wurde, aber dennoch für eine zentrale Rolle von Simulationsprozessen. Siehe Damasio, A. R., *Descartes' Irrtum: Fühlen, Denken und das menschliche Gehirn* (München: Deutscher Taschenbuch Verlag, 1997); Damasio, A. R., *Ich fühle, also bin*

ich: die Entschlüsselung des menschlichen Bewusstseins (München: List, 2000); Damasio, A. R., Der Spinoza-Effekt: wie Gefühle unser Leben bestimmen (München: List, 2003).

15 Haviland, J. M. und M. Lilac, »The Induced Affect Response: 10-Week-Old Infants' Responses to Three Emotion Expressions«, Developmental Psychology 23 (1987): S. 97–104; Termine, N. T. und C. E. Izard, »Infants' Response to Their Mother's Expressions of Joy and Sadness«, Developmental Psychology 24 (1988): S. 223–229.

16 Bernieri, E. J., J. S. Reznick und R. Rosenthal, »Synchrony, Pseudosynchrony und Dissynchrony: Measuring the Entrainment Process in Mother-Infant Interactions«, Journal of Personality and Social Psychology 54 (1988): S. 243–253.

17 Rizzolatti, G. und G. Luppino, »The Cortical Motor System«, Neuron 31 (2001): S. 889–901.

Kapitel 5: Auge in Auge mit sich selbst

1 Iacoboni, M., R. P. Woods, M. Brass et al., »Cortical Mechanisms of Human Imitation«, Science 286 (1999): S. 2526–2528.

2 Zahavi, D., »Beyond Empathy: Phenomenological Approaches to Intersubjectivity«, Journal of Consciousness Studies 8 (2001): S. 151–167.

3 Asendorpf, J. B. und P.-M. Baudonniere, »Self-awareness and Otherawareness: Mirror Self-recognition and Synchronic Imitation Among Unfamiliar Peers«, Developmental Psychology 29 (1993): S. 88–95.

4 Keenan, J. P., G. G. Gallup und D. Falk, Das Gesicht im Spiegel (München, Basel: Ernst Reinhard-Verlag, 2005).

5 Gallup, G. G., »Chimpanzees: Self-recognition«, Science 167 (1970): S. 86–87.

6 Miles, H., »Me Chantek: The Development of Self-Awareness in a Signing Orangutan«, in S. Parker und R. Mitchell, Self-awareness in Animals and Humans: Developmental Perspectives (Cambridge, England: Cambridge University Press, 1994), S. 254–272.

7 Reiss, O. und L. Marino, »Mirror Self-recognition in the Bottle-
nose Dolphin: A Case of Cognitive Convergence«, *Proceedings of
the National Academy of Sciences of the USA* 98 (2001): S. 5937–
5942; Rendell, L. und H. Whitehead, »Culture in Whales and
Dolphins«, *Behavioral and Brain Sciences* 24 (2001): S. 309–324;
Diskussion S. 324–382.

8 Gallup, G. G., »Self-awareness and the Emergence of Mind in Primates«, *American Journal of Primatology* (1982): S. 237–248; Povi-
nelli, D. J., »Failure to Find Self-recognition in Asian Elephants
(*Elephas maximus*) in Contrast to Their Use of Mirror Cues to
Discover Hidden Food«, *Journal of Comparative Psychology* 103
(1989): S. 122–131; Plotnick, J. M., F. B. M. de Waal und D. Reiss,
»Self-Recognition in an Asian Elephant«, *Proceedings of the National Academy of Sciences of the USA* 103 (2006): S. 17053–17057.

9 Amsterdam, B., »Mirror Self-image Reactions Before Age Two«,
Developmental Psychobiology 5 (1972): S. 297–305.

10 Sperry, R. W., E. Zaidel und D. Zaidel, »Self-recognition and
Social Awareness in the Deconnected Minor Hemisphere«, *Neuropsychologia* 17 (1979): S. 153–166.

11 Uddin, L. Q., J. Rayman und E. Zaidel, »Split-brain Reveals Sepa-
rate but Equal Self-recognition in the Two Cerebral Hemisphe-
res«, *Consciousness and Cognition* 14 (2005): S. 633–640.

12 Kourtzi, J. und N. Kanwisher, »Activation in Human MT/MST by
Static Images with Implied Motion«, *Journal of Cognitive Neuro-
science* 12 (2000): S. 48–55; Urgesi, C., V. Moro, M. Candidi et al.,
»Mapping Implied Body Actions in the Human Motor System«,
Journal of Neuroscience 26 (2006): S. 7942–7949.

13 Uddin, L. Q., J. T. Kaplan, I. Molnar-Szakacs et al., »Self-face
Recognition Activates a Frontoparietal ›Mirror‹ Network in the
Right Hemisphere: An Event-related fMRI Study«, *Neuroimage*
25 (2005): S. 926–935.

14 Feinberg, T. und R. Shapiro, »Misidentification-Reduplication
and the Right Hemisphere«, *Neuropsychiatry, Neuropsychology
and Behavioral Neurology* 2 (1989): S. 39–48; Spangenberger, K.,
M. Wagner und D. Bachman, »Neuropsychological Analysis of a
Case of Abrupt Onset Following a Hypotensive Crisis in a Patient

with Vascular Dementia«, *NeuroCase* 4 (1998): S. 149–154; Breen, N., D. Caine und M. Coltheart, »Mirrored-Self Misidentification: Two Cases of Focal Onset Dementia«, *NeuroCase* 7 (2001): S. 239–254.

15 Diese Art von Stimulation ist für die Versuchspersonen selbstredend völlig ungefährlich.

16 Uddin, L., I. Molnar-Szakacs, E. Zaidel et al., »rTMS to the Right Inferior Parietal Area Disrupts Self-Other Discrimination«, *Social Cognitive and Affective Neuroscience* 1 (2006): S. 65–71.

17 Feinberg, T. E., L. D. Haber und N. E. Leeds, »Verbal Asomatognosia«, *Neurology* 40 (1990): S. 1391–1394.

18 *Trevarthen, C., »Communication and Cooperation in Early Infancy: A Description of Primary Intersubjectivity«,* in M. Bullowa (Hrsg.), *Before Speech* (New York: Cambridge University Press, 1979).

Kapitel 6: Zerbrochene Spiegel

1 Shimada, S. und K. Hiraki, »Infant's Brain Responses to Live and Televised Action«, *Neuroimage* 32 (2006): S. 930–939.

2 Flanagan, J. R. und R. S. Johansson, »Action Plans Used in Action Observation«, *Nature* 424 (2003): S. 769–771.

3 Falck-Ytter, T., G. Gredebäck und C. von Hofsten, »Infants Predict Other People's Action Goals«, *Nature Neuroscience* 9 (2006): S. 878–879.

4 Hari, R., N. Forss, S. Avikainen et al., »Activation of Human Primary Motor Cortex During Action Observation: A Neuromagnetic Study«, *Proceedings of the National Academy of Sciences of the USA* 95 (1998): S. 15061–15065.

5 Davis, M. H., »Measuring Individual Differences in Empathy: Evidence for a Multidimensional Approach«, *Journal of Personality & Social Psychology* 44 (1983): S. 113–126; Cairns, R. B., M-C. Leung, S. D. Gest et al., »A Brief Method for Assessing Social Development: Structure, Reliability, Stability und Developmental Validity of the Interpersonal Competence Scale«, *Behaviour Research and Therapy* 33 (1995): S. 725–736.

6 Pfeifer, J., M. Iacoboni, J. C. Mazziotta und M. Dapretto, »Mirroring Others' Emotions Relates to Empathy and Interpersonal Competence in Children«, *NeuroImage* (2008).

7 Ritvo, S. und S. Provence, »From Perception and Imitation in Some Autistic Children: Diagnostic Findings and Their Contextual Interpretation«, *The Psychoanalytic Study of the Child,* Band 8 (New York: International Universities Press, 1953), 155–161. Ein Dankeschön an Ami Klin von der Yale University, die mir diesen Artikel zugesandt hat.

8 Gopnik, A., A. N. Meltzoff und P. K. Kuhl, *Forschergeist in Windeln* (München: Piper, 2003). Meltzoff, einer der Autoren dieses Buches, hat seine Haltung in jüngster Zeit geändert. Seine früher formulierte »Like-me«-Hypothese der sozialen Wahrnehmung erinnert an die Simulationstheorie. Siehe dazu seine neueren Arbeiten: Meltzoff, A. N., »Imitation and Other Minds: the ›Like Me‹ Hypothesis«, in Hurley und Chater, *Perspectives on Imitation,* Band 2, S. 55–77; Meltzoff, A. N., »›Like Me‹: A Foundation for Social Cognition«, *Developmental Science* 10 (2007): S. 126–134; Meltzoff, A. N., »›Like Me‹ Framework for Recognizing and Becoming an Intentional Agent«, *Acta Psychologica* 124 (2007): S. 26–43.

9 Rogers, S. J. und B. F. Pennington, »A Theoretical Approach to the Deficits of Infantile Autism«, *Development & Psychopathology* 3 (1991): S. 137–162.

10 Hobson, P., *Wie wir denken lernen* (Düsseldorf, Zürich: Patmos, 2003); Weeks, S. J. und R. P. Hobson, »The Salience of Facial Expression for Autistic Children«, *Journal of Child Psychology and Psychiatry* 28 (1987): S. 137–152.

11 Hobson, *Wie wir denken lernen,* S. 200.

12 Ebenda; Hobson, R. P. und A. Lee, »Imitation and Identification in Autism«, *Journal of Child Psychology and Psychiatry* 40 (999): S. 649–659.

13 Williams, J. H., A. Whiten, T. Suddendorf und D. I. Perrett, »Imitation, Mirror Neurons and Autism«, *Neuroscience and Biobehavioral Review* 25 (2001): S. 287–295.

14 Altschuler, E. I., A. Vankov, E. M. Hubbard et al., »Mu Wave Blocking by Observation of Movement and Its Possible Use to Study

the Theory of Other Minds«, *Society for Neuroscience* (2000), Abstracts 68.1.

15 Nishitani, N., S. Avikainen und R. Hari, »Abnormal Imitation-Related Cortical Activation Sequences in Asperger's Syndrome«, *Annals of Neurology* 55 (2004): S. 558–562.

16 Haris Artikel (Nishitani et al., »Abnormal Imitation-Related Cortical Activation Sequences in Asperger's Syndrome«) wurde 2004 veröffentlicht. Zu diesem Zeitpunkt hatten Ramachandran und seine Mitarbeiter die Studie zur MU-Wellensuppression, deren vorläufiges Ergebnis sie auf der großen Jahreskonferenz der Neurowissenschaftler 2000 vorgestellt hatten, fertiggestellt. Auch diese Arbeit lässt sehr stark vermuten, dass autistischen Patienten die gestörte Funktion von Spiegelneuronen zu schaffen macht (Oberman, L. M., E. M. Hubbard, J. P. McCleery et al., »EEG Evidence for Mirror Neuron Dysfunction in Autism Spectrum Disorders«, *Brain Research: Cognitive Brain Research* 24 (2005): S. 190–98). Die schottische Gruppe unter Leitung von Justin Williams hat ebenfalls eine fMRT-Studie an autistischen Heranwachsenden vollendet. Bei diesen Jugendlichen ist im Vergleich zu nicht autistischen Kindern während des Imitierens die Aktivität in den Spiegelneuronenarealen herabgesetzt. Dies war der erste Hinweis aus einer Studie mit bildgebenden Verfahren, der für die Hypothese sprach, dass die bei autistischen Patienten beobachteten Defizite im Imitationsverhalten in der Tat auf eine gestörte Spiegelneuronenfunktion zurückzuführen sein könnte. (Williams, J. H., G. D. Waiter, A. Gilchrist et al., »Neural Mechanisms of Imitation and ›Mirror Neuron‹ Functioning in Autistic Spectrum Disorder«, *Neuropsychologia* 44 (2006): S. 610–621.) Hinzu kommt, dass die Arbeitsgruppe von Hugo Théoret in Montreal unlängst mittels TMS nach Spiegelneuronendefiziten bei Autisten gesucht hat. Bei diesem Experiment wurde die Erregbarkeit des motorischen Systems gemessen, während die Versuchspersonen Handlungen anderer Menschen beobachteten. Wie im Vorhergehenden ausführlicher besprochen, dokumentiert diese Erregbarkeit einen Mechanismus, den man als motorische Resonanz bezeichnen kann und der ebenfalls als Maß für die Leistungsfähigkeit von

Spiegelneuronen gelten kann. Théoret und seine Kollegen stellten fest, dass autistische Personen im Vergleich zu Nichtautisten über eine deutlich reduzierte Resonanz verfügten (Théoret, H., E. Halligan, M. Kobayashi et al., »Impaired Motor Facilitation During Action Observation in Individuals with Autism Spectrum Disorder«, *Current Biology* 15 (2005): S. R84–R85).

17 Dapretto, M., M. S. Davies, J. H. Pfeifer et al., »Understanding Emotions in Others: Mirror Neuron Dysfunction in Children with Autism Spectrum Disorders«, *Nature Neuroscience* 9 (2006): S. 28–30.

18 Klin, A., W. Jones, R. Schultz et al., »Visual Fixation Patterns During Viewing of Naturalistic Social Situations as Predictors of Social Competence in Individuals with Autism«, *Archives of General Psychiatry* 59 (2002): S. 809–816; Klin, A., W. Jones, R. Schultz et al., »The Enactive Mind, or From Actions to Cognition: Lessons from Autism«, *Philosophical Transactions of the Royal Society of London: B Biological Series* 358 (2003): S. 345–360.

19 Field, T., C. Sanders und J. Nadel, »Children with Autism Display More Social Behaviors After Repeated Imitation Sessions«, *Autism* 5 (2001): S. 317–323; Escalona, A., T. Field, J. Nadel et al., »Brief Report: Imitation Effects on Children with Autism«, *Journal of Autism and Developmental Disorders* 32 (2002): S. 141–144.

20 Ingersoll, B., E. Lewis und E. Kroman, »Teaching the Imitation and Spontaneous Use of Descriptive Gestures in Young Children with Autism Using a Naturalistic Behavioral Intervention«, *Journal of Autism and Developmental Disorders* 37 (2007): S. 1446–1456; Ingersoll, B. und L. Schreibman, »Teaching Reciprocal Imitation Skills to Young Children with Autism Using a Naturalistic Behavioral Approach: Effects on Language, Pretend Play und Joint Attention«, *Journal of Autism and Developmental Disorders* 36 (2006): S. 487–505; Ingersoll, B. und S. Gergans, »The Effect of a Parent-Implemented Imitation Intervention on Spontaneous Imitation Skills in Young Children with Autism«, *Research and Developmental Disability* 28 (2007): S. 163–175.

Kapitel 7: Superspiegel und die Verkabelung des Gehirns

1 Ein gutes Beispiel hierfür ist ein Artikel, der aus der Zusammenarbeit zwischen dem Labor von Giacomo Rizzolatti und dem von Guy Orban hervorgegangen ist. Hier wurde die Aktivität im Affengehirn statt mit Einzelzellableitungen mittels fMRT bestimmt: Nelissen, K., G. Luppino, W. Vanduffel et al., »Observing Others: Multiple Action Representation in the Frontal Lobe«, *Science* 310 (2005): S. 332–336.

2 Leao, A.A.P., »Spreading Depression of Activity in the Cerebral Cortex«, *Journal of Neurophysiology* 7 (1944): S. 359–390; Leao, A.A.P. und R. S. Morrison, »Propagation of Spreading Cortical Depression«, *Journal of Neurophysiology* 8 (1945): S. 33–45.

3 Woods, R. P., M. Iacoboni und J. C. Mazziotta, »Brief Report: Bilateral Spreading Cerebral Hypoperfusion During Spontaneous Migraine Headache«, *New England Journal of Medicine* 331 (1994): S. 1689–1692.

4 Mukamel, R., H. Gelbard, A. Arieli et al., »Coupling Between Neuronal Firing, Field Potential und fMRI in Human Auditory Cortex«, *Science* 309 (2005): S. 951–954.

5 Gross, C. G., »Genealogy of the Grandmother Cell«, *Neuroscientist* 8 (2002): S. 512–518.

6 Gallese, V., L. Fadiga, L. Fogassi et al., »Action Recognition in the Freemotor Cortex«, *Brain* 119 (Teil 2) (1996): S. 593–609.

7 Quiroga, R. Q., L. Reddy, G. Kreiman et al., »Invariant Visual Representation by Single Neurons in the Human Brain«, *Nature* 435 (2005): S. 1102–1107.

8 Eine Möglichkeit wäre noch, dass die Jennifer-Aniston-Zelle die Person der Rachel aus *Friends* kodiert und nicht die Schauspielerin Jennifer Aniston. Das würde erklären, warum diese Zelle bei einem Foto von Jennifer Aniston und Brad Pitt nicht feuert. Herzlichen Dank an Kelsey Laird für diese Variante.

9 Ekstrom, A. D., M. J. Kahana, J. B. Caplan et al., »Cellular Networks Underlying Human Spatial Navigation«, *Nature* 425 (2003):

S. 184–188; Kreiman, G., C. Koch und I. Fried, »Imagery Neurons in the Human Brain«, *Nature* 408 (2000): S. 357–361.

10 Dijksterhuis, A., »Why We Are Social Animals: The High Road to Imitation as Social Glue«, in Hurley und Chater, *Perspectives on Imitation,* Band 2, S. 207–220.

11 Mukamel, R., A. D. Ekstrom, J. Kaplan et al., »Mirror Neurons of Single Cells in Human Medial Frontal Cortex«, Program No. 127.4 2007 Abstract Viewer, CD-ROM, Tagung der Society for Neuroscience in San Diego, Kalifornien.

Kapitel 8: Die weniger glorreichen Seiten

1 Die beiden ersten Abschnitte dieses Kapitels fußen auf meiner Antwort auf die World Question 2006 (www.edge.org), abgedruckt auch in J. Brockman, *What Is Your Dangerous Idea?: Today's Leading Thinkers on the Unthinkable* (London: Simon & Schuster, 2006), S. 71–74.

2 Brison, S., »Imitating Violence«, in Hurley und Chater, *Perspectives on Imitation,* Band 2, 202–204; Eldridge, J., »What Effects Does the Treatment of Violence in the Mass Media Have on People's Conduct? A Controversy Reconsidered«, in Hurley und Chater, *Perspectives on Imitation,* Band 2, S. 243–255.

3 Bandura, A., *Social Learning Theory* (Englewood Cliffs, New Jersey]: Frentice Hall, 1977); Geen, R. und S. Thomas, »The Immediate Effects of Media Violence on Behaviour«, *Journal of Social Issues* 42 (1986): S. 7–28; Paik, H. und G. Comstock, »The Effects of Television Violence on Antisocial Behavior: A Meta-analysis«, *Communication Research* 21 (1994): S. 516–546; Bushman, B. und L. Huesmann, »Effects of Television Violence on Aggression«, in D. Singer und J. Singer (Hrsg.), *Handbook of Children and the Media* (Thousand Oaks, Calif.: Sage, 2001), 223–254.

4 Kostinsky, S. , E. O. Bixler und P. A. Kettl, »Threats of School Violence in Pennsylvania After Media Coverage of the Columbine High School Massacre: Examining the Role of Imitation«, *Archives of Pediatric and Adolescent Medicine* 155 (2001): S. 994–1001;

Huesmann, L. und L. Eron, »Television and the Aggressive Child: A Cross-national Comparison«, (Hillsdale, New Jersey: Erlbaum, 1986); Milavsky, J., R. Kessler, H. Stipp et al., *Television and Aggression: A Panel Study* (New York: Academic Press, 1982).

5 Huesmann, L. R., »Imitation and the Effects of Observing Media Violence on Behavior«, in Hurley and Chater, *Perspectives on Imitation,* Band 2, S. 257–266.

6 Comstock, G., »Media Violence and Aggression, Properly Considered«, in Hurley und Chater, *Perspectives on Imitation,* Band 2, S. 371–380.

7 Hurley, S., »Imitation, Media Violence und Freedom of Speech«, *Philosophical Studies* 117 (2004): S. 165–218; Brison, S., »Imitating Violence«, in Hurley und Chater, *Perspectives on Imitation,* Band 2, S. 202–204.

8 Marcus, S., *Neuroethics: Mapping the Field* (New York: Dana Press, 2002); Gazzaniga, M. S., *The Ethical Brain* (New York: Dana Press, 2005).

9 Maisto, S. A. und G. J. Connors, »Relapse in the Addictive Behaviors: Integration and Future Directions«, *Clinical Psychology Review* 26 (2006): S. 229–231; Gordon, S. M., R. Sterling, C. Siatkowski et al., »Inpatient Desire to Drink as a Predictor of Relapse to Alcohol Use Following Treatment«, *American Journal of Addiction* 15 (2006): S. 242–245; Shiffman, S. , J. A. Patry, M. Gnys et al., »First Lapses to Smoking: Within-Subjects Analysis of Real-time Reports«, *Journal of Consulting in Clinical Psychology* 64 (1996): S. 366–379; Harakeh, Z., R. C. Engels, R. B. Van Baaren et al., »Imitation of Cigarette Smoking: An Experimental Study on Smoking in a Naturalistic Setting«, *Drug and Alcohol Dependence* 86 (2007): S. 199–206.

10 Calvo-Merino, B., D. E. Glaser, J. Grezes et al., »Action Observation and Acquired Motor Skills: An fMRI Study with Expert Dancers«, *Cerebral Cortex* 15 (2005): S. 1243–1249; Calvo-Merino, S., J. Grezes, D.E. Glaser et al., »Seeing or Doing? Influence of Visual and Motor Familiarity in Action Observation«, *Current Biology* 16 (2006): S. 1905–1910; Shiraishi, T., H. Saito, H. Ito et al., »Observation and Imitation of Nursing Actions: A NIRS Study

with Experts and Novices«, *Student Health and Technology Information* 122 (2006): S. 820–821.

Kapitel 9: Gespiegelte Vorlieben und Wünsche

1 Eine gute Übersicht über diese Studien findet sich in Schooler, J. W., »Re-presenting Consciousness: Dissociations Between Experience and Meta-consciousness«, *Trends in Cognitive Sciences* 6 (2002): S. 339–344.
2 Johansson, P., L. Hall, S. Sikstrom et al., »Failure to Detect Mismatches Between Intention and Outcome in a Simple Decision Task«, *Science* 310 (2005): S. 116–119.
3 Schultz, W., P. Dayan und P. R. Montague, »A Neural Substrate of Prediction and Reward«, *Science* 275 (1997): S. 1593–1599; Montague, P. R., B. King-Casas und J. D. Cohen, »Imaging Valuation Models in Human Choice«, *Annual Review of Neuroscience* 29 (2006): S. 417–448.
4 McClure, S. M., J. Li, D. Tomlin et al., »Neural Correlates of Behavioral Preference for Culturally Familiar Drinks«, *Neuron* 44 (2004): S. 379–387.

Kapitel 10: Neuropolitik

1 Converse, P., »The Nature of Belief Systems in Mass Publics«, in D. Apter (Hrsg.), *Ideology and Discontent* (New York: Free Press, 1964), 206–261; Achen, C., »Mass Political Attitudes and the Survey Response«, *American Political Science Review* 69 (1975): S. 1218–1231; Zaller, J. R. und S. Feldman, »A Simple Theory of the Survey Response: Answering Questions versus Revealing Preferences«, *American Journal of Political Science* 36 (1992): S. 579–616.
2 Raichle, M. E., J. A. Fiez, T. O. Videen et al., »Practice-Related Changes in Human Brain Functional Anatomy During Nonmotor Learnig«, *Cerebral Cortex* 4 (1994): S. 8–26.

3 Carr, L., M. Iacoboni, M. C. Duheau et al., »Neural Mechanisms of Empathy in Humans: A Relay from Neural Systems for Imitation to Limbic Areas«, *Proceedings of the National Academy of Sciences of the USA* 100 (2003): S. 5497–5502.

4 Schreiber, D. und M. Iacoboni, »Monkey See, Monkey Do: Mirror Neurons, Functional Brain Imaging und Looking at Political Faces«, vorgetragen auf der jährlichen Konferenz der American Political Science Association 2005, Washington, D.C.

5 Gusnard, D. A. und M. E. Raichle, »Searching for a Baseline: Functional Imaging and the Resting Human Brain«, *Nature Reviews Neuroscience* 2 (2001): S. 685–694; Raichle, M. E., A. M. MacLeod, A Z. Snyder et al., »A Default Mode of Brain Function«, *Proceedings of the National Academy of Sciences of the USA* 98 (2001): S. 676–682.

6 Schreiber, D. und M. Iacoboni, »Thinking About Politics: Results from Three Experiments Studying Sophistication«, vorgetragen auf der 61sten Annual National Conference of the Midwest Political Science Association, 2003.

7 Iacoboni, M., M. D. Lieberman, B. J. Knowlton et al., »Watching Social Interactions Produces Dorsomedial Prefrontal and Medial Parietal BOLD fMRI Signal Increases Compared to a Resting Baseline«, *Neuroimage* 21 (2004): S. 1167–1173.

8 Fiske, A. P., *Structures of Social Life: The Four Elementary Forms of Human Relations* (New York: Free Press, 1991).

9 Iacoboni, M., »Failure to Deactivate in Autism: The Co-constitution of Self and Other«, *Trends in Cognitive Science* 10 (2006): S. 431–433; Uddin, L. Q., M. Iacoboni, C. Lange und J. P. Keenan, »The Self and Social Cognition: The Role of Cortical Midline Structures and Mirror Neurons«, *Trends in Cognitive Science* 11 (2007): S. 153–157; Lieberman, M. D., »Social Cognitive Neuroscience: A Review of Core Processes«, *Annual Review of Psychology* 58 (2007): S. 259–289.

Kapitel 11: Existenzialistische Neurowissenschaft und die Gesellschaft

1 Eines Tages erzählte ich Giacomo Rizzolatti davon. Er entgegnete, er habe so etwas Ähnliches in der Zeitung gelesen, es sei in einem Interview mit Peter Brook gewesen, einem weltberühmten Mann des Theaters. Ob wir es hier mit einem weiteren hochreplikativen Mem zu tun haben?

2 Wittgenstein, L., Bemerkungen über die Philosophie der Psychologie, Bd. 2, Bemerkung Nr. 570 (Frankfurt: Suhrkamp, 1984), S. 318; Merleau-Ponty, M., *Das Primat der Wahrnehmung* (Frankfurt: Suhrkamp, 2003).

3 Benner, P., »The Quest for Control and the Possibilities of Care«, in M. Wrathall and J. Malpas (Hrsg.), *Heidegger, Coping und Cognitive Science: Essays in Honor of Hubert L. Dreyfus,* Band 2 (Cambridge, Mass.: MIT Press, 2000), S. 293–309.

4 Heidegger, M., *Sein und Zeit* (Tübingen: Max Niemeyer Verlag, 1979); Sartre, J-P., *Das Sein und das Nichts: Versuch einer phänomenologischen Ontologie* (Reinbek: Rowohlt, 1991).

5 Der Philosoph Hubert Dreyfus erläuterte in seinem Grußwort vor der Pacific Division of the American Philosophical Association nachdrücklich, was an der Dichotomie analytisch/kontinental unglücklich sei und weshalb beide »Seiten« der Philosophie wichtig sind: Dreyfus, H. L., »Overcoming the Myth of the Mental: How Philosophers Can Profit from the Phenomenology of Everyday Expertise«, APA Pacific Division Presidential Address, 2005.

6 Kierkegaard, Søren, Werkausgabe, Bd. I, *Furcht und Zittern, Der Begriff Angst, Die Krankheit zum Tode* (Düsseldorf, Köln: Diederichs, 1971), S. 60

7 Dieser letzte Abschnitt des Buches basiert in Teilen auf meiner Antwort auf die »World Question 2007« (www.edge.org): »What are you optimistic about? Why?« (Was sehen Sie optimistisch und warum?«)

8 Heidegger, M., *Sein und Zeit*; Zahavi, D., »Beyond Empathy«, *Journal of Consciousness Studies* 8 (2001): S. 151–167.

9   Olson, G., »Hard-wired for Moral Politics: Neuroscience and
    Empathy«, *ZNet* (www.zmag.arg), May 20, 2007; Amin, A., »From
    Ethnicity to Empathy: A New Idea of Europe«, *openDemocracy*
    (www.opendemocracy.net), 23. Juli 2003; Olson, G., »Neurosci-
    ence and moral politics: Chomsky's intellectual progeny«, Identity-
    theory.com (www.identitytheory.com/social/ olson_neuro.php),
    16. Oktober 2007.

Register